联合国教科文组织《人类非物质文化遗产代表作名录》

中医针灸传承保护丛书

文化养生

主编 王莹莹 杨金生

中国中医药出版社

·北 京·

联合国教科文组织《人类非物质文化遗产代表作名录》
《中医针灸传承保护丛书》编委会

主　编　杨金生

副主编　王莹莹　张立剑　程　凯　夏有兵　陈滢如

编　委　（以姓氏笔画为序）

于文明　王　炼　王国辰　王笑频　王淑军

邓良月　闫树江　吕爱平　朱　兵　朱海东

刘炜宏　刘保延　李大宁　李维衡　吴中朝

吴振斗　沈志祥　范吉平　林超岱　赵　明

赵京生　荣培晶　查德忠　柳长华　黄龙祥

喻晓春　程　凯　潘桂娟　濮传文

《文化养生》编委会

主　编　王莹莹　杨金生

副主编　程　凯　闫平慧　邓　孜

编　委 （以姓氏笔画为序）

刘　朝　李　静　李亚蝉　杨　莉　肖　涛

吴　远　岗卫娟　张　博　张凡凡　张立剑

张豪斌　陈　虹　陈滢如　欧阳波　屈建峰

赵美丽　郝强收　徐东升　徐青燕　高海波

郭浪涛　薛晓静

审　定　李经纬　孟庆云

针灸传拾

金生择士年

程莘农敬

国医大师、中国工程院院士
程莘农教授题辞

文化養生

提高文
化素養
培養生
活習慣

国医大师、中国工程院院士
程莘农教授题辞

孙序

正本清源，源清流自畅；求真务实，实录文必珍！故将中医经典理论原则与临床实践治养典型案例进行梳理、整合、研究以启迪广大读者，既是中医药学界的历史使命，又是中医药出版界的责任担当。《中医针灸传承保护丛书》的陆续问世，就是中医学者和专业出版者共同执行历史使命、履行责任担当的结晶。

中医，是中华民族原创的以阴阳平衡、天人合一的基本理论为指导，以望闻问切"四诊"为主要手段采集临床资料，通过四诊合参，运用辨证方法诊断疾病及其证候，采用天然药物组方或采用非药物疗法，实施预防、治疗、保健的医学行为主体；中医药学，是一门具有人文特性的自然科学，是中华民族医药学行为人在认识自然、认识生命、防治疾病、健身延年与卫生保健活动中原创、应用、传承、发展的医药学体系。而中医针灸，无疑是中医的具有代表性的非药物疗法；针灸学是中医药学的重要组成部分。

《针灸大成》曰："夫医乃人之司命，非志士而莫为；针乃理之渊微，须至人之指教。先究其病源，后攻其穴道，随手见功，应针取效。方知玄里之玄，始达妙中之妙。"自《黄帝内经》肇始，数千余年来历代针灸医家精诚治学，辨病证、析病因、究病机、明经络、选穴位、探手法、观疗效，不断传承针灸理论、不断丰富针灸技术，针灸著作层出不穷，针灸技术屡有创新。近现代以来，历经中国针灸学者共同探索，将针灸技术更予以规范化、标准化。三百多年以来，特别是自20世纪80年代以来，针灸逐步走出国门、走向世界、走进了人类医疗保健领域，逐渐赢得五洲四海的认同与欢迎，各个国家的人民群众经过临床体验认识到针灸是致力于人类医疗保健的成本低、疗效高、创伤小、副作用少的具有中医优势、中国特色的医疗技术之精华。因之，"针灸"，于2006年由国务院公布为我国第一批国家级非物质文化遗产名录；"中医针灸"；于2010年入选为联合国教科文组织《人类非物质文化遗产代表作名录》。

如何使之"方知玄里之玄，始达妙中之妙"？这就需要沉潜于中医针灸典籍大海中深入探讨，秉持尊重历史、尊重文化、尊重原创的原则，认真厘清思想、厘清方法、厘清经验。为此，杨金生、王莹莹等专家矢志不渝、克难前行，围绕《人类非物质文化遗产代表作名录》"中医针灸"项目的传承与保护，从中医针灸的历史渊源和基本内容、代表性传承人学术思想和临床经验、中医药文化与养生保健、经络腧穴的传统文化内涵和具体应用以及中医针灸的代表性流派和传承等方面，阐述"中医针灸"的理论体系、丰富多彩的治疗技法、异彩纷呈的各家流派和深厚的文化内涵，主持编写了《中医针灸传承保护丛书》，溯源头、明原理、究方法、谈养生、论治疗、辑经验、述流派，形成《中医针灸》《传承集粹》《文化养生》《经穴内涵》《代表流派》等系列著作，由中国中医药出版社出版发行，实乃值得广大中医工作者和中医爱好者研读与珍藏之针灸著作之精品。尤其杨金生教授，有志于中医针灸的传承与保护工作。自2005年以来，一直负责和参与针灸的申遗和保护工作，承担了国家文化部、国家中医药管理局等多项非遗研究课题，开展传承和保护工作，对非物质文化遗产的传承和保护有着较深的理解和经验，担任中国中医科学院针灸研究所副所长，兼任中国针灸学会秘书长、世界针灸学会联合会司库以来，在全世界范围内，每年组织中医针灸申遗纪念和世界针灸周系列宣传活动，如"相约北京—中医针灸展""首届皇甫谧故里拜祖大典""中医针灸澳洲展"等，对于中医针灸的宣传普及、凝聚行业共识、提高民众的认知度，做出了卓有成效的工作。

习近平总书记明确指出："中医药学是中国古代科学的瑰宝，也是打开中华文明宝库的钥匙，要切实把中医药这一祖先留给我们的宝贵财富继承好、发展好、利用好，在建设健康中国、实现中国梦的伟大征程中谱写新的篇章。"国务院发布了《中医药发展战略规划纲要 (2016–2030 年)》，标志着发展中医药事业纳入了国家战略，标志着发展中医药事业步入了快车道，让我们中医人团结奋进，保护人类非物质文化遗产，继承好、发展好、利用好，发挥中医药的特色优势，在实现中华民族伟大复兴的"中国梦"的征程中，贡献中医人的智慧和力量！

是，为之序。

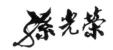

2016 年 12 月 19 日于北京

孙光荣，第二届国医大师，北京中医药大学中医药文化研究院院长，中医药现代远程教育创始人之一。现任中央保健专家组成员，国家中医药管理局改革与发展专家委员会委员、全国中医药文化建设与科普专家委员会委员、中医药继续教育委员会委员；中华中医药学会常务理事、学术委员会副主任委员等。

王序

联合国教科文组织设立《人类非物质文化遗产代表作名录》，其目的就是要确保非物质文化遗产在全世界的重要地位，保护文化的多样性。所谓"人类非物质文化遗产"，是指历史悠久、具有独特的文化价值和民族价值的文化遗产，它是一种荣誉性的称号，能够把某一个国家或地区的文化上升为全人类的文化遗产，彰显遗产持有者的国际地位，是国家在政治、经济、军事以外寻求大国地位的一种诉求方式。保护非物质文化遗产是国家文化发展战略的重要内容，也是实施国家文化战略的重要途径和实施方式。

2006 年 5 月 20 日，国务院公布了我国第一批国家级非物质文化遗产名录，包括民间文学、民间音乐、民间舞蹈、传统戏剧、曲艺、杂技与竞技、民间美术、传统手工技艺、传统医药、民俗 10 个门类，共 518 个项目。其中传统医药作为第 9 大类进入国家名录，包括"中医生命与疾病认知方法""中医诊法""中药炮制技术""中医传统制剂方法""针灸""中医正骨疗法""同仁堂中医药文化""胡庆余堂中药文化""藏医药"共 9 个项目，这不仅是我国文化事业的一件大事，凸显我国非物质文化遗产保护工作的里程碑意义，更是我国中医药事业的一件大事，昭示中医学是具有自然科学和人文科学双重属性的传统医学。

文化，主要是文字、语言和风俗、教化。千百年来，中医药文化同儒家文化、道家文化和佛教文化一起，共同构成中华民族传统文化的主体。中医药承载并丰富了中华文化，是非物质文化遗产的典型代表，针灸是中医药的重要组成部分，也是中医药走向世界的先导。中医针灸是在中国起源、形成、发展起来的一个具有悠久历史，带有鲜明中国文化特质并代代相传的传统医学知识体系，闪烁着中华民族关于人、自然界和宇宙关系的认知实践的智慧光芒，有着深厚的传统文化底蕴，是中华文化的重要组成部分，是人类非物质文化遗产中不可或缺的一部分。

按照联合国教科文组织的《保护非物质文化遗产公约》中的表述，非物质文化遗产分为：口头传说和表述，表演艺术，社会风俗、礼仪、节庆，传统的手工艺技能，有关自然界和宇宙的知识及实践5大类。2010年11月16日，由中国申报的"中医针灸"项目正式通过联合国教科文组织保护非物质文化遗产政府间委员会审议，被列入"人类非物质文化遗产代表作名录"，"中医针灸"属于"有关自然界和宇宙的知识及实践"领域。

中医针灸以天人合一的整体观为基础，以经络腧穴理论为指导，运用针具与艾叶等主要工具和材料，通过刺入或熏灼身体特定部位，以调节人体平衡状态而达到保健和治疗的目的，为中华民族的健康繁衍发挥了巨大的作用，凝聚着中华民族的智慧和创造力，是人类有关自然界和宇宙的知识及实践总结。目前不仅在中国广泛应用，并流传于世界许多国家和地区，已成为我国具有世界影响的文化标志之一。但随着现代科学技术方法的引入，针灸传统技法却越来越少地被现代针灸医生所运用，各种散落在民间的家传针刺技法、绝技也大多后继乏人，逐渐濒临失传、绝迹的危险……中医针灸成功申遗，是对中国传统医学的认可，有利于促进"中医针灸"的传承、保护和发展，提高国际社会对中华民族优秀传统文化的关注和认识，增进中国传统文化与世界其他文化间的对话与交流，保护文化多样性。

针灸入选国家级非物质文化遗产名录近 10 年了，国家中医药管理局在有关部门的大力支持下，进一步落实《国务院关于扶持和促进中医药事业发展的若干意见》中对中医非物质文化遗产保护工作提出的规划，"做好中医药非物质文化遗产保护传承工作，加大对列入国家级非物质文化遗产名录项目的保护力度，为国家级非物质文化遗产中医药项目代表性传承人创造良好传习条件"。

2007 年以来，国家中医药管理局把文化与中医医疗、保健、教育、科研、产业共同列入中医药"六位一体"全面发展的战略规划中，大力推动中医药文化建设，不断发展中医药文化产业。挖掘了博物馆、文化节等一大批中医药文化资源，创作了科学准确、通俗易懂、贴近生活的中医药文化科普著作，打造了数字出版、移动多媒体、动漫等新兴文化影视作品，并依据《中国公民中医养生保健素养》开展健康教育，将中医药知识纳入基础教育，同时借助海外中国文化中心、中医孔子学院和侨团组织等平台，推动中医药文化国际传播，尤其是发布了首批 64 家全国中医药学术流派传承工作室建设单位，旨在挖掘整理的基础上，培育一批特色优势明显、学术影响较大、临床疗效显著、传承梯队完备、辐射功能较强、资源横向整合的中医学术流派传承群体，进一步展现中医药学术流派传承工作的影响力和重要性。在总体掌握现代条件下中医药文化传承规律的基础上，遵循正确的保护理念和保护原则，使中医药传承整理和保护传扬工作取得了长足的进步，充分发挥非物质文化遗产在实现我国文化发展战略中的重要作用。

中医药是中华民族的传统医药，强调整体把握健康状态，注重个体化，突出治未病，临床疗效确切，治疗方式灵活，养生保健作用突出，是我国独特的卫生资源、潜力巨大的经济资源、具有原创优势的科技资源、优秀的文化资源和生态资源，在经济社会发展的全局中有着重要的意义。中国针灸学会和中国中医科学院针灸研究所作为"中医针灸"非物质文化遗产的保护单位，近几年做了大量工作，不仅通过组织"相约北京·中医针灸展""祭拜针灸鼻祖皇甫谧""中医药文化和养生保健展览"等大型海内外文化科普宣传活动，提高中医针灸的认知度；同时积极开展针灸代表性传承人的流派渊源梳理、学术思想凝练、临床经验总结、医德医风弘扬等传承工作，保护针灸流派的多样性，并取得了可喜的成就。

非物质文化遗产代表性传承人的主要工作首先是传承，传承是为了更好的创新。传承是非物质文化遗产保护的核心和宗旨，中医药非物质文化遗产是一种富含生命气息的活态文化，其传承和保护必须随着新的历史条件和新的社会语境的出现，不断创新和发展。对程莘农、王雪苔、贺普仁、郭诚杰、张缙等5位针灸代表性传承人的学术思想和临床经验进行系统总结和创新，不仅是中医针灸传承和保护的需要，也是指导针灸医疗实践和引领中医药走向世界的需要。

杨金生、王莹莹两位博士，有志于中医针灸的传承与保护工作，自2005年以来一直负责和参与针灸的申遗和保护项目，对非物质文化遗产的传承和保护有着较深的理解和经验。他们领衔编著的《中医针灸传承保护丛书》，不仅用通俗的语言诠释中医针灸的文化内涵和科学价值，全面反映中医针灸非物质文化遗产传承保护工作的全貌，同时客观总结和提炼了中医针灸代表性传承人的学术思想、学术成果、临床经验、教书育人和医德医风等。这也是对联合国教科文组织承诺的工作内容之一，对于"中医针灸"项目的传承保护具有重大意义。该书内容集学术性、知识性与实用性于一体，是迄今国内第一本完整系统地介绍中医针灸代表性传承人学术思想和临证经验的典籍。在是书即将付梓之时，愿略数语以为序，祝愿他们在非物质文化遗产中医针灸的传承和保护上，取得更优异的成绩、做出更突出的贡献。

国家卫生与计划生育委员会副主任
国家中医药管理局局长
2017 年 5 月 6 日

刘序

中医药承载并丰富了中华文化，是非物质文化遗产的典型代表，针灸是中医药的重要组成部分，也是中医药走向世界的先导。中医针灸是在中国起源、形成、发展起来的，具有悠久历史，是中华民族关于人、自然界和宇宙关系的认知智慧和实践，有着深厚的传统文化底蕴，是中华文化的重要组成部分，是人类非物质文化遗产中不可或缺的一部分。

联合国教科文组织设立《人类非物质文化遗产代表作名录》，其目的是确保非物质文化遗产在全世界的重要地位，保护文化的多样性。我国于 2004 年加入《保护非物质文化遗产公约》，2006年 5 月 20 日，国务院公布了我国第一批国家级非物质文化遗产名录，传统医药作为第九大类进入国家名录，包括"中医生命与疾病认知方法""中医诊法""中药炮制技术""中医传统制剂方法""针灸""中医正骨疗法""同仁堂中医药文化""胡庆余堂中药文化""藏医药"共 9 个项目，这不仅是我国文化事业的一件大事，凸显我国非物质文化遗产保护工作的里程碑意义，更是我国中医药事业的一件大事，这也说明中医学是具有自然科学和人文科学双重属性的传统医学。2010 年 11 月 16 日，由中国针灸学会、中国中医科学院针灸研究所组织，代表我国申报的"中医针灸"项目正式通过联合国教科文组织保护非物质文化遗产政府间委员会审议，入选《人类非物质文化遗产代表作名录》。

中医针灸申遗成功是对中国古代传统医学的肯定，更是对中医针灸工作者的鞭策。目前，我国中医药发展迅速，尤其是针灸临床服务量逐年增长，研究质量也不断提高，针灸标准化研究成果显著，这些都对针灸现代化与国际化起到了重要作用。2014年世界针灸学会联合会调研结果显示：183个国家和地区有针灸应用，20多个国家有相关立法，59个国家和地区承认针灸合法地位。这些数据说明中医针灸已经走向了国际，针灸是中医开启世界之门的敲门砖，可以成为中医药走向世界的助推器，以针带医、以针带药、以针带服务，推动中医药走出去，以中医针灸带动中华文化走向世界。

可以看出，中医针灸是鲜活的，是一个活态的非物质文化遗产，对它最好的保护就是在实践中发挥它的最大作用。随着2015年屠呦呦荣获诺贝尔生理学或医学奖，中医药在世界掀起新的热潮，推动中医药走向世界得到中国政府重视，我们倍受鼓舞。同时，我们也清醒地看到针灸发展正面临严重的挑战：在中国国内，针灸服务模式不能满足临床的需求、一些针灸理论脱离临床实际、临床研究缺乏客观评价、基础研究成果未能转化、人才结构欠合理；在国际上，针灸发展面临着对传统针灸理论的挑战，发展的异化和去中国化，以及针灸立法的双刃剑，甚至国外学者对针刺疗法的起源、机制、效果提出异议等等。如何发挥中医针灸的作用？我们中医人要创新发展针灸的理论体系，改变以疗法分科的服务模式，开展大样本临床验证性研究，加强针灸技师的培养，通过构建新的以穴位刺激为核心的体表医学体系，推动针灸未来进入家庭、进入社区，不仅在国内的健康服务业，也在国外的健康管理、研发产业中发挥重要作用和影响，使中医针灸在中医药医疗、保健、教育、科研、产业、文化和对外合作与交流这七个方面"七位一体"全面发展中将发挥更大的作用。

随着我国政府文化遗产保护工作的加强，中国针灸学会作为国家级非物质文化遗产"针灸"项目和世界非物质文化遗产"中医针灸"项目的传承保护单位，在中医针灸的非物质文化遗产保护工作方面做出了大量工作，并取得了可观的成就。如每年组织开展全国大学生针灸操作技能大赛、全国中青年针灸推拿学术研讨会、中医针灸临床特色疗法交流，以增强中青年人才的培养，增加中医针灸的代际传承能力；举办国际针灸学术研讨会、中国针灸学会学术年会等，加强中医针灸的学术交流；并开展了针灸鼻祖皇甫谧的祭拜与认同，以提升认知，凝聚行业共识；此外，每年度还开展中医针灸申遗成功和"世界针灸周"的各种宣传纪念活动，如中医药文化与养生保健巴黎展、中医针灸澳洲展、相约北京中医针灸展等，提高了针灸的国内外知名度。世界针灸学会联合会作为与世界卫生组织建立正式工作关系的非政府性针灸团体的国际联合组织，对于促进中医针灸学科发展，提升中医药在海外的接受度和影响力也具有重要的作用，如开展了"'一带一路'针灸风采行"、建设中医针灸专科和传承基地等活动，有力地宣传和促进了中医针灸的国际交流。

杨金生、王莹莹二位博士，有志于中医针灸的传承与保护工作，自 2005 年以来一直负责和参与针灸的非物质文化遗产申报和保护项目，对非物质文化遗产的传承和保护有着较深的理解和经验，在国家文化部、国家中医药管理局、世界针灸学会联合会、中国针灸学会、中国中医科学院针灸研究所等多家单位的指导和课题资助下，他们组织编写了《中医针灸传承保护丛书》，包括：《中医针灸》《传承集粹》《文化养生》《经穴内涵》和《代表流派》。这不仅有助于提升中医针灸的认知度，也是我们对联合国教科文组织承诺的工作内容之一，对于"中医针灸"项目的传承保护具有重大意义。《文化养生》是其中的第三册，从文化养生保健的角度阐述历史悠久的中华文化和中医药传承记忆、独具特色的中医药文化和中医药认知智慧、科学实用的中医药养生理念和保健常用技术，以及常见病自我养生调理的方法，是一本集文化性、知识性与实用性于一体的全面介绍中医药文化的书籍。在是书即将付梓之时，愿略数语以为序，勉励他们在非物质文化遗产中医针灸的传承和保护上，取得更加辉煌的成绩。

世界针灸学会联合会主席
中国针灸学会会长
中国中医科学院首席科学家
2017 年 2 月 18 日

前言

　　中华文化源远流长，中华医药博大精深。中国作为世界文明古国之一，在人类发展的漫漫历史长河中，形成和积淀了独具特色的中国传统文化，这其中也孕育了中医药文化。中医药文化是关于人与自然，生命与健康、疾病的独特认知智慧与结晶，是人类灿烂文明的重要组成部分，为中华民族的生存繁衍做出了巨大贡献。中医药以其独特的民族性、地域性、传承性、包容性和认同感在世界文化中独树一帜，目前已成为外国友人了解中华文化的窗口之一。

　　中医药是中国历代医家在长期的临床实践中形成的一门科学，集医疗、养生和保健技术于一体，融合人文哲学的宇宙观、生命观等理念，强调人体与自然的整体关系，"阴阳五行、天人合一"；通过"望、闻、问、切"，重视舌苔、脉象的变化，"三因制宜、辨证论治"；归纳中药的寒热温凉、四气五味、升降浮沉和归经毒性等，突出中药的复方配伍、加工炮制等使用特点，"君臣佐使、补虚泻实"；创立了针刺、艾灸、推拿、按摩、刮痧、拔罐、食疗、药酒、气功、太极等丰富的养生保健技术和治疗方法；尤其在预防保健方面，特别重视"未病先防，既病防变"的"治未病"理念，倡导"精神调摄、起居有常、饮食有节、动静结合"等预防保健思想和方法，以促进健康，延年益寿。

随着社会的发展和人类对健康的追求，中医药在维护人类健康和防病治病方面的重要性越来越受到人们的重视，尤其是在养生观念回归自然的今天，独具特色的中医药显示出其强大的生命力。中医药诊疗技法丰富，适应病证广泛，临床疗效确切、使用方便安全等特点颇受广大民众的欢迎。2010 年，"中医针灸"入选联合国教科文组织《人类非物质文化遗产代表作名录》，体现了国际社会对中医药的高度认可，也反映了中医药对于人类社会的突出贡献。据WFAS 统计，全球已有 183 个国家和地区使用中医药和针灸。随着中国的进一步对外开放和中华文化走向世界的步伐不断加快，中医药对外交流和合作将不断深入，民众对中医药的认知度和使用度将不断提升，中医药必将为人类的健康事业做出更大的贡献。

健康是人类最基本的生存需求和追求，人人享有健康，人人关注健康。基于中医药是中华传统文化的重要组成部分和为人类健康所做出的贡献，围绕联合国教科文组织《人类非物质文化遗产代表作名录》"中医针灸"项目的传承与保护，我们特编写《中医针灸传承保护丛书》，包括：《中医针灸》《传承集粹》《文化养生》《经穴内涵》和《代表流派》。以期从中医针灸的历史渊源和基本内容，代表性传承人学术思想和临床经验，中医药文化与养生保健，经络腧穴的传统文化内涵和具体应用，以及中医针灸的代表性流派和传承等，阐述"中医针灸"的理论体系、丰富多彩的治疗技法、精彩纷呈的各家流派和深厚的文化内涵。其中《文化养生》一书，主要是向读者介绍历史悠久的中华文化、独具特色的中医药文化、养生保健常用技术和常见病自我养生调理的方法，以期对中华文化和中医药知识有个相对全面的了解。为了对中医针灸客观、科学表述，书中关于代表性的传统医药非物质文化遗产代表名录项目介绍主要选自中华人民共和国文化部、中国非物质文化遗产保护中心以及联合国教科文组织等单位对我国文化遗产的官方定义和描述，体现知识性、权威性；为了突出中医针灸特色，通俗展现，将主要内容以图文的形式呈现给读者，书中代表性的文化项目图片介绍，主要选自《中国医学通史》《针灸史图录》和《中国针灸史图鉴》等大型图谱画册，体现可读性、趣味性。在本书编写过程中，得到了文化部、国家中医药管理局、国务院侨办、中国对外交流协会、中华中医药学会、中国针灸学会、中国中医科学院针灸研究所、北京中医药大学等单位的大力支持，在此深表感谢！

由于作者知识面所限，加之时间仓促，书中不免会出现疏漏之处，诚挚地希望广大读者提出宝贵意见，以求不断提高。

《文化养生》编委会

2017 年 2 月于北京

目 录

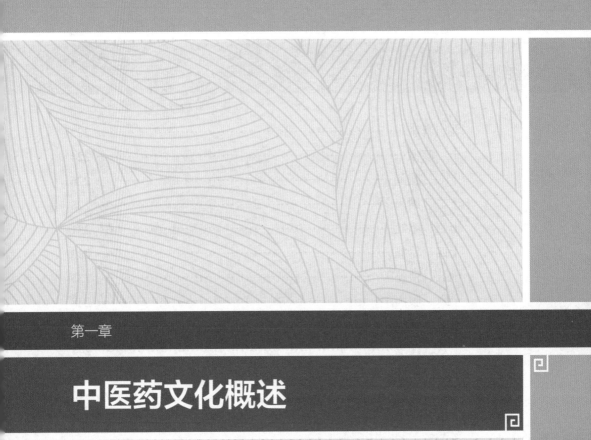

第一章

中医药文化概述

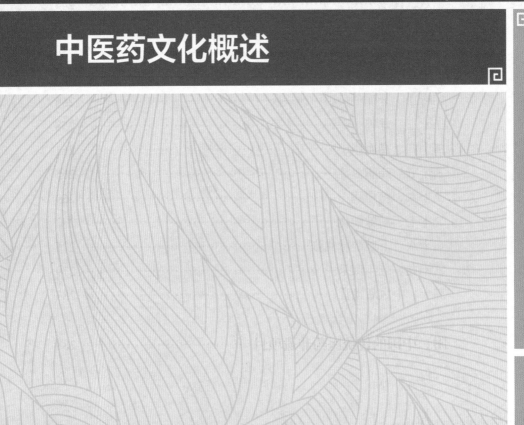

中医药是中华民族在长期医疗实践中逐渐形成的具有独特理论和诊疗特点的医学体系，为中华民族的生存繁衍和社会发展做出了卓越的历史性贡献，是中华文化的瑰宝。

一、中医药是中华民族的传统医学

中华文明在几千年的历史长河中，逐渐形成了反映民族特质和风貌的各种传统文化，涵盖了中华文明各种思想、各自特点、各地风俗的民族文化精神。这些优秀传统文化既是凝聚中华民族的精神纽带，也是世界文明的重要组成部分，其中包括至今仍屹立于世界医学之林的中医药学。

中医药是中华民族的传统医药，包含藏、满、维、傣等民族医药，诞生于古代中国，植根于中国传统文化的土壤，在形成和发展过程中，始终贯穿着中国传统哲学思想的指导，处处散发着中国传统哲学的气息，无论是哲学观念、理论体系，还是临床处方、操作方法，都已深深地烙上了中华传统文化的印记。中医药文化作为中华文化的重要组成部分，在中华文明的传承和发展进程中发挥了不可替代的作用。

中医药是对生命及其与自然关系认知智慧的典型代表。中医药从人与自然、人体内在功能的动态关系中理解和认识人体的健康与疾病，如认为自然界的风、寒、暑、湿、燥、火六种气候失常和人的喜、怒、忧、思、悲、恐、惊七种情绪失调，是导致疾病发生的主要外因和内因，此即中医的六淫学说和七情致病理论。中医药重视个体化诊疗，采用因人因时因地制宜的辨证论治方法，运用望、闻、问、切收集疾病信息，分析判断病情，确定治疗方案，以扶正祛邪及调节情志为重要的治疗原则，此即中医学的三因制宜观念和辨证论治理论。中医主张使用来自自然界的天然草药，经过独特的"炮制"工艺，制成饮片及膏、丹、丸、散等各种剂型的药品，还倡导使用调动人体自身机能的针灸、推拿、刮痧、拔罐等外治方法，以及健体怡神、养生防病的太极拳、气功等运动养生方法，以防治疾病，促进身体的康复。在预防疾病方面强调"未病先防，既病防变"的"治未病"理念以及起居有时、饮食有节、不妄作劳、恬淡虚无的养生保健思想，根据自然界四季的变化指导养生与康复。并且经过长期实践，古人发现了藏象、经络等独特的生命现象，逐渐形成了一套完整的富有民族文化和地域特色的理论体系和诊疗疾病的方法。

可以看出，中医药是一门兼备人文与自然科学双重属性的医学，体现中国古代东方的哲学思维，已成为我国具有世界影响力的文化标志之一。如我国中医药古籍《本草纲目》，早在18世纪到20世纪期间，被全译或节译成英、法、德、俄、韩等二十多种语言文字，再版一百余次，在世界广泛流传，体现了我国中医药在世界的影响力。

二、中医药承载并丰富了中华文化

文化是一个民族的灵魂和血脉，是不同国家和民族沟通心灵和情感的桥梁纽带。纵观绵亘五千年的历史长河，中华民族曾经创造过享誉世界的优秀传统文化。中华文化积淀着民族的智慧、民族的价值尺度、民族的思维方式和生活方式，以其独特的民族特质和文化风貌向世人展示出强大的生命力。其中中医药是推进中华文化屹立于世界之林的重要力量，成为中华文化的一朵奇葩。

不同历史阶段的文化，直接影响着人们的思维方式。在古代中国人的传统思维结构中，取象比类、对立统一、对立转换的二元思维结构是最基本的思维模式，被广泛地用以解释自然和社会现象，甚至成为规定人们行为的规范，对中国古代政治、哲学、宗教、医学、伦理、军事、天文、历法等领域都发生了深远影响。

中医药在几千年的传播和衍生中，吸取了中国古代的哲学思想，大量应用了"气""阴阳""五行""形神""天人关系"等重要的哲学概念和学说，直接阐明人体的功能、病变、治疗和预防、康复等医学中的本质问题。如中医药以"天人合一"的整体观为指导，将人与自然界、人与社会、人体本身视为一个有机的整体，以阴阳平衡理论阐释生命与疾病的本质，认为人体的阴阳失衡或与自然界、社会的关系平衡失调就会发生疾病，这是中医的整体观念和阴阳平衡理论对生命和疾病本质的认识。

中医药还受到儒、道、佛等哲学思想的影响。如作为儒家哲学基础的《周易》通过其阴阳思想和象数思维模式，为中医药学的奠基和发展提供了思维框架；儒家伦理思想与中医医德内涵是一致的，儒家文化中的"仁""礼"观念，在医学家们的文化心理结构之中，内化为"发大慈恻隐之心""普救含灵之苦"（《千金要方》）的从医动因，外化为"博及医源，精勤不倦"的大医风范，铸造了高尚圣洁的医学伦理观，孕育出如张仲景、孙思邈、李时珍等无数的光辉典范，从医者的仁爱、自律到医患关系，儒家伦理对规范医者道德产生了积极影响，至今仍具有现实意义。

道家哲学也是中医药学的重要思想基础，道家始祖老子在他的《道德经》中创立的辩证法体系，早在《黄帝内经》中就已被接受，道本论、气一元论、形神观、运动变化思想贯穿于《黄帝内经》及后世医药著作之中。道家对天道人道的认知，对天地万物存在的省察，启发人们调节人体，治病防疾，道家恬淡自然的养生观及炼丹术对中医药的发展也有着重要的指导作用。

佛教作为外来文化，在隋唐以后完成中国化，从而成为中华文化血脉的重要组成部分，因而对中医药学也产生了重要影响。如佛教文化中的"百一"理论认为宇宙间万物由地、水、火、风四大元素构成，任何一种元素出现异常，即可导致疾病的发生，这与中医药的天人合一不谋而合。早期来华的古西域、天竺僧人，大多略通甚至精通医药以利于弘法利生。佛门医术、方药、医论和卫生习俗也被带入中国，丰富了中医药宝库。

中华传统哲学是中医药的核心和灵魂，古代的哲学思想和价值观念对中医学形成和发展起到了巨大的推动作用。中华传统文化是中医学形成和发展的土壤和源泉，中医药与中华传统文化一脉相传、水乳交融、星月辉映，把哲学理论与医学理论熔铸成为一个不可分割的有机整体。

在今天，传统中医学结合现代医学科技成果，正以其独特的养生治病思想、个体化的诊疗体系和独特的临床疗效，越来越受到世界各国人士的重视与研究借鉴。中医药正跨越国界，走向世界。从世界角度看，中医不仅是世界医学体系的重要组成部分，而且对国际医学的发展影响将会愈加深远。在对人体的探索中，在对药物的发现应用中，在对各种治疗方法的运用中，在对各种疑难杂症的攻坚中，中医学都对世界医学做出了贡献。中医走向世界的同时代表着中华传统文化迈向了世界，中医药对外交流成为中华文化和世界各国对外交流的一条重要渠道。相信在不远的将来，随着我国综合国力的强大，"一带一路"战略的实施，中华民族对人类的贡献将更大，中华传统文化将以更新的姿态向世人展示其独特的魅力，中医药也将对世界人民做出更大的贡献。

三、中医药是非物质文化遗产的典型代表

人类曾经拥有的文明成果、生存环境、宝贵的经济资源、文明和文化意识，均是人类进化发展过程中形成的文化遗产，这些文化遗产是不可再生的珍贵资源。包括有形的和无形的文化遗产。因此，人类文化遗产可以分为物质文化遗产和非物质文化遗产。物质文化遗产指具有历史、艺术和科学价值的文物，如古遗址、古墓葬、古建筑、石窟寺、石刻、壁画、近代现代重要史迹及代表性建筑等不可移动文物，历史上各时代的重要实物、艺术品、文献、手稿、图书资料等可移动文物；以及在建筑式样、分布均匀或与环境景色结合方面具有突出普遍价值的历史文化名城（街区、村镇）。非物质文化遗产是指各种以非物质形态存在的与群众生活密切相关、世代相承的传统文化表现形式，如口头传统，传统表演艺术，民俗活动和礼仪、节庆，有关自然界和宇宙的民间传统知识和实践，传统手工艺技能等，以及与上述传统文化表现形式相关的文化空间。

随着经济的全球化和社会的现代化，各国文化遗产生存环境渐趋恶化。文化遗产的传承保护越来越凸显其重要性。联合国教科文组织认为非物质文化遗产是确定文化特性、激发创造力和保

护文化多样性的重要因素，在不同文化相互宽容、协调中起着至关重要的作用，因而于1998年开展非物质文化遗产评选工作，于2003年10月在巴黎召开第32届大会，表决通过《保护非物质文化遗产公约》(以下简称《公约》)，确定了非物质文化遗产的概念、分类、保护模式，强调保护传统文化，以维护人类文化的多样性，使非物质文化遗产的保护工作纳入国际准则。中国于2004年12月正式加入《公约》，成为缔约国之一。《公约》的宗旨是：保护非物质文化遗产，尊重有关社区、群体和个人的非物质文化遗产，在地方、国家和国际一级提高对非物质文化遗产及其相互欣赏的重要性的意识，开展国际合作及提供国际援助。《公约》特别要求对各国和各地区现有的非物质文化遗产进行清点，列出急需抢救的重点和有重要代表意义的遗产项目，并要求建立一个由专家和各会员代表组成的非物质文化遗产保护委员会，协调有关工作。

《公约》对非物质文化遗产的定义是："被各群体、团体、有时为个人视为其文化遗产的各种实践、表演、表现形式、知识和技能及其有关的工具、实物、工艺品和文化场所。各个群体和团体随着其所处环境、与自然界的相互关系和历史条件的变化，不断使这种代代相传的非物质文化遗产得到创新，同时使他们自己具有一种认同感和历史感，从而促进了文化多样性和人类的创造力。"非物质文化遗产分为：口头传说和表述，表演艺术，社会风俗、礼仪、节庆，有关自然界和宇宙的知识及实践，传统的手工艺技能5大类。

《公约》设立了两个名录，一个是《人类非物质文化遗产代表作名录》，指历史悠久、具有独特的文化价值和民族价值的文化遗产，是一种荣誉性的称号，把某一个国家或地区的遗产上升为全人类的遗产，彰显遗产的地位，以确保非物质文化遗产在全世界的重要地位；另一个是《急需保护的非物质文化遗产名录》，则更多地强调了抢救、保护申报列入名录的项目。2010年11月16日，由中国申报的"中医针灸"项目正式通过联合国教科文组织保护非物质文化遗产政府间委员会审议，被列入《人类非物质文化遗产代表作名录》，中医针灸属于"有关自然界与宇宙的知识和实践"领域。

非物质文化遗产是人类文明的结晶和最宝贵的共同财富，是人类社会得以延续的文化命脉。悠久的历史和灿烂的古代文明为中华民族留下了极其丰富的文化遗产，蕴含着中华民族特有的精神价值、思维方式、风俗教化和能力，体现着中华民族的生命力和创造力，是各民族智慧的结晶，也是全人类文明的瑰宝。开展非物质文化遗产保护工作，有助于保护民族文化，让当代人认识、了解并传承祖先留下的文化遗产。保护非物质文化遗产，站在文化的角度，它是非物质文化遗产保护先行国家维护民族自信心，确立民族在世界上的地位的手段，是在政治和经济之外，通过文化的自我保护和延续来寻求民族合理地位的一种诉求，是政治追求在文化上的一种表达方式，以防止大国和强国的文化霸权主义。

　　随着经济、文化全球化的不断推进，人们已经开始认识到文化的多样性以及传统知识的价值对人类未来生存和持续发展的重要性。中医药作为非物质文化遗产的代表，其发展也受到了时代的影响。中医药产生于原始社会，春秋战国时期中医理论框架已经基本形成，出现了解剖和医学分科，已经采用"望闻问切四诊"，治疗方法有砭石、针刺、汤药、艾灸、导引、祝由等。西汉时期，开始用阴阳五行解释人体生理，出现了"医工"、金针、铜药匙等。东汉出现了著名医学家张仲景，他对疾病有了"八纲"（阴阳、表里、虚表、寒热）的认识，初步总结了"八法"（汗法、吐法、下法、和法、温法、清法、消法、补法）。华佗则以精通外科手术和麻醉名闻天下，还创立了健身体操"五禽戏"。唐代孙思邈总结前人的理论并总结经验，收集5000多个药方，是我国历史上著名的医学家，被尊为"药王"。唐朝以后，中国医学理论和著作大量外传到朝鲜半岛、日本、中亚、西亚等地。两宋时期，宋政府设立翰林医官院，医学分科接近完备，并且统一了中国针灸由于传抄引起的穴位混乱，出版《铜人腧穴针灸图经》。金元以降，中医发展比较平稳。明清以后，瘟疫流行，出现了温病学说。温病学说的确立是明清医学史上的巨大成就，是中医学面对急性传染病流行另辟捷径的创新发展。本草学得到了较大创新和发展，李时珍的《本草纲目》

成书。《本草纲目》既是明清医学创新最重要的代表之一，又在世界科技史上占有重要地位。之后赵学敏的《本草纲目拾遗》，提出"物生既久，则种类愈繁"的观点，体现了中医学在中外文化碰撞中的发展与创新。同一时期，蒙医、藏医受到中医的影响；在朝鲜，东医学也得到了很大的发展，例如许浚编著了《东医宝鉴》。自清朝末年，中国受西方列强侵略，国运衰弱，西方强烈的炮火轰开中国封闭已久的大门，随之而来的是西方文化对中国传统文化的渗透和冲击，国民心理结构、思维方式和价值体系出现了前所未有的变化。同时，现代医学（西医）大量涌入，中医药学术赖以生长的环境遭受严重冲击。中国出现许多人士主张医学现代化，也出现了一些借机批评中医甚至主张废止中医的舆论，如1912年北洋政府主张废除中医，1925年又拒绝将中医课程列入医学教育计划，1929年南京政府第一届中央卫生委员会议通过了余云岫等人提出的"废止旧医案"，1933年和1935年汪精卫两度提出废除中医等，中医学受到巨大的挑战。

植根于中华民族传统土壤的中医药，世代传承，历史悠久。它以睿智的思想认识生命与疾病的本质，以有效的方法维护着人类健康。中国共产党自建党之日起，始终重视发展和利用中医药。中华人民共和国成立后，中国政府重视传统文化的继承和保护，2005年颁布了《关于加强我国非物质文化遗产保护工作的意见》，2006年出台了《国家非物质文化遗产保护与管理暂行办法》，分别于2006、2008、2011和2014年颁布了4批国家级非物质文化遗产名录，其中传统医药列入第1批第九大类国家级非物质文化遗产名录，至今已经有128项传统医药代表作入选。

中医药是中国非物质文化遗产中十分重要、最具有特色的一部分，不仅得到了中华各族人民世世代代尊重、热爱、延续，而且已传播到世界许多国家和地区，成为服务于生命健康的宝贵资源。作为一种医疗手段，中医药之于中华民族防治疾病作用巨大；作为一种文化表现形式，中医药不失为非物质文化遗产中的一枝奇葩。

1958年10月11日，毛泽东主席在对卫生部党组《关于西医学中医离职学习班的总结报告》批示中指出：中医药学是一个伟大的宝库，应当努力发掘，加以提高。

1955年周恩来题在中医研究院（现中国中医科学院）成立时题词：发扬祖国医药遗产，为社会主义建设服务。

四、中医药是中华文化与世界交流的窗口

在现代医学之前，很多文明古国都有自己的传统医学，例如中国的中医药、印度的阿育吠陀医学、希腊和阿拉伯的优那尼医学等。世界卫生组织将传统医学定义为：利用基于植物、动物、矿物的药物，精神疗法，肢体疗法，和实践中的一种或者多种方法来进行治疗、诊断和防止疾病或者维持健康的医学。在当前世界上有些国家的传统医学已经衰落，而中国的传统医学在回归自然的大潮流中日趋兴旺，独树一帜，这充分体现了中医药具有强大的生命力。WHO目前在亚洲设立的15个"世界卫生组织传统医

学合作中心"中有 13 个和中医药有关，其中 7 个设在中国。

我国和世界各国经济文化交流的历史，同它本身的历史一样悠久。中国传统医药学体系在其形成发展过程中，一方面注重吸收外来医药文化，另一方面也把中国的医药文化传播于其他国家和民族，使他们从中得到借鉴。中医学早在 6 世纪左右就已经传至朝鲜、日本等国，由于其所蕴含的丰富文化内涵和治疗作用，日朝两国开始派遣使者来中国习中医，从此，中外医学的交流日益发展。随着中医学理论和临床治疗经验的不断丰富和积累，交流的不断深入，中医学逐渐被融入了朝鲜和日本的本土医学中。表现在日本以及朝鲜等国家不仅充分吸收我国的中医学理论和治疗经验，甚至效仿我国的医事制度、医学分科以及医学教育。7 世纪前后玄奘等去印度取经，促进了包括中药学、针灸学以及中医脉学等内容的广泛交流。10 世纪，中医药通过阿拉伯传至欧洲，中药作为保健和治疗用药受到人们的青睐。中医中药著作也先后在欧洲出版，如我国药学巨著《本草纲目》于 1671 年先后被翻译成拉丁文、法文、意大利文、英文等，产生了深远的影响。

在世界科学文化的园圃里，中医药堪称古朴苍劲、枝繁叶茂的一枝奇葩。虽历经几千年的风雨霜雪，仍然芬芳馥郁。面对全球经济一体化的挑战，中医药正在融入世界，造福于世界人民。中医药文化正在向国际上广泛传播，如中医针灸列入《人类非物质文化遗产代表作名录》,《本草纲目》和《黄帝内经》列入《世界记忆名录》……中医药文化以及中国优秀传统文化内涵正日益受到国际社会的重视与尊重，成为全球多元文化的重要组成部分。

中医药科研受到世界瞩目，中医药教育由培训走向学历教育，教育培训内容除原有的针灸外，中药研发和中医药基础研究开始受到重点关注，它的价值正在为越来越多国家的医疗行业所认可。

国际中医药教育也得到了快速发展。在人才培养方面，目前绝大多数院校整体推进多层次国际教育合作，已经开展了从专科到博士各个层次的学历教育，来华接受中医药教育和培训的学生人数一直居自然科学类来华留学人数的首位。据统计，2007~2012

年，在华获得中医医学学士学位的海外人数超过1万人，获得硕士和博士学位的人数各达到1000余人。专业学科也从针灸扩展到中医、中药、气功、整骨、按摩、养生、食疗保健等，并建立起了以大学为依托，以医院为基地的一大批中医药对外培训基地。海外中医药学历教育已经起步并获得良好发展。日本、韩国、英国、比利时、法国、美国、澳大利亚等国家先后建立了正规中医药高等教育。目前海外中医教学课程，已可以独立培养中医医生、技师、治疗师、康复人员等。在国外，人们学习汉语、中国哲学、证候学、方剂学乃至医古文等不亦乐乎。

目前，中医针灸已经走向了国际，已经成为"世界针灸"，1987年成立了世界针灸学会联合会（The World Federation of Acupuncture Moxibustion Societies，WFAS）。据WFAS统计，截至2013年底，全球已有183个国家和地区使用中医药和针灸，其中八十多个国家和地区已与我国签署传统医学合作协议，二十多个国家已对中医针灸进行立法，加强了规范管理。随着中国的进一步对外开放和中华文化走向世界，中医药对外交流和合作将不断深入，民众对中医药的认知度和使用度将不断提升，中医药将为人类的健康事业做出更大的贡献。

五、中医针灸是人类共享的健康财富

针灸是中医药的一个重要组成部分，是在中国起源、形成、发展起来的一个具有悠久历史，带有鲜明中国文化特质并代代相传的传统医学知识体系。针灸，通过非药物的物理刺激激发人体自我调节功能而促进健康，是人类有关自然界和宇宙的知识和实践，凝聚着中华民族的智慧和创造力，不仅是中国的文化遗产，也是人类共享的文化遗产。

针灸在其形成与发展中，蕴含着大量的知识体系和技术技艺。针灸认为，经络是联系人体上下内外的通路，《黄帝内经》记载人体共有十二条经脉，十二是具有特殊文化涵义的数字，是天人相应思想在经络理论中的反映，人体经脉变化与天时地理对应，如十二经脉与十二月、十二时、十二节气具有一定对应关系，《黄帝内经》中还将人体的十二条经脉与自然界的十二条大的河流一一对应。腧穴是人体气血输注于体表的部位，沟通体表与脏腑的联系，通过刺激可以疏通经络，改善脏腑气血功能，调节人体阴阳平衡，具有诊断疾病和治疗疾病的作用。腧穴不仅能治疗该穴所在部位及邻近组织、器官的局部病证，而且能治疗本经循行所及的远隔部位的组织、器官、脏腑的病证。

针灸主要包括针刺法和灸法。针刺是针对人体不同状态选择适宜的穴位进行刺激，采用"提""插""捻""转"或组合的复式手法，疏通经络，防治疾病。针刺的工具从最早的特定石质，经过铜、铁、金、银，演变为当代不锈钢的针具材料。灸法主要分为直接灸与间接灸两种，用艾炷或艾条接触穴位灸灼，或保持一定距离热熏穴位，以调节阴阳，获得人体的健康或平衡。艾炷和艾条由艾叶晒干碾碎成绒制成，具有易燃、恒温、持久等特性。艾是具有特殊香味的植物，生长在中国大部分地区，自古便被中国人视为具有驱除病邪的功效，一直为灸法的主要材料。

中医针灸，作为民族文化和创造力的代表形态之一，入选《人类非物质文化遗产代表作名录》，一方面有利于这一遗产发挥与《公约》缔约国在内的国际社会开展对话、增进互相尊重的媒介作用，增进中国传统文化与世界其他文化间的对话与交流；另一方面也有

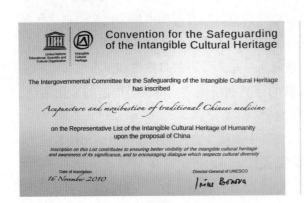

"中医针灸"入选《人类非物质文化遗产代表作名录》。图为联合国教科文组织颁发的证书。

助于通过举办国际学术会议、培训、合作研究等形式，促进针灸向世界传播。同时，能够推进中医针灸在国际平台上的健康发展，对维护世界文化多样性和人类的可持续发展发挥更为积极的作用。

中医针灸入选《人类非物质文化遗产代表作名录》，有助于促进国家对针灸文化传承和保护研究的投入，从文化层面，系统整理传承流派，开展针灸文化的理论研究，做好针灸的文化传承保护，创新医术；同时也有助于推动中医药医疗、教育、科研、产业、文化全面发展，使其更好地为人类健康服务。

随着《公约》精神被越来越多的理解、文化多样性的价值被越来越多的认识，中医针灸列入《人类非物质文化遗产代表作名录》后，在被更大范围内共享的同时，使中医针灸的自然、绿色健康理念与方法在当今医学大环境下得到更多的了解、理解和尊重，为针灸的传统理论和技法提供平等存续与发展的环境，使这一凝聚着中华传统文化的知识与实践能为更多民众的生命健康保障增添一种安全有效的选择，为更多的民众服务。

非物质文化遗产以传承人开展传习活动为主要特征。为有效保护和传承国家非物质文化遗产，鼓励和支持项目代表性传承人开展传承教习活动，2007年"针灸"项目评选出了两位代表性传承人，分别为王雪苔和贺普仁，列入第一批国家级非物质文化遗产项目代表性传承人名单。

按照联合国教科文组织《保护非物质文化遗产公约》和《申报指南》的申报要求，"中医针灸"项目列入《人类非物质文化遗产代表作名录》时推荐了程莘农、贺普仁、郭诚杰、张缙4位为传承人代表。

中医针灸申报《人类非物质文化遗产代表作名录》的成功，既是对中国古代传统医学的肯定，也是对我们长期以来致力传统针灸保护方面所做出的种种努力的一种肯定和鼓励，更是对中医针灸工作者的鞭策，更是一种责任和义务。接下来还有许多工作需要我们付出更多、更大的努力，使针灸医学在现代医学环境下获得更好的继承、发展与创新。

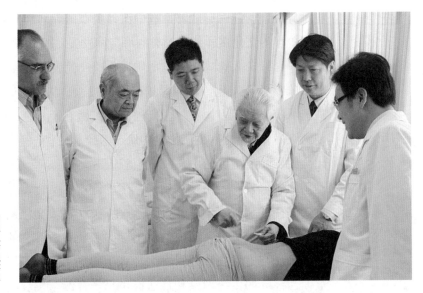

国医大师程莘农院士在指导传承弟子

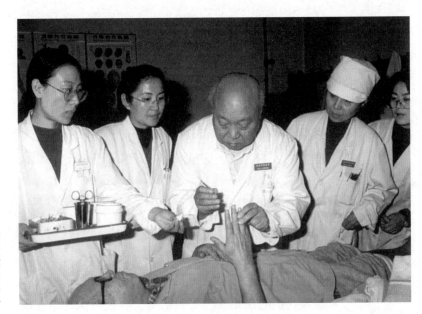

国医大师贺普仁应用火针为患者治病

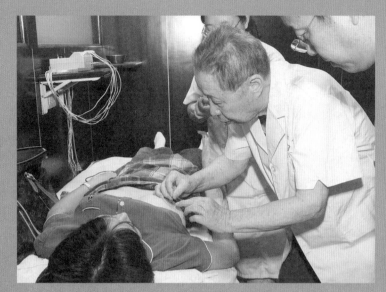

国医大师郭诚杰
教授为患者诊治

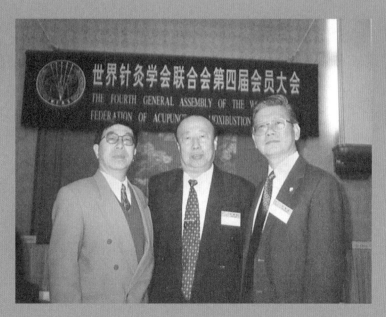

张缙教授在世界
针灸学会联合会
第四届会员大会
上与上海和湖北
代表合影（中间
为张缙）

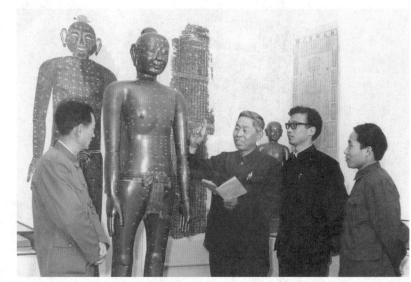

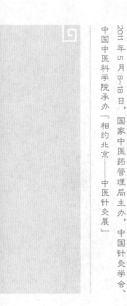

王雪苔教授用针灸铜人为研究生授课

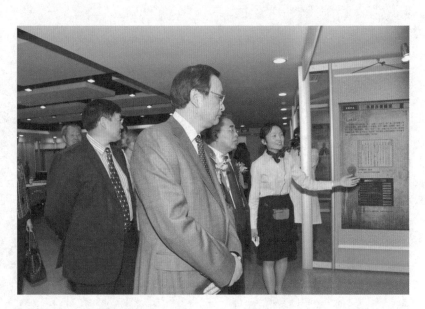

2011 年 5 月 8~18 日，国家中医药管理局主办，中国针灸学会、中国中医科学院承办「相约北京——中医针灸展」

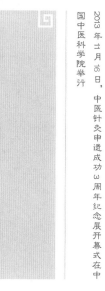

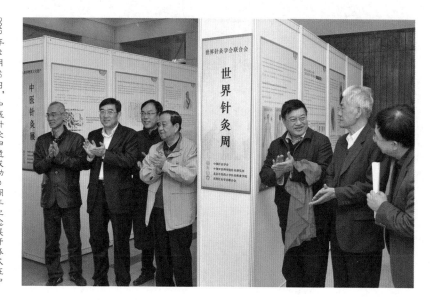

2013年12月16日，中医针灸申遗成功3周年纪念展开幕式在中国中医科学院举行

第二章

中医药认知智慧

中医药理论体系是在古代唯物论和辩证法思想指导下，通过取象比类、综合归纳、反复实践而形成的，它以精气、阴阳、五行学说为哲学基础，以整体观念为指导思想，以脏腑经络的生理病理为理论基础，以辨证论治为治疗特点，具有独特的生命观、疾病观、养生观、治疗观、用药观、制药观，是中华民族对自然界和生命认知的智慧与结晶。如果说中华文化是人类精神文明的瑰宝，那么中医学是打开中华文化宝库的一把金钥匙。

一、天人合一

1. 天人合一思想的起源和概念

天人合一的思想起源较早，最早是由庄子阐述的，而这个成语则出现较晚。汉代儒家思想家董仲舒曾说："以类合之，天人一也。""天人之际，合而为一。"标志天人合一的哲学思想体系的形成，然而没有直接标出"天人合一"四字成语。之后宋代张载论述到："儒者则因明致诚，因诚致明，故天人合一，致学而可以成圣，得天而未始遗人。"明确提出"天人合一"。

"天人合一"理念是中华传统哲学的核心思想，是中华传统文化的基本理念和主要基调，是中华民族传统的世界观和人生观。这一理念认为，人体小宇宙，宇宙大人生，小宇宙中藏大宇宙。正所谓"人与天地相参，与日月相应也"，人类作为天地万物中的一部分，与天地万物息息相通、同体同构；人与天地和谐统一，主观与客观浑然一体。

2. 中医天人合一的内涵

"人以天地之气生，四时之法成。"早在《黄帝内经》中，我们的祖先就认识到人与自然的密切关系，认为人是自然界的产物，人的生命现象是自然现象的一部分，人体的机能要和自然界的变化保持一致才能维持生命，这就是"天人合一"的观点。"天人合一"就是人与天地相应、顺应自然，人与自然界具有相通、相应的关系，不论四时气候、昼夜晨昏，还是日月运行、地理环境，各种变化都会对人体产生影响。在这个自然界的大系统中，人类为了求得自身的平衡，首先要顺应自然规律，遵循自然界的变化，主动地采取各种适应自然界变化的养生措施，以避邪防病，保健延衰。

一年四季有春温、夏热、秋凉、冬寒的变迁，万物随之有春生、夏长、秋收、冬藏的变化，人体阴阳气血的运行也会有相应的改变。

根据这一自然规律，中医养生学便提出了"春夏养阳，秋冬养阴"的理论。春夏季节，天气炎热，自然界的阳气发泄，人体的气血亦容易趋向于体表，表现为皮肤松弛，疏泄多汗，主张在万物蓬勃生长的春夏季节，要顺应阳气升发的趋势，夜卧早起，多进行户外活动，漫步于空气清新之处，舒展形体，使阳气更加充盛。秋冬季节，气候转凉至寒，风气劲疾，阴气收敛，人体的气血容易趋向于体内，表现为皮肤致密，血管收缩，所以汗少而小便多；必须注意防寒保暖，适当调整作息时间，早卧晚起，以避肃杀寒凉之气，使阴精潜藏于内，阳气不致妄泄。这种根据四时气候变化而保健调摄的方法，就是天人相应，顺乎自然养生原则的体现。同样的道理，人的脉象在春夏季多表现为浮大，秋冬季多表现为沉小，也是机体受季节气候的影响，在气血活动方面引起适应性调节的反映。

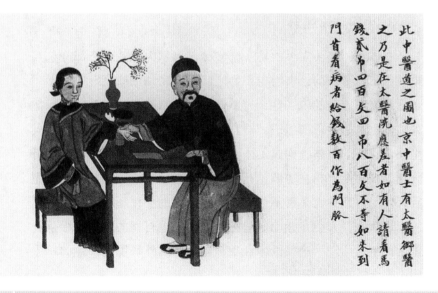

问脉

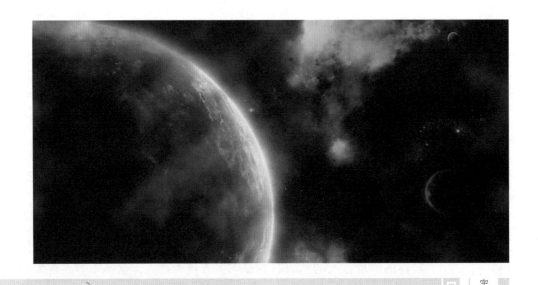

3. 中医整体观念

整体观，即认为事物是一个整体，事物内部的各个部分是互相联系不可分割的，事物与事物之间也有密切的联系。中医学非常重视人体本身的统一性、完整性及其与自然界的相互关系，把人体内脏和体表各部组织、器官看成是一个有机的整体，认为人是一个有机的整体，构成人体的各个组成部分之间在结构上不可分割，在功能上相互协调、互相为用，在病理上则相互影响。而且人体与自然界也是密不可分的，自然界的变化随时影响着人体的生理状态，人类在能动地适应自然和改造自然的过程中维持着正常的生命活动。这种机体自身整体性和内外环境统一性的思想即天人合一的整体观念。

可以看出，中医学的整体观念是关于人体自身的完整性及人与自然和社会环境之间的统一性、完整性和联系性的认识，是中医学的基本特点之一，它贯穿于中医生理、病理、诊法、辨证、治疗等整个理论体系之中，具有重要的指导意义。

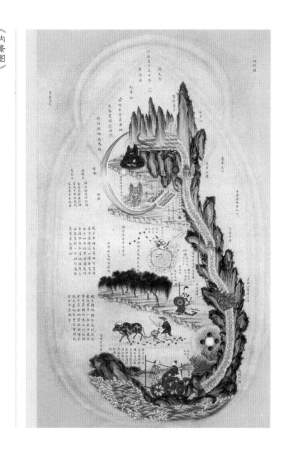

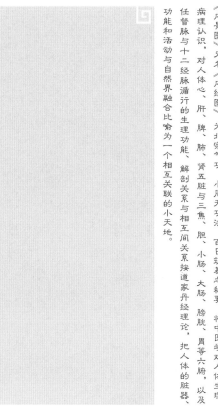

《内景图》又名《内经图》，为北宗气功、小周天功法、百日筑基之秘要，将中医学对人体生理、病理认识，对人体心、肝、脾、肺、肾五脏与三焦、胆、小肠、大肠、膀胱、胃等六腑，以及任督脉与十二经脉循行的生理功能、解剖关系与相互间关系按道家丹经理论，把人体的脏器、功能和活动与自然界融合比喻为一个相互关联的小天地。

二、阴阳五行

1. 阴阳的概念

人类思维是对主客观活动的反映，而人类的思维活动又与生产、生活实践活动密不可分。阴阳是中国古代哲学的一对范畴，阴阳的最初语义是很朴素的。当人类从混沌向文明迈进时，对人类生产、生活影响最大也最有规律的太阳，势必引起人们的密切关注。古人长期生活在自然环境之中，不断接触到日往月来、白天黑夜、晴天阴天等两极现象的对比和影响。而且古人的作息规律又完全受着"日出而作，日落而息""日掌阳，月管阴"（日出则阳光灿烂，日没月出则黑夜来临）的支配，因而便自然地产生了阴与阳两个概念，形成了正与反两个方面的感性认识，逐渐意识到向日为阳，背日为阴，日出为阳，日落为阴的道理，进而以此作为观察自然界的昼夜交替、阴晴变换、农时节气的依据。可以看出，阴阳观念产生于古人对自然的观察，如《说文解字》解释为：山的向阳面为阳，而背阳面为阴。

古代的哲学家们进而体会到自然界中的一切现象都存在着相互对立而又相互作用的关系，就用阴阳这个概念解释自然界两种对立和相互消长的物质势力。认为宇宙的本原是一团混沌之气，或者说是元气，就是这样一种混沌之气，由于其自身运动而产生了相互对立的阴阳二气。阳气升腾而为天，阴气凝结而为地。天气下降，地气上升，天地阴阳二气相互作用，交感合和，产生宇宙万物，并推动着它们的发展和变化。正如《周易·系辞下》所说："天地氤氲，万物化醇；男女构精，万物化生。"

阴阳学说认为，世界是物质性的整体，自然界的任何事物都包括阴和阳相互对立的两个方面，而对立的双方又是相互统一的。阴阳的对立统一运动，是自然界一切事物发生、发展、变化及消亡的根本原因。

阴和阳，不仅可以表示相互对立的事物，又可用来分析事物内部所存在着的相互对立的两个方面。一般来说，凡是剧烈运动着的、外向的、上升的、温热的、明亮的物质或事物，都属于阳的范畴；相对静止的、内守的、下降的、寒冷的、晦暗的物质或事物，属于阴的范畴。以天地而言，天气轻清为阳，地气重浊为阴；对水火而言，水性寒而润下属阴，火性热而炎上属阳。任何事物均可以阴阳属性来划分，但必须是针对相互关系的一对事物，或是一个事物的两个方面，这种划分才有实际意义。如果被分析的两个事物互不联系，或不是统一体的两个对立方面，就不能用阴阳来区分其相对属性及其相互关系。

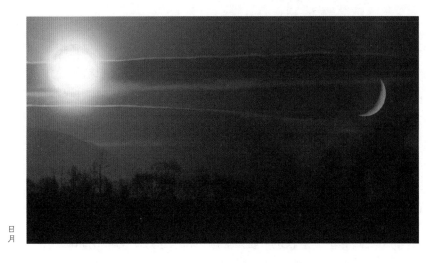

日月

2. 阴阳的内涵

中医学继承、发挥了古代的阴阳思想，阴阳学说在中医学中的应用比比皆是。它贯穿了中医学理论体系的各个方面，人体的组织结构、生理活动、病理变化、疾病的预后和转归等等都是由阴阳学说来阐明的。

《黄帝内经》中提到"人生有形，不离阴阳"，其大意是说人体的一切组织结构是对立统一的。为什么这样说呢？中医认为：人体是一个有机的整体，其内部充满着阴阳对立依存的关系。从部位上讲，人体上部属阳，下部属阴；背部为阳，腹部为阴；从功能属性上划分，五脏属阴，六腑属阳。每个脏腑又可以各自划分阴阳。之所以这样划分，是有一定依据的，比如心与肾，心有心阳、心阴，肾有肾阳、肾阴。临床上，经常会遇到这样的患者，心情烦躁，失眠多梦，梦境纷繁，四肢不温，这是中医辨证中典型的心肾不交型，就是说，心火亢盛，下不能温及肾阳，肾阴不足，上不能营养心阴，造成"水火不济"，产生了上述一系列的临床表现，应以"交通心肾、水火互济"为治则。治则指导临床，无论是用药还是施针，都会考虑调节两脏的阴阳，使之恢复平衡。

（1）从阴阳角度认识生理功能　在说明人体生理功能方面，

阴阳学说将复杂的生命活动简单化。"体阴用阳"四个字将阴阳学说在阐述人体生理功能方面发挥得淋漓尽致。"体阴"规定组织器官和精气血津液属于阴,"用阳"则将这些组织器官和精气血津液的运动变化及其所发挥的功能规定为阳。"体"与"用"之间,既相互对立,又相互依存。人体各种机能活动(阳)的产生,必然要消耗一部分营养物质(阴),而营养物质的化生又必须依赖脏腑的机能活动并消耗一定的能量(阳)。这种阳长阴消、阴长阳消的运动变化过程将人体复杂的生理活动寓于简单化,便于理解。所以《黄帝内经》中就有了"阴平阳秘,精神乃治"的理论,也许这就是人们养生应重视的"法于阴阳,和于术数"的理论渊源所在。

(2)从阴阳角度分析病理变化 正常的人体变化如上所述,阴阳又是怎样反映病理变化的呢?阴阳的相互协调是健康的表现,疾病的发生和病理过程就是由于某种原因而使阴阳失去协调而导致的。比如患者的舌苔变化,灰苔多表示阴证,红舌多表示阳证。再以阴阳偏胜为例,看看阴阳的此消彼长是怎样影响疾病变化的。阴阳偏胜是属于阴或阳任何一方高于正常水平的病变。"阳胜则热",就是说阳邪致病,是阳的绝对亢盛;但阳长则阴消,阳偏胜必然导致阴伤,或者说"阳胜则阴病"。临床上经常见到这样的例子,在医生给发热的患者处方时除了用清热药之外,往往酌情加入几味滋阴或生津的药物,一则防止苦寒药伤津,二则防止热病耗伤津液(阴)。在用补阳药的同时会酌情加入几味滋阴药,在补阴的同时也会酌情加入补阳的药,即"阴中求阳,阳中求阴"。

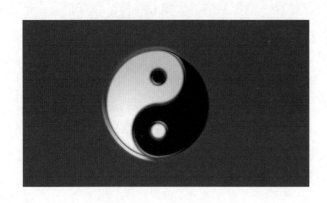

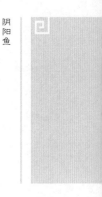

阴阳鱼

阴阳鱼的左侧为白鱼,头向上代表阳;右侧为黑鱼,头向下代表阴。一条反"S"形曲线横亘于白鱼与黑鱼之间,意为任何事物的阴阳双方都处于一种既对立又统一的关系,并通过阴消阳长、阳消阴长的运动方式,维持事物整体的和谐统一。

综上所述，阴阳理论贯穿于中医药认识人体的组织结构、生理功能、病理变化、诊断、治疗疾病的始终，保持阴阳平衡是中医养生保健的根本原则。

3. 五行的概念

五行学说也是我国古代人民创造的一种哲学思想。五行是指木、火、土、金、水五种物质的运动变化，这个"行"，不是走路的意思，是代表运动，是运动变化，运行不息之意。水火木金土的五行字样，最先见于《尚书·洪范》，其曰："五行，一曰水，二曰火，三曰木，四曰金，五曰土。水曰润下，火曰炎上，木曰曲直，金曰从革，土爰稼穑。润下作咸，炎上作苦，曲直作酸，从革作辛，稼穑作甘。"之后经过秦汉的丰富和发展，形成了完善的五行学说。

五行的概念形成后，以"五"来规范认识自然万物以及人事制度等就变成一种模式。占卜有"五行"，方位有"五方"，古有"五帝"，史有"五代""五霸"，天有"五星"，地有"五湖"，山有"五岳"，人伦有"五常""五福"，人体有"五脏""五官"，诗有"五言"，粮食有"五谷"，药有"五毒"，音乐有"五音"等等。在这些"一分为五"的事物中，以"五行"为纲，其他的比照"五行"推演而成。

同样作为早期朴素的唯物主义物质观，在西方则不免要与"元论"作对比参照，它是西方哲学史上的本原论，即世界和宇宙的始基、根源或本性问题，西方有古希腊的土、火、水、气"四元说"，血液、黄胆汁、黑胆汁和黏液"四液说"，以及古印度的土水火风"四大说"。中国古代的五行学说认为宇宙间的一切事物，都是由五种物质元素所组成，自然界的一切事物和现象都可按照木、火、土、金、水的性质和特点分类归纳。自然界各种事物和现象的发展变化，都是这五类物质不断运动和相互作用的结果。

中医学引用的五行特性虽然来自木火土金水五种自然界的常见物质，但实际意义并非如此简单，而是古人借助取象比类的方法，以五行的特性来分析研究机体的脏腑、经络、生理功能的五行属性和相互关系，以及阐释它们在病理情况下的相互影响。

木：木曰曲直。指树木的生长形态都是枝干亦曲亦直、向上向外舒展。引申为具有生长升发、条达舒畅等作用或性质的事物，均属于木的特性。人体肝以柔和为性，富含生发之机，故为木性。

火：火性炎上。指火有温热、上升的特性。引申为具有温热升腾作用或性质的事物均属火的特性。心主一身之阳，营运周身血脉，故为火性。

土：土爱稼墙。指土有播种和收获农作物的功能。引申为具有生化、承载、受纳作用的事物均属土的特性。古有土载四行，万物土中生，万物土中灭和土为万物之母之说。脾以运化为序，乃气血生化之源，故为土性。

金：金曰从革。从革是指变革的意思，引申为具有清洁肃降、肃杀收敛作用的事物均属于金的特性。肺司吸清排浊，调节全身气机，故为金性。

水：水曰润下。指水具有滋润向下的特性，引申为寒凉滋润、闭藏下行的事物均属于水的特性。肾以藏精为用，为生长发育之根，故从水性。

4. 五行属性

中医五行理论以天人相应为指导思想，以事物的五行属性为中心，以空间结构的五方，时间结构的五季，人体结构的五脏等为基本框架，将自然界的事物和现象，包括人体生理病理现象，饮食物的颜色性味等，均按属性进行五行归纳，从而将人体的生命活动与自然界的时令气候、起居饮食联系起来，形成了联系人体内外环境的五行结构系统，用以说明人体生命活动与自然环境相生相克、统一协调的关系。

从季节上看，春季气温回升，万物生长，大地充满生机和活力，显示蒸蒸日上的景象，似木之升发；夏季炎热，且夏热之时万物长大繁茂，与五行火的意义相同，归于火；长夏气候潮湿，且万物多在雨湿之时变化结实，类土之孕育；秋气凉燥，万物多于此时收敛凋零，似金之沉降清肃；冬季气候寒冷，万物闭藏，类水之渗藏。

方位的五行归属也体现了五行的含义。东方日出，红日不断升高发展壮大，与五行中木的意义一致，所以把东方归属于木；我国地处北半球，太阳光大部分时间从偏南方向射来，特别是正午时分，太阳最偏南，赤日炎炎，所以南方归于火；西方是太阳落下地平的方位，夕阳西下之前把大地照得一片金黄，这也是人们一天劳动下来满载而归的时候，这些都与金的意义类似，归属于金；北方给人的印象是阴暗和寒冷，与水的特性相同；在我国的传统中，中央方位是最高贵的方位，历代帝王总是把处理朝政的宫殿建在建筑群的中央，中央方位属土，万物皆土生，土地对人类的重要性是不言而喻的，故把中央方位归属于土。

中医学的五行学说，是将人体各部分归属成木、火、土、金、水五大类。同类事物之间发生纵向的联系：例如属于木的，有肝、胆、目、筋、怒、青、酸、风等，其相互之间的联系是"肝开窍于目""肝主筋""怒伤肝"，肝病易生"肝风"等；望诊时，青色多属肝风，赤色多属心火，黄色多属脾湿，白色多属肺寒，黑色多属肾虚。

5. 五行关系

五行之间通过运动变化而发生着生、克、乘、侮的关系，用来阐释事物之间相互协调平衡与否的联系。

五行之间有"五行相生"和"五行相克"规律。"五行相生"是互相生旺的意思，表示生成化育，"五行相克"就是互相反驳、互相战斗、制衡。

五行相生的规律是：木生火，火生土，土生金，金生水，水生木。相克的规律是：木克土，土克水，水克火，火克金，金克木。在相生关系中任何一"行"都具有"生我"（母）和"我生"（子）两方面的关系，把它比喻为"母"与"子"的关系。在相克关系中任何一"行"，又都具有"我克"（所胜）和"克我"（所不胜）两方面的关系，称之为"所胜"与"所不胜"的关系。

五行中任何一"行"太过或不及，出现异常现象，都可引起相乘或相侮的变化。乘是乘虚侵袭的意思，侮是欺侮的意思。

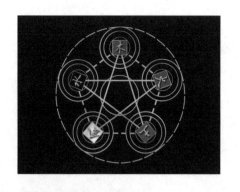

五
行
生
克
制
化
图

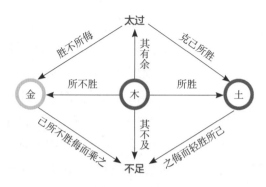

五
行
生
克
制
化
关
系
失
调
图
例

相乘是过度的相克，超过了正常制约的程度，其规律同相克，但被克者更加虚弱。相侮即"反克"，又叫反侮，即本来是自己所能克胜的，却反而被它克胜，其规律与相克正好相反。例如，正常时土克水，若土气虚弱，或水邪泛滥，水就反过来侮土。

用药时，酸味入肝，苦味入心，甘味入脾，辛味入肺，咸味入肾等。各类事物之间发生横向的联系：即运用生克、乘侮等变化来说明五脏之间在生理和病理情况下的相互联系。例如某一脏有病，既可以因生克关系由另一脏传来，也可以通过生克关系传到另一脏。"见肝之病，知肝传脾，当先实脾""虚则补其母，实则泻其子"等就是这个理论的具体应用。

临床上应用五行生克规律制订的治疗原则很多。常见的具体原则有滋水涵木、益火补土、培土生金、助金生水、抑木扶土、培土制水、佐金平木等等。这里的木火土金水是代表影响人体健康的各种因素和生理病理现象等。

五行之间的生克乘侮规律不仅揭示了脏腑之间的生理功能和相互关系，同时又阐释了脏腑之间病理变化的相互影响，形成了养生保健、分析认识疾病发生发展规律的理论基础。

三、五脏六腑

脏腑理论,亦称藏象学说。古代医家根据"脏居于内,形见于外"的思维方法,对人体脏腑活动所表现于外的现象进行了长期细致的观察,逐渐积累了有关脏腑活动规律的知识,从而把这些生理、病理知识加以综合分析,将整个人体的功能活动按五行学说归纳为心、肺、肝、脾、肾五大系统,结合脏腑与形体、诸窍的关系,以及脏腑和自然界关系,以研究脏腑生理功能和病理变化为中心,形成了特有的藏象学说。

脏,古作"臟",又作"藏"。有两种含义,一是指藏于体内的脏器,二是指五脏主贮藏精气。腑,古作府,有府库之意。腑多为中空器官,多与饮食物的贮藏消化有关。脏腑是人体内脏的总称。按照脏腑生理功能的特点,可以分为五脏、六腑、奇恒之腑三大类。五脏即心、肺、脾、肝、肾;六腑,即胆、胃、大肠、小肠、三焦、膀胱;奇恒之腑,即脑、髓、骨、脉、胆、女子胞(子宫)。五脏的生理特点是化生和贮藏精气。人体的各种精微物质如精、气、血、津液等,均由五脏化生并贮藏于五脏,并且越充满越好,不能过度耗散;故称"藏而不泻""满而不实",是指五脏内充满精气,但不能传化水谷。六腑的功能特点是受承和传化水谷,泻而不藏。人体摄入饮食物,在吸收水谷精微后,糟粕排泄到人体外,称为泻而不藏。六腑在进食后局部被水谷充实,但应及时传化,虚实更替,不能全部被充塞滞满,故称"实而不满"。奇恒之腑在形态上、生理功能上均有异于"六腑",虽是中空器官,但不与水谷直接接触,并且还具有类似于脏的藏精气的作用,"藏而不泻",即形态似腑,功能似脏,因而称为"奇恒之腑"。

1. 五脏

五脏的"脏"古作"藏",有"贮藏"的意思,就是贮藏人体的各种精气，用来维持人的生命活动。五脏的生理功能正常与否与人的精神情志密切相关。《素问·宣明五气》曰："心藏神，肺藏魄，肝藏魂，脾藏意，肾藏志。"

（1）心为君主之官　心脏如同国家的最高领导者，主宰全身，人的精神、意识、思维活动都是由心脏发生。如果心脏的功能失常，则其他脏腑的功能就会受到影响，形体就会受到严重的损害。《素问·灵兰秘典论》曰："心者，君主之官也，神明出焉。"心脏的功能正常，则其他脏腑就会正常发挥各自的作用。

心脏的主要生理功能是主血脉和主神志。心主血脉是指血液的运行和脉络的通畅与心脏有着密切的关系。我们常说的"心情舒畅""操心"等，都是心主管人的精神意识思维的表现。

（2）肺为相傅之官　肺脏如同国家的总理，辅佐君主，主管一身之气并调节着全身的活动。肺主呼吸，肺的宣发肃降功能调节着全身的水液代谢，治理和调节全身的气机，辅佐心脏调节全身的血液运行。《素问·灵兰秘典论》曰："肺者，相傅之官，治节出焉。"肺脏的功能异常常表现为与呼吸水液代谢异常相关的证候，如咳嗽、哮喘、咳痰、肺心病等。

（3）肝为将军之官　肝脏如同国家的最高军事领导者，勇武而能出谋划策。肝脏的主要功能是主藏血，主疏泄。《灵枢·本神》曰："肝藏血，血舍魂。"肝脏的藏血功能正常则可以舍魂，若肝血亏虚易导致魂不守舍，常表现为多梦、失眠、幻觉等；肝还主管疏泄，调节和畅达全身的气机，使人的气血运行畅通，情志舒畅，有助脾胃的消化，腑气的通利。肝的疏泄气机作用可以影响到心脏的主神明的作用，肝气调和则心情舒畅，肝气不舒则心情烦躁、抑郁寡欢。《素问·灵兰秘典论》曰："肝者，将军之官，谋虑出焉。"

（4）脾为谏议之官、仓廪之官　《素问·刺法论》说："脾主谏议之官，知周出焉。"《黄帝内经》中也多处强调"脾病则五脏不安"，指出"脾病"可以波及全身。"脾主谏议之官"说明脾能够监督并纠正身体的各种异常情况，可以发现脾的这种功能和现代意义上的免疫功能类似。

脾胃如同国家主管后勤粮草的最高官员，饮食五味靠它进行消化吸收，并运送到全身。脾脏主运化，主升清，主统血。脾脏是人的后天根本，主管对食物和水液的运输和吸收转化，并把精微物质输布到全身，中医叫作"脾主运化"。脾的运化失常则表现为腹胀、便溏、消瘦等。胃主受纳和腐熟水谷，以降为和，胃的功能异常会出现胃胀、胃痛、反酸等表现。脾胃是向全身输送营养物质的"仓廪"，故《素问·灵兰秘典论》说："脾胃者，仓廪之官，五味出焉。"脾脏还有提升中焦之气的作用。凡内脏脱出（子宫脱出、疝气）或下垂多是脾气下陷所致，即脾的升清功能出现了异常。脾脏主管人体肌肉、四肢的正常发育成长和正常活动。脾脏统摄血液在血管中正常的运行而不外溢，就是"脾统血"的功能。脾不统血时会出现一系列出血的症状，如便血、尿血、崩漏。

（5）肾为作强之官　肾脏有发挥强力的作用，主人的体力。《素问·灵兰秘典论》说："肾者，作强之官，伎巧出焉。"肾脏是人的先天根本、真火（即元阴、元阳）的所在地，决定人的生老病衰亡的全过程。还主管着生殖机能和全身水液代谢及大小便的排泄。肾还主管着脑、髓和骨骼及牙齿的发育生长，决定着人的精力、智慧与才干。肾藏精和调节水液的功能异常会影响人的生长生殖和发育能力以及全身的水液代谢，出现病症如遗精、小便清长、眩晕、耳鸣耳聋等。所以古人认为，保养肾精是健康长寿的根本。

2. 六腑

六腑的"腑"，有"府舍"的意思，是空腔的器官，主要作用是输送营养和排泄糟粕，参与水液代谢等。《素问·灵兰秘典论》曰："六腑者，传化物而不藏。"与五脏"藏精气"的作用不同。如：胆主管输泻胆汁，胃主管接受和容纳食物，大肠接受小肠中传下的东西，再回收水分，变成大便排出体外。例如：胃的正常功能失常会出现胃胀、恶心、呕吐等症状；大肠功能失常会出现泄泻、痢疾、便秘、便血等病证。

（1）胆为中正之官　所谓"中正之官"，即决断者、裁判官。

胆能够影响一个人的决断能力，对于防御和消除某些精神刺激（如惊恐）的不良影响，维持和控制气血的正常运行，确保脏器相互间的协调关系有重要作用，故比喻为中正之官。汉语中有"胆大""胆小"的说法，实际上说的就是胆的功能。胆功能良好时，人做事果断干脆；胆功能不好时，就会表现为胆小、没主见。

汉语中有"肝胆相照"的说法，指的就是肝胆不仅位置上相互依附，功能上胆的功能会受到肝脏疏泄气机的影响，肝主谋虑，胆主决断，二者相互协调，共同调节着精神思维活动的正常进行，从而维持各腑脏之间的平衡关系，并保障气血的正常运行。

胆通过贮藏和排泄胆汁来协助完成饮食物的消化，一般来说，胆气旺，胆汁分泌就会旺盛，脾胃升降就会循而有序，机体的消化吸收功能就会强健，人体各腑脏的运行便会相互平衡，人体的气血也就会调和。

（2）胃为仓廪之官、水谷之海　胃主受纳，腐熟水谷，脾胃相互表里，脾胃像粮仓的管理员，"水谷皆入于胃"，经过胃的腐熟，水谷游溢出精微物质，人的气血才能充盛，脏腑组织才能得以充养而发挥各自的生理功能，故又称胃为"水谷之海"。

（3）小肠为受盛之官　小肠的生理功能是受盛化物，泌别清浊，将胃初步消化的食物分为两部分，即精微部分和糟粕部分。小肠吸收其中的精微部分进一步消化，将糟粕部分输送给大肠。故《素问·灵兰秘典论》曰："小肠者，受盛之官，化物出焉。"小肠的受盛化物功能异常时，会出现腹胀、腹痛、泄泻。

（4）大肠为传导之官　大肠的主要生理功能是传化糟粕，即传接小肠泌别清浊后的糟粕，吸收水液后转化成粪便排出体外。大肠的功能异常时会便秘、腹泻、痢疾等。由于大肠与肺在经脉上互为表里，故大肠传导功能异常时亦会导致肺系病变，如咳嗽。《素问·灵兰秘典论》曰："大肠者，传导之官，变化出焉。"

（5）膀胱为州都之官　膀胱的主要生理功能贮存尿液和排出尿液。膀胱与肾在经脉上互为表里，津液在肾的气化作用下形成尿液，贮存在膀胱。膀胱功能异常时会出现尿频、尿急、遗尿等。《素问·灵兰秘典论》曰："膀胱者，州都之官，津液藏焉，气化则能出矣。"

（6）三焦为决渎之官　三焦是上焦（心、肺、头面）、中焦（脾、胃）、下焦（肝、肾、大肠、小肠、膀胱）的合称。三焦的主要生理功能是主持诸气，通行水道。决，指疏通；渎，指沟渠。三焦是元气和水液运行的通道。《素问·灵兰秘典论》曰："三焦者，决渎之官，水道出焉。"三焦的功能异常时，会出现与气机失常和水液代谢异常相关的表现。

3. 脏腑的阴阳五行属性

人体是一个有机的整体，阴阳学说在阐释人体的组织结构时，认为人体的一切组织结构都有着阴阳对立统一的关系。根据其各自的特点属性主要分为相互对立的阴、阳两部分。就人体部位来说，躯壳为阳，内脏为阴；上半身为阳，下半身属阴；体表属阳，体内属阴；体表的背部属阳，腹部属阴；四肢外侧为阳，内侧为阴。就脏腑功能特点而言，脏为阳，腑为阴，即心、肺、脾、肝、肾五脏为阴，胆、胃、大肠、小肠、膀胱、三焦六腑为阳。五脏之中，心、肺为阳，因为其位于身体的上部胸腔之中；肝、脾、肾为阴，因其位于身体的腹腔。心肺之中，心为阳，肺为阴；肝、脾、肾之间，肝为阳，脾、肾为阴。此外，每一脏之中又有阴阳之分，如心有心阴、心阳，肾有肾阴、肾阳，胃有胃阴、胃阳等。可见，人体上下、内外、表里、前后各组织结构之间，以及每一组织结构自身各部分之间的复杂关系，无不包含着阴阳的对立统一。

中医以阴阳平衡理论解释生命与疾病，人体内部的阴阳失衡或人与宇宙间的平衡被破坏就会发生疾病。中医防治的宗旨是维系生命的阴阳平衡。"阴平阳秘，精神乃治""内外调和，邪不能害"。脏与腑的关系，实际上就是阴阳表里关系。由于脏属阴，腑属阳；脏为里，腑为表。一脏一腑，一阴一阳，一里一表相互配合，并有经脉相互络属，从而构成了脏腑之间的密切联系。这为临床治疗打下了理论基础——治疗时要脏腑互相兼顾。

中医学在五脏配五行的基础上，以比类的方法，根据脏腑组织的性能特点，将人体的组织结构分属于五行，以五脏为中心，与六腑相配合，联系五脏支配的五体、所主的五官，以及外荣于体表的特定组织，即五华等，形成了以五脏为中心的脏腑结构系统，从而奠定了藏象学说的理论基础。

五行学说的归类理论，不但将人体的脏腑组织分属于五大系

表2-1　五行属性归类表

五行	木	火	土	金	水
五季	春	夏	长夏	秋	冬
五方	东	南	中	西	北
五气	风	火热	湿	燥	寒
五化	生	长	化	收	藏
五色	青	赤	黄	白	黑
五味	酸	苦	甘	辛	咸
五臭	臊	焦	香	腥	腐
五谷	麦	黍	稷	稻	豆
五畜	鸡	羊	牛	马	猪
五脏	肝	心	脾	肺	肾
五腑	胆	小肠	胃	大肠	膀胱
七情	怒	喜	思	悲（忧）	恐（惊）
五体	筋	脉	肉	皮	骨
五华	爪	面	唇	毛	发
五窍	目	舌	口	鼻	耳
五声	呼	笑	歌	哭	呻
五音	角	徵	宫	商	羽
五神	魂	神	意	魄	志
五津	泪	汗	涎	涕	唾

统之中，同时还将人体与自然界的相关事物或现象进行了五行的属性归类，如把人体的五脏、六腑、五体、五官等，分别与自然界的五方、五季、五味、五色等事物横向联系。这就把人与自然环境之间的联系，进行了较合理的解释，反映了人体与外界环境的协调统一性。例如春应东方，风气主令，故气候温和，万物滋生，生机勃勃，人体的肝气与之相应，故肝气旺于春；这就把人体肝系统与自然界的春生风木之气统一了起来，从而反映了人体内外环境统一的、动态的观念。

四、精气血津液

精气学说是中医学理论体系的一个重要的组成部分。精气学说来源于古代哲学道家宇宙论中元气的观念。春秋时期，老子在《道德经》中提到"道生一，一生二，二生三，三生万物，万物负阴而抱阳，冲气为和"。"道"是指宇宙的本源和普遍规律。战国时期，齐国稷下道家认为"道"是充斥于宇宙万物之间的精气，逐渐形成了精气学说。古代哲学中精气学说的建立对中医学中精气血津液理论有着深远的影响。

精气学说被引进中医学中，运用十分广泛，是中医认识人体生命的根本所在。人体的形成和生命活动，无一不是精气的作用和表现，许多内伤疾病的产生和发展，与精气不足或亏虚关系密切。中医认为，精、气、血、津液等均是构成人体和维持人体生命活动的物质基础。人体精、气、血、津液充足和运行协调，是脏腑、经络、官窍等一切组织器官进行生理活动的物质基础。如果某些致病因素的影响，导致精、气、血、津液失常或关系失调，必然影响脏腑的功能，导致疾病的发生。

1. 精

精，是维系人体生长、发育和生殖的精微物质。可分为"先天之精"和"后天之精"。前者指禀受于父母的生殖之精，后者指来源于饮食水谷，经脾胃消化吸收的水谷之精。

《黄帝内经》认为："人始生，先成精，精成而脑髓生"。男女两性之精媾合，形成先天之精，然后化生为胚胎，孕育生命，发展为形体脏腑，经脉气血。可见，先天之精是在形体未形成之前就已存在的物质，为生命起源的原始物质。精的作用首先是生殖，具有生殖以繁衍后代的作用。人的先天之精主要贮藏在肾中，肾精充足，则生殖能力强；肾精不足，就会影响生殖能力。因此，中医认为"肾主生殖"，重视调补肾阴肾阳来治疗不孕、不育。

精的第二个作用是促进人体的生长发育。在人出生之后，精仍不断气化，产生元气，推动脏腑的功能活动。先天之精依赖后天之精滋养与补充，才能充分发挥其生理效应。

后天之精来源于人体摄入的饮食物，是通过脾胃的消化吸收而生成的水谷精微。它充养形体血脉，促进生长发育，并使先天之精保持生殖功能。

中医认为，人体的心、肝、脾、肺、肾都可以藏精，但统归于肾，所以肾能主藏全身之精，是生命之源泉。肾精充足，则全身精充足，精充则化气生神，人体健而少病；精气衰少，则人体弱多病。肾中精气直接关系到人的生长与衰老，保肾精在养生与防病治病中都有重要意义。

2. 气

气不仅是中医药理论的核心概念，也是中国古代哲学中一个独特的概念。气的思想贯穿于整个中国传统文化，被广泛地应用于日常社会生活和各个文化领域。古人认为气是构成世界的最基本的物质，宇宙间一切事物和现象都是由气的运动变化而产生的。气被用来说明万物的形成、发展、变化以及所呈现的状态。

中医学从气是构成宇宙万物的本原这一基本观点出发，认为人是自然界的产物，与宇宙万物一样，也是天地之气、阴阳交感的产物，是物质世界有规律地运动变化的结果。

中医所说的"气"，一是指构成人体和维持人体生命活动的精微物质。古人通过对人体生命现象的观察，认识到男女媾精可以产生新的生命个体，因此认为精是形成生命的物质基础。但中医学认为，精、血、津液等均由气所化生，因而气也是构成人体的最基本物质。二是指脏腑组织的机能活动，如五脏之气、六腑之气、经络之气等等。精微之气正是通过脏腑组织的功能活动而表现其存在的。精和气同是人体生命活动的物质基础，彼此能相互化生，故中医学认为"精能化气，气能生精。"

气在生命活动中，具有十分重要的作用，人体的生长、发育、衰老、死亡和疾病的发生发展都与气的盛衰、运动变化有关。如人体有先天之元气，有后天之水谷之气，有脏腑之气、经络之气，有营气、卫气，有正气、邪气等；自然界有四时之气、六淫之气、阴阳五行之气，有清气、浊气，有疫气、疠气等；病证有气盛、气虚、气逆、气郁、气滞、气陷等；临证治疗有调气、理气、补气、益气、固气、通气、纳气、泄气等；药物则有气之寒热温凉、气之升降沉浮等。至于针灸和气功，则更是以调气为核心而形成的疗病养生之术。

3. 血

中医学"血"概念的本质与现代医学"血液"具有一定的相关性，认为血是循行于脉管中的富有营养的赤色液体，是构成人体和维持人体生命活动的基本物质之一。

血液的正常运行，还取决于气的推动作用和固摄作用之间的协调平衡。心主血脉，推动血液循环，是血液运行的动力。肺主一身之气而朝百脉，能协助心脏推动血液运行。脾统血，可统摄血液运行于脉内而不逸出脉外。肝藏血，可调节血量，又主疏泄，则气行而血行。所以中医学认为血液循环，是心、肺、脾、肝等脏器生理功能相互协调，共同完成的。其中任何一个脏器的功能失调，都可以导致血液的循行失常，致使出血，或血运迟缓，或运行不畅而形成瘀血。另外，血的或寒或热等，更是直接地影响着血液运行的或迟或速。血液必须在脉管中运行，才能发挥其正常的生理效应。

脉则具有阻遏血液逸出的功能，故又有"血府"之称。如因某些原因而致血液逸出脉外，则失去其正常的营养和滋润生理作用，即为出血，又称为"离经之血"。

中医将脉动应指（手指）的形象称为脉象，包括频率、节律、形态、充盈度、显现部位、通畅的情况、动势的和缓、波动的幅度等方面。心主血脉，心脏搏动把血液排入血管而形成脉搏。心脏的搏动和血液在血管中的运行均由宗气所推动。血液循行于脉管之中，除了心脏的主导作用外，还必须有各脏器的协调配合。肺朝百脉，即循行于全身的血脉均汇于肺，且肺主气，通过肺气的敷布，血液才能布散全身；脾胃为气血生化之源，脾主统血，血液的循行有赖于脾气的统摄；肝藏血，肝主疏泄，有调节血量的作用；肾藏精，精化气，是人体阳气的根本，各脏腑功能活动的动力，而且精可化生血，是生成血液的物质基础之一。故脉象的形成与五脏功能活动有关，脉象的变化反映了人体气血的运行情况。人的气血也会随着春夏秋冬季节的交替而变化，如《素问·平人气象论》说："春胃微弦曰平，夏胃微钩曰平，秋胃微毛曰平，冬胃微石曰平。"举例说明了机体受四时气候的变化影响在脉气方面所引起的适应性调节反应，与中医学"天人相应"理论是一致的，充分体现了"天人相应"的整体观念。

血在脉中循行，内至脏腑，外达皮肉筋骨，如环无端，运行不息，不断地对全身各脏腑组织器官起着充分的营养和滋润作用，以维持正常的生理活动。血的营养和滋润作用，具体体现在面色的红润、肌肉的丰满和壮实、皮肤和毛发的润泽有华、感觉和运动的灵活自如等方面。如果血的生成不足或持久地耗损，或血的营养和滋润作用减退，则可见头昏目花、毛发干枯、肌肤干燥、肢体麻木等临床表现。

4. 津液

津液，是机体一切正常水液的总称，包括各脏腑形体官窍的内在液体及其正常的分泌物，如胃液、肠液、唾液、关节液、汗液、泪液等。津液以水分为主体，含有大量的营养物质，津液是构成人体和维持生命活动的基本物质之一。

机体的精、气血、津液，均赖脾胃化生的水谷精微不断地补充，在脏腑组织的功能活动主宰下，它们之间又相互渗透、相互促进、相互转化。在生理功能上，又存在着相互依存、相互制约和相互为用的密切关系。如气与血，一阴一阳，互相维系，气为血之帅，血为气之母；"一身气血，不能相离，气中有血，血中有气，气血相依，循环不已"。精血互生，血能生精，而肾精又是化生血液的重要物质。另外，肾能藏精生髓，髓则藏于骨内，现代医学认为骨髓是重要的造血器官，此与中医学精血互生理论亦有相通之处。一般来说，肾中精气充盛，则肝有所养，血有所充；肝血充盈，则肾有所藏，精有所资，故又有"精血同源"之说。

五、经络腧穴

传统意象思维具有主观与客观的浑一性特点，人处于周围客观自然社会环境中，作为其中一部分，其对周围环境的认识活动是互动的，即主客观具有不可分性，古人对人体经络现象的认识便是一个典型。

古人发现人体特定部位之间存在着一定的联系，包括人体生理现象和病理变化。古人通过对人体特定部位及其关联现象客观存在的解释，逐渐认识腧穴、经络，并发展为经络学说，成为针灸治病的理论依据。

1. 经络学说

不同历史阶段的文化，将直接影响着人们的思维方式，在古代中国人的传统思维结构中，取象比类、对立统一、对立转换的二元思维结构是最基本的思维模式，被广泛地用以解释自然和社会现象，甚至成为规定人们行为的规范，对中国古代政治、哲学、宗教、医学、伦理、军事、天文、历法等领域都发生了深远影响。中医学的形成和发展过程中，也离不开中国哲学或传统文化固有的思维方式的制约。如果用现代人的思维方式和科学观念去理解中国古代的概念，容易会出现偏差，经络学说就是一种典型范例。

经络是古人发现的人体特定部位之间的联系，包括人体生理现象和病理变化，其精髓在于所揭示的人体上下内外联系的规律。经络学说则是古代医家在特定历史时期下对人体这种联系规律的一种解释和总结。古代经络学说作为中国传统文化的有机组成部分，其理论体系的形成渗透着"天人相应"的文化观，融合着粗浅的客观观察和深刻的主观推理。经络学说中有一部分是来自实践的"经验规律"，还有一部分是在"天人相应"的哲学思想指导下，通过取象比类的方法类推而来的，以想象、猜测而构建、填充或完善的理论部分。为何如此说呢？通过以下几个方面可以看出来。

世界上的许多古老民族对数字发生过特殊的兴趣，只是它们所崇拜的数字有所不同。数字在中国传统思想文化中被赋予重大的意义，反映着深刻的思想内涵。在古代，不同时代对不同的数字感兴趣。

古代对经络数目的认识是一个发展演变的过程。马王堆帛书《足臂十一脉灸经》《阴阳十一脉灸经》及张家山汉简《脉书》所记载经脉数为十一，《黄帝内经》中也有不少篇章记载经脉数为十一，即五条阴脉和六条阳脉。这时期经脉之数之所以定为"十一"，可能与春秋时期出现的"天六地五"这一神秘数字有关。《素问·天元纪大论》曰："天以六为节，地以五为制。"可见，十一是天地之间的大数，代表了天地最本质的规律。天六地五合为十一，天为阳，地为阴。《汉书·律历志》对此论述道："天六地五，数之常也。天有六气，降生五味。夫五六者，天地之中合，而民所受以生也。故日有六甲，辰有五日，十一而天地之道毕，言终而复始也。""人之形体，化天数而成"（《春秋繁露·为人者天》），因此人体经脉也应该是五条阴脉和六条阳脉。此外，经脉本输的数目也有"阴五阳六"的迹象。阴经有井、荥、输、经、合五输穴，阳经于五输之外另加一原穴凑成六穴，以此应天道。

之后，秦汉时期盛行"天之大数"十二，经脉之数定为"十二"是对应十二月的，古人还用"十二经水"以对应比拟人体的十二经脉。古人经常通过"仰则观象于天，俯则观法于地""远取诸物，近取诸身"去推演各种具体事物，医学当然也莫能外。古人对水的认识，对于经络体系的建构有一定的影响。如《灵枢·经水》载："经脉十二者，外合于十二经水，而内属于五脏六腑。"十二经水，即清水、渭水、海水、湖水、汝水、渑水、淮水、漯水、江水、河水、济水、漳水。它"外有源泉而内有所禀，此皆内外相贯，如环无端"，故人体经脉也在体内周流循环不息。以十二经水的"受水而行之"比喻十二经脉的"受血而营之"，以说明经脉中的气血流行与自然界的水流一样，互相贯通，有盈有亏，并逐渐采用了三阴三阳和脏腑对应的命名法。

可以看出，十二也是具有特殊文化含义的数字，阴阳各六体现了一种对称。十二经脉不仅是对称，而且还有循环，所谓"如环无端"是也。循环的思想也是先秦、秦汉时期的天道圜观念的体现。秦汉时期的文献《吕氏春秋》《淮南子》中反复涉及十二月、十二时、十二节气等内容，也对古人构建经脉理论产生了重要的影响。

经络理论形成于战国至东汉年间，是中国古代医家通过对人体生理功能规律的总结而成的。这一理论既是对生命本质的概括，也是指导临床实践的重要理论。经络理论的精髓集中体

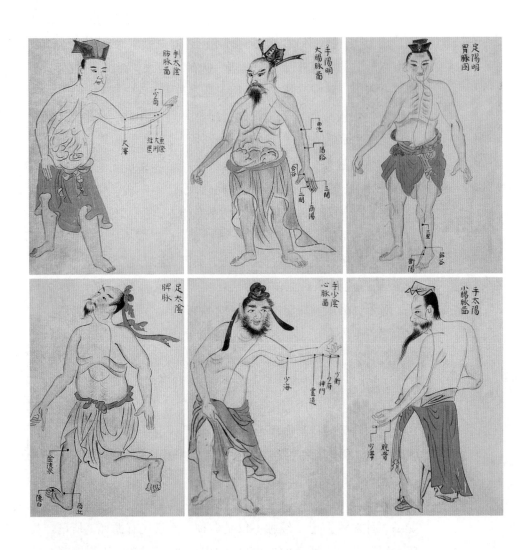

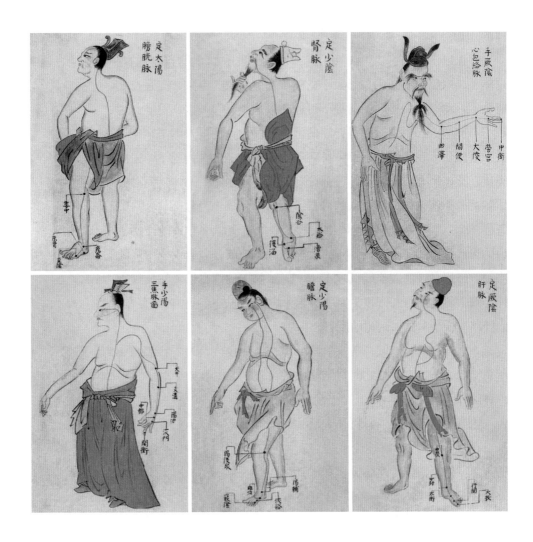

十二经脉图

宋代杨介《存

真环中图》

现在《黄帝内经》中。《黄帝内经》认为经络是人体内运行气血的通道，经络通过运行气血营养周身而达到抗御病邪、保卫机体的作用。

中医以"象"建构了天人相应、人的各部分之间相合相应的理论体系，取象的范围不是局限于具体事物的物象、事象，而是在功能关系、动态属性相同的前提下可以无限地类推、类比，由静态之"象"到动态之"象"，使得无序的世界有序化，使得人体与宇宙的关系有序化。在"人身小宇宙，宇宙大人身"的思维指导下，采用类比、类推的方法，将人体各部分与外界各事物融为一体。而对人体各部分不作个体的、深入的分析，人与外界事物为什么"合一"，怎样"合一"，没有进行具体的分析。取象比类思维方式在经络学说的形成过程中起了重要作用，经脉循环流注就是"天人合一"的产物。经络是在实践经验的基础上，经过长期的观察体验和反复医疗实践，所发现的人体相关生理功能和病理变化，是一种客观存在；而经络学说是对这一现象的解释，即古代某一时期、某一地域、某一学派对其所总结的人体特定部位之间特定联系的一种解释。

古代医家有云："学医不知经络，开口动手便错。"中医理论认为，人体的五脏六腑、四肢百骸、五官九窍，以及皮、脉、肉、筋、骨等组织器官之所以组成一个协调平衡的有机整体，主要是通过经络的沟通联络作用来实现的。如果说精气血津液是构成人体生命活动的物质基础，那么经络则是维持人体生命存在的功能基础，是生命活动的重要存在形式。

经络是经脉和络脉的总称。"经"的原意是"纵丝"，有路径的意思，简

表2-2 经络系统简表

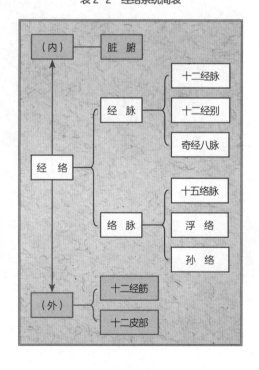

单说就是经络系统中的主要路径，存在于机体内部，贯穿上下，沟通内外；"络"的原意是"网络"，简单说就是主路分出的辅路，存在于机体的表面，纵横交错，遍布全身。《灵枢·脉度》说："经脉为里，支而横者为络，络之别者为孙。"这是将脉按大小、深浅的差异分别称为"经脉""络脉"和"孙脉"。经脉贯通上下，沟通内外，络脉纵横交错，遍布全身；经脉行于人体深部，络脉则行于人体较浅部位。经络将人体连接成一个有机的整体。

经络的内容有：十二经脉、十二经别、奇经八脉、十五络脉、十二经筋、十二皮部及许多孙络、浮络等。其中属于经脉方面的，以十二经脉为主；属于络脉方面的，以十五络脉为主。

2. 腧穴理论

腧穴也是中医针灸的一个重要组成部分。腧，有转输之意；穴，即孔隙的意思。"俞"在《说文解字》中有空木为舟之意，属运载之工具；"腧"字标明同人体形肉相关的转输流注，而腧穴则言明部位，因"穴"象形文字有空隙孔洞之意。顾名思义，腧穴是人体脏腑之气血输注于体表的特殊部位。腧穴是人体疾病的反应点，又是针灸施术的部位。

腧穴是人们在长期的生活实践和医疗实践中陆续发现的。远在新石器时代，我们的祖先就已经使用石头来砥刺放血、割刺脓疡；或热熨、按摩、叩击体表；或在体表某一部位用火烤、烧灼等方法来减轻和消除伤痛。久而久之，先人们逐渐意识到人体的某些特殊部位具有治疗疾病的作用，这就是腧穴发现的最初过程。随着对体表施术部位及其治疗作用的了解逐步深入，积累了较多的经验，古人认识到有些腧穴有确定的位置和主治的病证，并给以位置的描述和命名，进而与经络脏腑相通，逐步将腧穴分别归属各经。人体的腧穴大体上可归纳为十四经穴、奇穴、阿是穴三类。

阿是穴是指既无固定名称，亦无固定位置，而是以压痛点或其他反应点作为针灸施术部位的一类腧穴。又称"天应穴""不定穴""压痛点"等。随着医学的进步和知识的积累，有关阿是穴的部位特点和主治作用逐渐得到确认，开始出现了具有特定名称、具体部位和确切主治的腧穴，并归属于不同的经脉，即"十四经穴"。十四经穴是指具有固定的名称和位置，且归属于十二经和任脉、督脉的腧穴，共有 361 个，是腧穴的主要部分。还有一部分腧穴，虽有一定的名称，又有明确的位置，但尚未归入或不便归入十四经系统，故称"经外奇穴"；这类腧穴的主治范围比较单纯，多数对某些病证有特殊疗效。从穴位的发展来看，先有阿是穴，然后才有奇穴和经穴。

《黄帝内经》中所述腧穴之总数 365 又是如何得来的呢？《素问·气穴论》云："气穴三百六十五，以应一岁。"又云："孙络三百六十五穴会，亦以应一岁。"《灵枢·九针十二原》云："节之交，三百六十五……所言节者，神气之所游行出入也。"上文所言"气穴"、"穴会"或"节"者，均指腧穴。"人与天地相参也，与日月相应也"，故合一岁有 365 日这一历法数字，《黄帝内经》中有腧穴 365 之论。实际上《黄帝内经》所载穴名仅 160 穴左右，"三百六十五"者，实为气穴应周天之大数。

一年有 365 日，所以人体应有 365 个穴位，十四经穴总数逐渐增加的历史演变过程明显受到了《黄帝内经》比类相附、以人应天思维方式的影响。

《黄帝内经》认为人有 365 个腧穴，以应周天 365 日之数，实际记载的穴位总数却只有 160 个左右，书中主要对腧穴的名称、位置、归属、主治、刺灸方法、禁忌以及不同腧穴的分类做了大量的论述。从《黄帝内经》成书的春秋战国时期，到《黄帝明堂经》成书的西汉末至东汉延平年代，其中时间差的上限只有约 650年，但穴位数的增加发生了很大的变化。《黄帝明堂经》收载的穴名数较《黄帝内经》中的 163 个新增 186 个，达到 349 个。此后，经历唐宋元明清历代，穴名总数逐渐向 365 个逼近。晋代皇甫谧将《黄帝明堂经》与《素问》《灵枢》相互参照，编成《针灸甲乙经》，总的穴位数目却没有变化。北宋医官王惟一奉旨编修《铜人

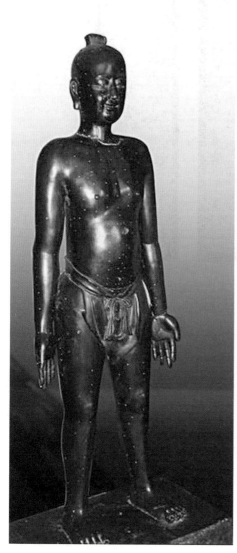

明正统仿宋针灸铜人

俄罗斯圣波得堡国立艾尔米塔什博物馆藏

腧穴针灸图经》，增加了灵台、青灵、腰阳关、膏肓俞、厥阴俞5个经穴，经穴总数增多至354个。南宋王执中的《针灸资生经》和明代杨继洲的《针灸大成》中增加了眉冲、风市、督俞、气海俞、关元俞5穴，经穴总数扩展到359个。清代李学川的《针灸逢源》中又增加了中枢、急脉2穴，经穴总数达到361个，这个数目一直沿袭至21世纪初。2006年，《中华人民共和国国家标准·腧穴名称与定位》重加修订，将印堂穴归于督脉，于是十四经穴总数便成为362个。

在隋代，古人绘制了经穴图（明堂图）。宋代医官王惟一编撰《铜人腧穴针灸图经》，附有经脉三人图各一幅，并于1027年铸成铜人针灸经穴模型。自宋代始，历代都有经穴图、经脉图存世。

经络学说是在现代解剖和神经生理等学科之前，人类对自身生命科学现象的概括认识。其中有一部分是来自实践的"经验规律"，还有一部分是在"天人相应"的哲学思想指导下，通过"取象比类"的方法类推而来的，以想象、猜测而构建、填充或完善的理论部分。如果把经络形象地比喻为交通干道，那么腧穴就类似于交通枢纽，枢纽依附于干道而存在，在维持经络疏通方面起着无可替代的作用。

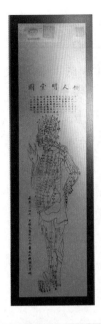
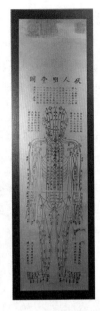
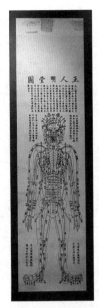
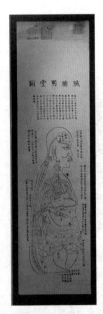

正伏侧人及脏腑明堂图

清武英殿版挂图。钱斗保修篆，钱松镜湖绘。刊于1713年。四张（85.8cm·24.5cm）

六、六淫七情

疾病是如何发生的？这是一个自古以来就受到先民关注和医家重视的大事。同其他民族一样，中华民族对疾病的认识发源于古代唯心主义天命观，后来摆脱了宿命论而根植于自然观察中所得到的唯物主义的"天人相参"思想，认为人与自然环境息息相关，人体的健康或疾病都与环境气候变化密不可分，疾病的原因都可以在自然中找到。

《灵枢·本神》说："故智者之养生也，必顺四时而适寒暑，和喜怒而安居处，节阴阳而调刚柔。如是，则僻邪不至，长生久视。"正常情况下，人和自然界统一而又相互协调，人体内在脏腑之间以及人和自然界之间维持着相对动态平衡的状态。健康的关键在于阴阳平衡，中医学解释人体发病可归纳为"阴阳不平衡"，导致阴阳不平衡的因素可以是人体内在脏腑之间的动态平衡失调，也可以是人体与自然界之间的动态平衡被打破。当阴阳失衡的状态不能及时自行修复时，人体就会发病。中医把破坏人体阴阳相对动态平衡状态，同时又引起疾病的原因称作病因。《灵枢·顺气一日分为四时》云："夫百病之所生者，必起于燥湿、寒暑、风雨、阴阳、喜怒、饮食、居处。"《黄帝内经》将病因内容分为天气因素（风、寒、暑、湿、燥、火）、情志因素（怒、喜、忧、思、悲、恐、惊）和饮食起居（饮食、劳逸、房事、起居等）三大方面，宋代著名医学家陈无择为发展病因学理论做出了重大的贡献，他在《三因极一病证方论》创立了三因理论，其曰："六淫者，寒暑燥湿风热是；七情者，喜怒忧思悲恐惊……然六淫，天之常气，冒之则先自经络流入，内合于腑脏，为外所因；七情，人之常性，动之则先自脏腑郁发，外形于肢体，为内所因；其如饮食饥饱，叫呼伤气，尽神度量，疲极筋力，阴阳违逆，乃至虎狼毒虫，金疮踒折，疰忤附着，畏压溺等，有悖常理，为不内外因。"陈无择将病因分为内因、外因、不内外因，其中六淫为外因，七情为内因，饮食劳倦、金刃虫毒等为不内外因。

1. 六淫

在正常情况下，风、寒、暑、湿、燥、火是自然界的六种气候变化，称为"六气"。六气的正常运行变化，有利于万物的生长变化，但如果六气太过或不及，则气候反常，在人体抵抗力低下时，就能成为致病因素，则称"六淫"或"六邪"。六淫病邪均由外而入，多与季节气候、居住环境有关。如春季多风病，冬季多寒病，秋季多燥病，夏季及高温作业中暑、居住潮湿易感湿邪等。

六淫邪气可以单独或合并侵犯人体而发病。单独侵袭如风邪头痛、秋燥咳嗽，合并侵袭如风寒感冒、暑湿泄泻等。六淫侵袭人体后可以转化，如风寒入里化热，暑湿化燥伤阴等。由于六淫多从肌表或口鼻途径侵犯人体，故又称"外感六淫"。

（1）风 风为春季主气，与肝木相应。在六淫病邪中，风是致病的首要因素，"风者，百病之长也"。《黄帝内经》说："伤于风者，上先受之。"这是因为风是阳邪，有生发、向上的特性，当风邪侵入体内后，最先受到损害的是人的头部等，可引起头痛发热、恶风、咳嗽气喘等症状。尤其是出汗后受风，风邪更会趁机而入，感冒就不可避免。因为风邪"善行而数变"，既能在经脉和肌肉之间无形游走，又能上窜抵达头顶，来去迅速，变化多端，出现游走性关节痛、皮肤风疹等。

（2）寒 寒为冬季主气。寒性属阴，最易损伤人体阳气，出现怕冷、泄泻等症。寒性凝滞，寒邪侵袭人体，可使气机收敛，腠理、经络、筋脉收缩而挛急，气血阻滞不通，不通则痛，故寒邪伤人多见疼痛症状。因此又说寒性凝滞而主痛。如寒邪侵袭肌表，毛窍腠理闭塞，卫阳被郁不得宣泄，则可见恶寒发热、无汗；寒客血脉，则气血凝滞，血脉挛缩，可见头身疼痛、脉紧；寒客经络关节，经脉拘急收引，则可使肢体屈伸不利，或冷厥不仁。

（3）暑 暑为夏季的主气，为夏日火热之气所化，火热属阳，故暑为阳邪。暑邪伤人，多出现一系列阳热症状，如壮热、心烦、面赤、脉象洪大等。暑邪侵犯人体，多直入气分，可致腠理开泄而多汗。汗出过多，则耗气伤津，津液亏损，即可出现口渴喜饮、尿赤短少、气短乏力，甚至突然昏倒、不省人事等症。暑季除气候炎热外，且常多雨而潮湿，热蒸湿动，使空气中湿度增加，故暑邪为病，常兼挟湿邪而侵犯人体，致病常兼见四肢困倦、胸闷呕恶、大便溏泻而不爽等湿阻症状。

（4）湿 湿为长夏的主气。湿性重浊，所谓"重"是沉重的意思，即受到湿邪的侵犯后，人体有沉重的感觉，如：头部昏沉或有紧束感，身体困重或四肢酸懒沉重、关节肿胀疼痛等。所谓"浊"是混浊或秽浊的意思，即湿邪侵犯人体后表现出分泌物或排泄物有秽浊不清的情况。如大便稀溏，大便有黏液脓血，小便混浊不清，妇女带下白浊，皮肤湿疹溃烂、流水等。湿性黏滞，指湿邪致病容易反复发作且缠绵难愈。

（5）燥 "燥胜则干""天气通于肺"，说明燥邪的特点是其性干涩，易伤津液，最易伤肺。临床表现为一系列缺乏津液的病变，如皮肤干燥、皮肤干涩、干咳少痰等。

（6）火 "诸躁狂越，皆属于火""诸热瞀瘛，皆属于火""诸痛痒疮，皆属于心"。火的特点是为阳邪，性炎上，易耗气伤津，生风动血，易致肿疡。临床上可见疮疡红肿热痛，因火热在五行与心相应，故火盛可有心神方面的表现，如烦躁、谵妄、昏迷等。

2. 七情

中医认为"天有五行，御五位，以生寒暑燥湿风。人有五脏，化五气，以生喜怒思忧恐"（《素问·天元纪大论》）。宋代医家陈无择对《黄帝内经》进行深入研究后在《三因极一病证方论》中明确提出"七情"的概念，包含"喜、怒、忧、思、悲、恐、惊"七种情志，并沿用至今。

七情，即喜、怒、忧、思、悲、恐、惊七种情感的变化。生理状态下的情感变化，是机体适应外界各种刺激的正常反应，可以调节脏腑气机，避免引起疾病。但是，突然强烈或长期的情感刺激，超过了生理调节功能的范围，就成为精神致病因素，使脏腑气机紊乱，情感出现持续性的变化，就会发生疾病。

（1）七情直接伤及脏腑 不同的情志刺激可伤及不同的脏腑，产生不同的病理变化。《素问·阴阳应象大论》中说"怒伤肝，喜伤心，思伤脾，忧伤肺，恐伤肾"，即是这个意思。

（2）影响脏腑的气机 七情过极使气血逆乱，导致了各种病证的发生。主要表现为：怒则气上，喜则气缓，悲则气消，思则气结，恐则气下，惊则气乱。过度愤怒，肝气横冲上逆，面红目赤，昏厥猝倒；喜可以缓和精神紧张，心情舒畅，若狂喜极乐，会使心气弛缓，精神涣散，而产生喜笑不休、心悸、失眠等症；过度的悲伤，耗伤肺气，容易使意志消沉；恐惧过度，肾气不固，容易易致二便失禁、遗精等；受到惊吓后，易致惊慌失措，心神慌乱；思发于脾而成于心，思虑过度，易伤心脾。

（3）七情会影响病情的发展　情志的异常会在一定程度上影响病情的发展方向，这就是现在养生提倡"好心态，好身体"的观点。

中医学认为，一切疾病的发生都是在致病因素的作用下，患病机体所产生的病理反应。疾病的形成关系到自然与人两个方面。古人把超越人体适应能力的自然变化和其他致病的外在因素称为"邪"，把人体的调节机能和抗病能力称为"正"。如果正气充沛，能抗御邪气，就不会生病。反之，邪气过盛，正不胜邪，就不免发生疾病。由于病因的性质和致病特点不同，其表现出来的症状和体征也就不同。因此，中医学认识病因，除了某些直接致病的病因外，还可根据各种病证的临床表现为依据来推求病因，从而为临床治疗提供依据。这种从症状和体征推求病因的方法，称之为"辨证求因"。如风疹块，临床表现起病急、消退快、瘙痒等，与风的"善行而数变"的特点相似，一般认为是由风邪所致。

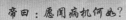

帝曰：愿闻病机何如？

岐伯曰：诸风掉眩，皆属于肝；诸寒收引，皆属于肾；诸气䐜郁，皆属于肺；诸湿肿满，皆属于脾；诸热瞀瘛，皆属于火；诸痛痒疮，皆属于心；诸厥固泄，皆属于下；诸痿喘呕，皆属于上；诸禁鼓栗，如丧神守，皆属于火；诸痉项强，皆属于湿；诸逆冲上，皆属于火；诸胀腹大，皆属于热；诸躁狂越，皆属于火；诸暴强直，皆属于风；诸病有声，鼓之如鼓，皆属于热；诸病胕肿，疼酸惊骇，皆属于火；诸转反戾，水液浑浊，皆属于热；诸病水液，澄澈清冷，皆属于寒；诸呕吐酸，暴注下迫，皆属于热。

故大要曰：谨守病机，各司其属，有者求之，无者求之，盛者责之，虚者责之，必先五胜，疏其血气，令其调达，而致和平。此之谓也。

《素问·至真要大论》
病机十九条

七、望闻问切

中医诊病，主要有望、闻、问、切四种方法，简称为"四诊"。人体是一个有机的整体，局部的病变可以影响全身；内脏的病变，可以从五官四肢体表各个方面反映出来，即"有诸内必形诸外"。所以，通过望、闻、问、切这四种诊断方法，诊察疾病表现在各个方面的症状，就可以了解疾病的病因、性质和它的内在联系，从而为进一步的辨证论治提供依据。

1. 望诊

望诊就是医生用眼睛观察患者全身和局部神色、形态的变化。中医通过大量的医疗实践，认识到人体的外部，特别是面部、舌质、舌苔与内在脏腑有密切关系。如果五脏六腑产生了病变，就必然反映到体表。因此，通过望诊可以了解机体内部的病变。其中包括望神、望色、望形态、望目、望舌、望指纹（多用于婴幼儿）、望排泄物等。望诊的主要目的是了解神、色、形态的表现，重点在面部和察目望舌。

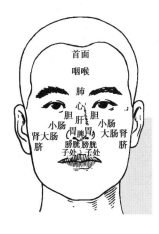

面部望诊分属脏腑图面部不同部位与不同的脏腑具有一一对应关系，通过观察面部不同部位的变化，判断相应脏腑的患病情况。

中医望诊的特色之一是"舌诊"。中医对舌象的观察，包括观察舌质的颜色，舌苔的颜色和厚薄，以及舌体的形态等。舌质，指的是舌的本体；而舌苔是指正常人的舌背上有一层薄白而润的苔状物。因舌苔由胃气所生，而五脏六腑皆禀气于胃，因此，舌苔的变化可反映脏腑的寒、热、虚、实，反映病邪的性质和病位的深浅。如果外来的邪气侵入人体，影响脾胃的消化功能，苔就会变厚；如舌面光滑如镜，则反映机体正气太虚。在临床中，由于舌象能比较准确地反映机体的生理病理状况，所以有人认为舌象是人体生理和病理状况的一面镜子。

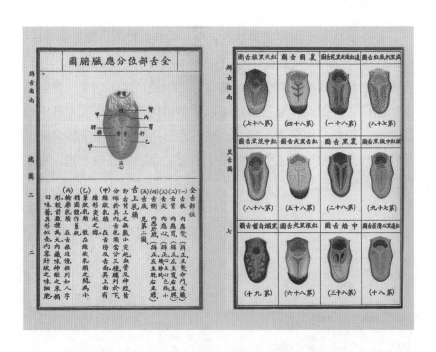

舌诊图

通过观察舌象的变化，能分辨病位深浅，区别病邪性质，推测病情进退。

引自曹炳章《彩图辨舌指南》，1962年。

2. 闻诊

闻诊就是医生用耳朵来听患者的语言声息，用鼻子来嗅患者身上或者排泄物、分泌物的气味，这些对辨别病情的状态也很有价值。

声音的发出，不仅是由于口鼻器官直接作用的结果，也与某些脏腑功能活动的正常与否有关。在正常情况下，人的声音应是发声自然，音调和畅。如声音异样，则属病态。听声音，主要是听患者的语声、鼻鼾、呻吟、呼叫、呵欠、太息等异常声音，以判断正气的盛衰、邪气的性质。

中医还注意对患者的呼吸气息或排泄物进行闻嗅，以通过闻及的异常气味协助诊断有关病证。如闻患者的口气、痰、涕、大小便、月经、白带等。

3. 问诊

问诊是指医生对患者或陪诊人进行系统而有目的的询问，以了解病情全貌的一种诊断方法。对于患者平素体质、生活习惯、起病原因、发病和治疗经过，就诊时自觉症状以及过去病史，家族史等，只有通过详细的询问才能了解。如问寒热，要问清是恶寒发热及寒热的轻重主次，还是但寒不热，但热不寒，或寒热往来，发热是壮热还是潮热、身热不扬等，以辨病位、病性。问疼痛要问清是胀痛、走窜痛、刺痛、固定痛、冷痛、灼痛、绞痛、隐痛、空痛及拒按、喜按等，以辨寒热气血虚实，从而为治疗提供重要的依据。

明·张景岳将问诊的重点内容归纳为"十问"，俗称"十问歌"，使问诊过程更具条理性。清代陈修园在张景岳的基础之上再加修订，其曰："一问寒热二问汗，三问头身四问便，五问饮食六胸腹，七聋八渴俱当辨，九问旧病十问因，再兼服药参机变，妇人尤必问经期，迟速闭崩皆可见，再添片语告儿科，天花麻疹全占验。""十问歌"内容在中医临证中必问。

4. 切诊

切诊的"切"是用手触摸患者身体的意思。医生用手指在患者身上的一定部位进行触摸或者按压以了解病情的变化，它包括切脉和按诊两个部分。按诊就是医生手按患者的胸腹和触摸患者其他部位的诊法。切脉，平常又叫"摸脉"。全身的脉络在人体内是一个密闭的管道系统，它四通八达，像网一样密布全身。在心气的推动下，血液在脉管里循环周身。所以，只要人体任何一个地方发生病变，就会影响气血的变化而从脉搏上显示出来。

中医切脉的方法有两种，一种叫遍诊法，就是触摸全身各处特定部位的动脉；另一种是中医临床最常采用的，即寸口脉法。

寸口脉分为寸、关、尺三部，以两手的桡骨茎突处定关，关前为寸，关后为尺，左右两边又可分浮、中、沉三候，共九候，是为寸口诊法的三部九候。通过感知体察脉率、脉的速度、脉形、脉的力度和流利度等来判断分析病情的病位与寒热虚实等。正常脉象为从容和缓，节律一致，指下分明，不浮不沉，应指有力，60~90 次 / 分钟。通过脉象可以判断病情的邪正盛衰和疾病的预后。以下简要叙述常见脉象类型所代表的意义。

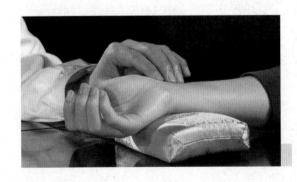

诊脉

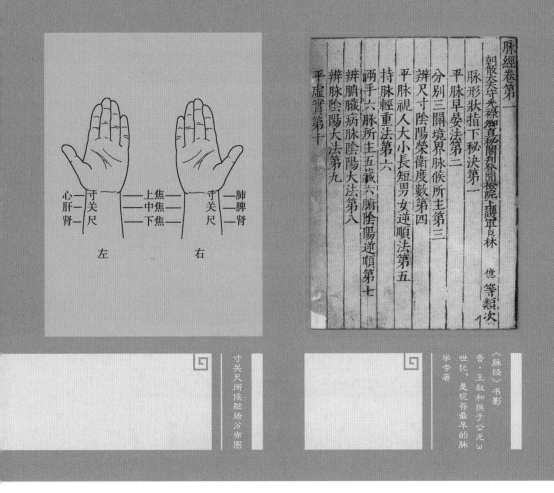

寸关尺所候脏腑分布图

《脉经》书影
晋·王叔和撰于公元3
世纪，是现存最早的脉
学专著

表2-3　常见28种脉象与所主病证

脉名	脉象	主病
浮	轻取即得，重按稍减	主表证，亦主虚证
散	浮散无根，至数不齐	元气离散，脏腑衰竭
芤	浮大中空，如按葱管	主失血、伤阴
革	浮弦中空，如按鼓皮	主亡血、失精、小产、崩漏
沉	轻取不应，重按始得	主里证
伏	重按推筋着骨始得	主邪闭，厥证，痛极

脉名	脉象	主病
牢	沉按实大弦长	主阴寒内盛诸证
数	脉来快数，90次/分钟以上	主热证，亦主虚证
疾	脉来急疾，120次/分钟以上	主阳热极盛，也主阴竭，元气将脱
动	脉短如豆，滑数有力	主疼痛，惊恐
促	脉来数而时止，止无定数	主阳热亢盛，也主虚证、脱证
迟	脉来迟缓，60次/分钟以下	主寒证
缓	脉来怠缓，60次/分钟	主湿证，也主脾虚，亦见于常人
结	缓而时止，止无定数	主寒、痰、瘀血、癥瘕积聚，主虚证
代	时而一止，止有定数，良久方来	主脏气衰微，跌扑损伤，痛证、惊风
虚	三部脉举按无力，重按空虚	主虚证，多为气血两虚
濡	浮细而软	主虚证，湿证
细	应指细小如线，起落明显	主诸虚劳损，又主湿证
弱	沉细而软	主虚证，气血不足
微	极细极软，按之欲绝，若有若无	主阳气衰微，气血大虚
涩	往来艰涩，如轻刀刮竹	主气滞血瘀，精伤血少
短	首尾俱短，不及本位	有力为气郁，无力为气损
实	三部脉举按有力	主实证
滑	往来流利，应指圆滑，如盘走珠	主痰饮，食滞，实热
洪	脉体大而有力，来盛去衰，如波涛汹涌	主热盛
弦	端直以长，如按琴弦	主肝胆病，痛证，痰饮，疟疾
紧	紧张有力，如转绳索	主寒，痛，宿食
长	首尾端直，超过本位	主阳气有余，实热之证

中医诊病的望、闻、问、切四诊体现了由表及里、由深入浅、由局部到整体的医学观，每一部分虽各有其独特的作用和意义，但彼此又是互相联系，不可分割的。通过四诊合参，整体审察，方可对疾病做出判断，为临床辨证施治提供了重要依据。

八、辨证论治

中医治病的过程叫辨证论治，包括辨证和论治两个方面，是中医认识疾病和治疗疾病的基本原则，又是诊断和防治疾病的基本方法。

中医看病是通过望、闻、问、切四诊方法，了解患者疾病的现状和病史，探索发病的原因和病机，通过掌握证候特点进行综合分析，从而判断疾病的性质、病位所在和邪正虚实、病情顺逆等变化。

1. 辨证

证是指病证，是人体在疾病发展过程中某一阶段的病理概括。它包括病位、病因、病性以及正邪关系，反映出疾病发展过程中某一阶段的病理变化的本质，因而它比症状更全面、深刻、准确地揭示了疾病的本质，如"肝阳上亢证""痰湿阻络证"等。

"辨证"就是把四诊（望诊、闻诊、问诊、切诊）所收集的资料，通过分析、综合，辨清疾病的病因（风、寒、暑、湿、燥、火、痰湿、瘀血等）、性质（寒、热、虚、实等）、部位（表、里、内、外）以及邪正之间的关系，概括、判断为某种性质的病"证"。具体方法包括八纲辨证、病因辨证、气血津液辨证、脏腑辨证、卫气营血辨证、三焦辨证、六经辨证等。其中八纲辨证是各种辨证的总纲，也是其他各类型辨证的基础。阴、阳两纲是八纲辨证的总纲领，表、热、实属阳，里、虚、寒属阴，总称八纲。阴阳是辨证的要点。以下简要分析阴阳、表里、寒热、虚实各证候的辨证要点。

表 2-4　八纲辨证要点

八纲	概念	性质
表	皮毛、肌肤和浅表的经属表	说明病变部位深浅和病情轻重
里	脏腑、血脉、骨髓及体内经络属里	
寒	寒证是机体阳气不足或感受寒邪所表现的证候	辨别疾病性质，用以概括机体阴阳盛衰
热	热证是机体阳气偏盛或感受热邪所表现的证候	
虚	虚指正气不足所表现的证候	辨别人体的正气强弱和病邪盛衰
实	实指邪气过盛所表现的证候	
阴	里、虚、寒证属于阴证	八纲的总纲，将表里、寒热、虚实加以总概括
阳	表、实、热证属于阳证	

2. 论治

论治亦称"施治"，就是根据辨证的结果，确定相应的治疗方法。中医主张临证不是孤立地对待每一病证，而是需要结合四时气候、地理环境、形态苦乐、嗜欲喜恶、体质强弱，以及年龄、性别、职业等情况的差异，进行综合分析，做出判断。同一种疾病在不同的发展过程可能会出现不同的证候，不同的疾病在发展过程中可能出现相同的证候，中医主张既要辨病，又要辨证，因而临床中常会因为病证关系的不同而用到"同病异治"和"异病同治"的方法。

（1）同病异治　就是指同一疾病，在疾病发展过程中出现了不同的病机，因而治疗方法也不相同。首先，疾病的发生，多种病因皆可导致，如感冒，风、暑、湿、燥、寒皆可致病，然就季节而言，冬易伤寒，春易伤风，夏易伤暑，长夏易伤湿，秋易伤燥，暑又有暑热、暑湿之别，燥亦有温燥、凉燥之分。因此，同是感冒，针对病因，治疗的方法就截然不同。其次，疾病发生之后要发生传变，其传变也因时、因地、因人而不同，在不同的时候就诊，其所处病理阶段不同，病机也就各异，因而治法不一。

（2）异病同治　指不同的疾病，在其发展过程中，由于出现了相同的病机，因而采用同一方法治疗。中医治病的法则，不是着眼于病的异同，而是着眼于病机的区别。异病可以同治，既不取决于病因，也不取决于病症，关键在于辨识不同疾病有无共同的病机。病机相同，才可采用相同的治法。如浅表性胃炎、神经性呕吐、顽固性膈肌痉挛三病虽表现各不相同，但其病机不外胃失和降，气机不畅，可按"异病同治"原则治疗，取得良好效果。

"同病异治"和"异病同治"体现了中医辨证论治精神实质，即"证同治亦同，证异治亦异"。证是疾病的本质，由证来决定相应的治疗方法，是中医"治病必求于本"思想的集中体现。

可以看出，中医重视个体化诊疗，将人置于动态的宇宙中，把握动态的人、动态的疾病，运用中医天人合一、辨证论治理论，调节人体阴阳气血平衡，最终化疾病于无形。

九、治则治法

治则，即治疗疾病的总原则，是用以指导治法的纲要，是在中医整体观念和辨证论治原则指导下，根据望、闻、问、切中所获的资料，在对疾病分析和综合的基础上提出来的，对临床的立法、遣方和用药具有普遍的指导意义。治法则是在这种认识的基础上，针对某种具体的病证而选择的方法，是治疗疾病的基本方法。

中医认为阴阳失调后动态平衡被打破，是人体发生病理变化的根本原因，治疗疾病就是要解决阴阳失调——偏胜或偏衰的矛盾，使之重归于新的动态平衡。治病求本，即治病必须追究疾病的根本原因，审察疾病的阴阳逆从，通过纠正阴阳的偏正偏衰以调和阴阳。古人在长期的医疗实践中不断验证，将治疗疾病的原则升华为预防为主，治病求本，扶正祛邪，调整阴阳等。

1. 治则

（1）预防为主 中医重视"防患于未然"，主张"治未病"，一是未病养生，防病于先，指未患病之前先预防，通过体育锻炼、合理膳食、规律作息、陶冶情志等来调养我们的正气，提高我们自身的机体抗病邪的能力，避免疾病的发生。二是欲病施治，防微杜渐，已病早治，防止传变，指在疾病无明显症状之前要采取措施，治病于初始，避免机体的失衡状态继续发展，如疾病已经存在，要及早诊断，及早治疗，防其由浅入深，或发生脏腑之间的传变。《难经》提出"见肝之病，知肝传脾，当先实脾"，即在治疗肝病的同时，需要配合健脾和胃的药物，这样就可以使脾气旺盛而不受肝病邪气的侵扰（木克土），防止了肝病传向脾，控制了疾病的传变。正如《素问·四气调神大论》中提出的："是故圣人不治已病治未病，不治已乱治未乱，此之谓也。夫病已成而后药之，乱已成而后治之，譬犹渴而穿井，斗而铸锥，不亦晚乎。"生动地指出了"治未病"的重要意义。

（2）治病求本 任何疾病的发生、发展，总是通过若干症状而显示出来，但这些症状只是疾病的现象而不是本质。只有通过综合分析，透过现象寻找到本质，找出原因，才能确立相当的治疗方法。例如，头痛症状可由多种原因引起，肝阳上亢所致要用平肝潜阳法，外感头痛用解表法，痰湿头痛用燥湿化痰法，瘀血头痛用活血化瘀法等。

（3）扶正祛邪 中医注重"虚"与"实"，"正"与"邪"的变化关系，内因和外因的关系。致病之因虽多，但主要是取决于机体正气的强弱。因此，中医是根据人体的正气（抗病机能）与邪气（致病因子）的盛衰、消长来说明疾病的发生和转化的。发病的过程，是正气与邪气相互斗争的过程，因此需要扶正以祛邪，即扶助身体的正气，提高身体抗病能力，以排除或削弱病邪侵袭和损害。故中医有"正足邪自去""邪去正自安"之说。

（4）调整阴阳　就是根据机体阴阳失调的具体状况,损其偏盛,补其偏虚,促使其恢复到相对协调平衡的状态。总而言之,疾病从根本上说就是阴阳平衡遭到破坏的结果,可谓是"一阴一阳谓之道,偏盛偏衰谓之疾",因此,治疗时需调和阴阳,使阴阳恢复到相对动态平衡。调整阴阳是中医治疗疾病的根本大法。

2. 治法

中医以治则为依据,根据辨证的结果确定治疗法则。治法可分为汗、吐、下、和、温、清、消、补这八种方法。

（1）汗法　也叫解表法,是通过运用发汗解表的药物开泄肌表腠理,以调和肌肤营卫,将邪气祛除于外,从而解除表证的一种方法。这种方法在临床中适用于外感表证,如伤风感冒,见恶寒发热、头身疼痛等症状。

（2）吐法　也叫催吐法,运用具有催吐作用的药物或刺激咽部,引导病邪或有毒物质从口中吐出的治法。主要适用于食物中毒、积痰阻气等紧急情况。

（3）下法　也叫泻下法,是运用泻下大便的方法,把停留在肠道中的有形积滞通过大便排出的一种方法。主要适用于内积、瘀血内停、宿食不消等里实证的患者。

（4）和法　也叫和解法,是通过和解或调和的方法,将机体中尚存在半表半里的邪气祛除于体外,以达到疏通表里、和解阴阳的一种治法。如调和肝脾、清胆和胃、调和胃肠等法。

（5）温法　也叫温里法,是运用温热的方药将体内的寒气祛除于体外或补益人体缺失的阳气的一种方法。

（6）清法　也叫清热法,是通过清热、泻火、凉血等方法,将机体里的热邪解除的一种治法。

（7）消法　也叫消导法或消散法,是运用消食导滞、行气、化痰、利水等方药,使积滞在体内的实邪逐步消导或消散的一种方法。

（8）补法　也叫补益法,是指通过补养,使人体正气恢复的一种治法,可以分为补气、补血、补阴、补阳四大类。

以上八法，根据临床病证的具体情况，可单用，亦可两法或多法配合使用，总之以病情需要为原则。如表证兼里证者，常规治法是先解表后治里，倘若表里俱急、内外壅实者，就应表里双解，汗下并用。又如上热下寒或上寒下热证，单以温法或清法皆不适宜，又当温清二法合用。因此，临床时会出现消补并用、攻补兼施、汗补并用、和下兼施等多种治法，当随证施药。故古人云"用药如用兵"，体现了中医治病的战略思维。

十、三因制宜

中医学认为，疾病的发生、发展与转归受多方面因素的影响，如时令气候、地理环境、体质强弱、年龄大小等。在治疗疾病时，必须把这些方面的因素考虑进去，对具体情况做具体分析，区别对待，以制定出适宜的治疗方法。

1. 因时制宜

中医主张治病必先要了解时令季节的变化，因时制宜，不要违背自然规律，应根据季节气候的特点制定适宜的治疗方法。四季气候不同，各季节的常见病、多发病的临床表现也各有其特点。如感冒病，因夏季雨水较多，湿气盛，故感冒多兼湿邪，临床表现有肢体沉重、呕恶腹胀、苔厚而腻，治疗须兼以化湿；秋季雨水较少，燥气盛，故感冒多兼燥邪，临床表现有鼻干咽燥、干咳少痰、苔薄少津，治疗须兼以润燥。

一般地说，春夏季节，气候由温渐热，阳气升发，人体腠理疏松开泄，要注意"春夏养阳"；秋冬季节，气候由凉变寒，阴盛阳衰，人体腠理致密，阳气敛藏于内，宜顺时而养，须护藏阴精，使精气内聚，以润养五脏，即"秋冬养阴"。

2. 因地制宜

不同地区的自然环境，如气候、水土以及生活习惯，对人体的生理活动和病理变化有着不同的影响，治疗用药也有所差异。如气候寒冷、干燥少雨的高原地区，外邪致病多为寒邪、燥邪，治疗宜用辛散滋润的药物。炎热多雨、地势低洼、气候潮湿的地区，外邪致病多为湿邪、热邪，治疗宜用清热化湿的药物。如同属外感风寒，发于严寒地区者，用辛温解表药剂量较重，麻黄、桂枝等药常用；发于东南温热地区者，用辛温解表药剂量较轻，或选荆芥、防风、生姜、葱白等药，而少用麻黄、桂枝等，这就是所谓"同病异治"。

3. 因人制宜

虽然四时气候、地理环境、生活习惯的不同与疾病的发生有一定关系，但由于人的体质有别，男女不同，老幼有异，所以治疗时还必须遵循因人制宜的原则。《素问·三部九候论》中记载有："必先度其形之肥瘦，以调其气之虚实，实则泻之，虚则补之。"说明年龄、形体的肥瘦不同，治则会有所不同。临床诊治过程中，根据患者年龄、性别、体质、生活习惯等个体差异，而制订治疗的措施。一般人的身体素质有强弱与寒热之偏，对偏于阳盛或阴虚之体，慎用辛温燥热之剂；偏于阳虚或阴盛之体，慎用寒凉伤阳之药。体质强壮的人，一般用药剂量可相对重些；体质瘦弱者，用药剂量相对减轻。

三因制宜反映了中医在治疗时不孤立地看待疾病，而要综合分析患者的整体情况。这是中医学的整体观念和辨证论治在治疗上的体现。

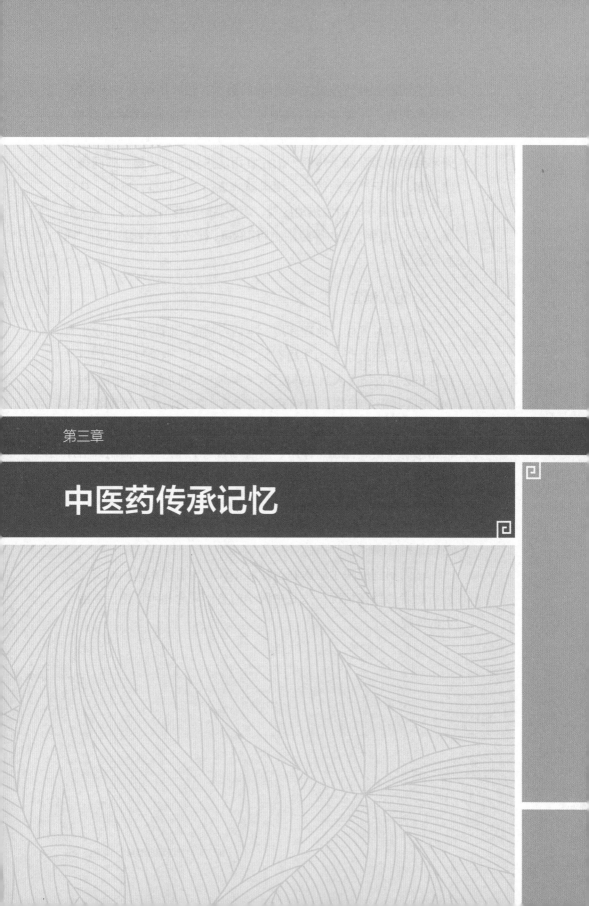

第三章

中医药传承记忆

中医药是远古人类在漫长的生活、生产实践中逐渐积累而成的防病治病经验。随着社会发展的逐渐进步，医药知识的丰富积累，文化科学的不断提升，医药知识也和其他理论一样，逐渐地从实践经验升华到理性认识，从而产生了中医学理论。然而，中医药是如何起源的？第一个发现百草能治病的人是谁？第一个发明针具的人是谁？或许，从远古神话传说中可以隐约找到中医药起源的早期印记和传承脉络。

一、远古传说印记

神话传说是普遍存在于各文明发展初期的现象。当我们的祖先没有发明记载思想、语言的工具——文字之前，一切生产、生活的事实，都靠口耳相传的材料。《说文解字》曰："古，故也，从十口，识前言者也。"十口相传为古，也就是说，世代相传的史实，都是从很早的祖先口里说出来的。因而，在远古时期，传说不仅是人们获得身份认同和文化自信的途径，接受知识的主要方法，也是凝聚情感的纽带，历史记忆的传承与延续。

1. 远古传说

尽管通过神话传说传下来的内容或零碎不全，或与原貌相去甚多，但仍可通过这些传说对中医药的起源获得些许的了解。中医药悠久的历史及其起源，远古的神话传说中就有记载，其代表性人物有伏羲、神农和黄帝，以三者为代表的时期的医疗实践活动成为中医学的萌芽。

（1）伏羲　又称太昊，其发祥地是古代的成纪。伏羲根据天地万物的变化，发明创造了八卦，这是中国最早的计数文字，是中国古文字的发端，结束了"结绳记事"的历史；他还创造历法，教民渔猎、驯养家畜、烹饪

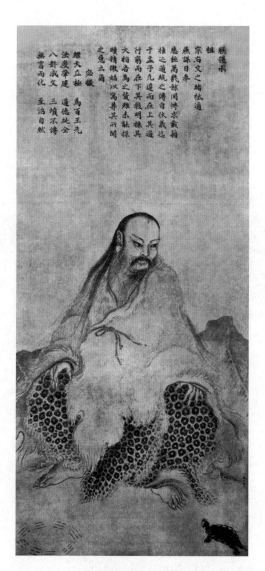

伏羲像

食物、婚嫁仪式，始造书契，发明陶埙、琴瑟乐器，任命官员等；创立了中华民族的统一图腾"龙"，龙的传人即由此而来。伏羲后来被中国神话描绘为"人首龙身"，被奉为中华文明的人文始祖。

伏羲还被尊称为医药学与针灸学的始祖。《帝王世纪》云："（伏羲氏）乃尝百草而制九针，以拯妖枉焉。"远古时代生产力低下，人们采摘野果、根茎、花、叶为主要的食物，居住条件十分简陋，感风寒，中酷暑，食毒物，各种疾病随时发生。以伏羲为代表的中国先民，经过无数次的尝试，初步总结了各种常见植物的药用价值，形成了中国最早的中药学。在治疗手段上，伏羲氏制出石针，即用石头磨制成各种形状的针，用以刺激人体阴经和阳经某些部位达到治疗的目的。但九针在此时尚无明确的名称，其名称的确定是《灵枢》的成就。最初的经络、穴位等在伏羲时代初现端倪，只是尚不如《灵枢》系统完整罢了。

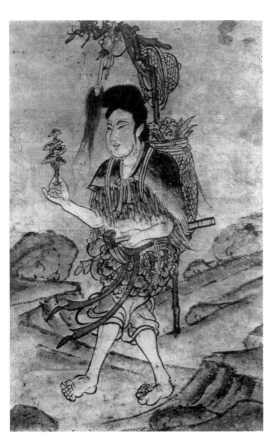

神农像

（2）神农　又称神农氏、炎帝，距今5500年至6000年前，生于姜水之岸（今宝鸡市境内），为远古传说中的太阳神，被世人尊称为"药王""五谷王""神农大帝""地皇"等。华夏太古三皇之一，传说中的医药和农业的发明者，他遍尝百草，有"神农尝百草"的传说，是教人医疗与农耕，掌管医药及农业的神祇，能保佑人民健康、农业收成，更被医馆、药行视为守护神。

"神农尝百草"是中国家喻户晓的传说。上古时候，五谷和杂草长在一起，药物和百花开在一起，哪些粮食可以吃，哪些草药可以治病，谁也分不清。黎民百姓靠打猎过日子，天上的飞禽越打越少，地下的走兽越打越稀，人们就只好饿肚子。谁要生疮害病，无医无药。怎样充饥？怎样治病？于是神农想出了一个办法：神农带着臣民，历尽艰难险阻，到达一座茫茫大山的山顶，山顶花草密密丛丛，神农让臣民们防着狼虫虎豹，自己亲自采摘花草，放到嘴里尝。他尝出了麦、稻、谷子、高粱能充饥，就叫臣民把种子带回去，让黎民百姓种植，这就是后来的五谷；他尝出了三百六十五种草药，叫臣民带回去，为天下百姓治病。《纲鉴易知录》记载："民有疾，未知药石，炎帝始草木之滋，察其寒、温、平、热之性，辨其君、臣、佐、使之义，尝一口而遇七十毒，神而化之，遂作文书上以疗民疾而医道自此始矣。""神农尝百草"的故事体现了中华民族的勤劳智慧和开拓进取、勇于献身的精神。神农时代先驱的探索和牺牲精神对后世产生了深远的影响，秦汉的医家通过收集资料，撰写医书，东汉时整理加工成最早的药物学专著《神农本草经》，以表达对先祖的敬仰。

（3）黄帝　黄帝，号轩辕氏、有熊氏，古华夏部落联盟首领，中国远古时代华夏民族的共主，五帝之首，被尊为中华"人文初祖"。关于黄帝事迹的记载，始见于司马迁的《史记》。在《史记·五帝本纪》中说："黄帝者，少典之子，姓公孙，名曰轩辕。生而神灵，弱而能言，幼而徇齐（徇齐，意为疾速，引申为敏慧），长而敦敏（敦敏，意为笃实敏捷），成而聪明。"说明黄帝从出生的那一刻起就是一个禀赋非凡的神异人物。黄帝以统一华夏部落与征服东夷、九黎族而统一

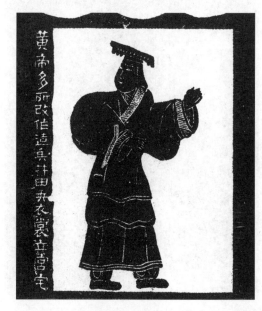

黄帝像

中华的伟绩载入史册。黄帝在位期间，播百谷草木，大力发展生产，始制衣冠、建舟车、制音律、创医学等。

我国古文献多有黄帝创造发明医药之记载，如《通鉴外记》记载："帝（黄帝）以人之生也，负阴而抱阳，食味而被色，寒暑荡之于外，喜怒攻之于内，夭昏凶札，君民代有，乃上穷下际，察五色，立五运，洞性命，纪阴阳，咨于岐伯而作《内经》；复命俞跗、岐伯、雷公察明堂，究息脉；巫彭、桐君处方饵，而人得以尽年。"详细记录了黄帝与他的臣子讨论医学的过程。相传黄帝写下了中国第一部医学著作《黄帝祝由科》，后世人在这部医药著作的基础上不断增补删改，逐渐形成了《黄帝内经》和《黄帝外经》，并由祝由科里将纯粹的医药分离出来，形成了后来的中医学。上述医学著作所以冠以"黄帝"之名，反映了人们对其尊崇和仰慕之心情。

2. 早期印记

人类历史上一切科学知识的产生和发展，都是在人类同大自然斗争中积累起来的，中医药知识也不例外。神农尝百草的传说，就是一个真实的写照。神农不一定有其人，但"尝百草"的事肯定是有的。随着社会生产力的发展和劳动水平的提高，远古时期神农尝百草的神秘传说越发明晰，暗含了古代劳动群众在生活实践中对医药早期探索的踪迹；商代甲骨文中有关疾病诊治信息的记载，为针灸、按摩治病提供了早期的历史依据；奴隶社会时期，社会分工的背景孕育了早期的医学分科；马王堆汉墓出土的战国至秦汉时期的古医书，成为后世研究医学的珍贵史料。

（1）**药物的起源**　在原始社会初期，生产力非常低下，人们不懂得耕作收获，只是从自然界寻找现成的东西拿来充饥，"饥则求食，饱既弃余"。可以想象，人类在采集野菜、种子以及植物根茎充饥的时候，有可能吃到一些有毒植物，而发生头痛、呕吐、腹泻等情况，甚至可能昏迷、死亡；或者吃了一些东西使原来的不适症状缓解。久而久之，人们就逐渐懂得哪些东西可以吃，哪些东西不能吃，甚至逐渐有意识地寻找某些能治病的植物。这样，经过长时间的实践总结，药物也就出现了。

（2）针灸的起源　同样的实践经验，人们偶然发现用石块或树枝来按压或刺激身体的某些部位，身体疼痛或不适会被减轻，这为针刺法的产生提供了必要的条件。灸法的形成与产生是在火的发现和使用之后。古人在煨火取暖的过程中，发现它能缓解身体的某些病痛，进而学会用兽皮或树皮等包裹烧热的石块、砂土进行局部热熨，这可能就是灸法的起源。

砭石是现存最早的原始医疗工具，大约出现于新石器时代，它被用来剖开痈肿，排脓放血，或用以刺激身体的一定部位以消除病痛。《春秋》《诗经》等古书中均有用石器治病的记载。古代的针具除了砭石外，陆续出现了骨针、竹针、陶针等。在金属针具出现之前，古人多采用砭石治病，所以一般认为，砭石是针的前身。到西周时期，由于冶炼技术的发展，出现了青铜器，于是有了金属针具。从砭石到金属针，是针具发展的飞跃。九针就萌

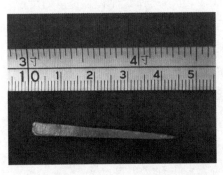

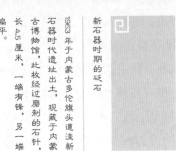

新石器时期的砭石

1963 年于内蒙古多伦旗头道洼新石器时代遗址出土，现藏于内蒙古博物馆，此枚经过磨制的石针，长 4.5 厘米，一端有锋，另一端扁平。

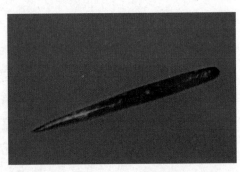

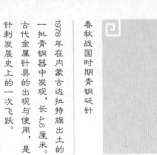

春秋战国时期青铜砭针

1978 年在内蒙古达拉特旗出土的一批青铜器中发现，长 4.6 厘米，是古代金属针具的出现与使用，是针刺发展史上的一次飞跃。

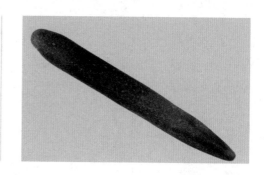

春秋战国时期砭石

1972年，河南新郑县郑韩古城遗址出土，现藏于中国国家博物馆。一端卵圆，可用以按摩；另一端三棱锥形，可用以放血，类似《黄帝内经》所说的圆针和锋针。

芽于这个时期。很长一段时期，九针和砭石等针具并用，直至秦、汉、隋以后，砭石逐渐被九针所替代。

（3）医事制度的形成　在人类社会早期，由于生产力水平极低，人们对自然的科学认识很少，抗争手段又十分有限，因而对于各种疾患不得不主要乞求神灵的帮助。因此这一时期是巫医占统治地位与巫术盛行的历史阶段。巫医是早期医生的先驱。

周代医学有较大进步，开始分科并制定了医事管理制度。医官设置随医学分科而有五种，为医师、食医、疾医、疡医、兽医。《周礼》载："凡民之有疾病者，分而治之，死终，则各书其所以，而入于医师。"这种制度的建立，对于积累原始病案资料，总结治疗经验和教训，具有促进作用。之后隋代建太医署，刘宋时期置医学以广教授。唐代，太医署发展成为制度健全，分科和分工明确的医学教育机构，分医学和药学两部分。

（4）早期的文字记载　殷商时期，人们在龟甲兽骨上镌刻简要的文字、符号，来记录某些史料、事件。甲骨文记载了人体首、天、面、目、鼻、耳、口、舌、齿、颈、项、腋、腹、男根、女阴、手、肱、臀、腿、足、趾、心等大体部位。认识虽然质朴，但却是人类认识自身的开端。如"心"，甲骨文作♡，是建立在器官组织结构认识基础上的象形字。这些古老的文字，传递着远古的医疗信息。

医书是中医传承的重要媒介。在宋代中国活字印刷术发明之前，医书的传播主要靠手抄。汉魏以前的医书写录在竹简木牍和缣帛（丝织品）上。1973年湖南长沙马王堆出土的《五十二病方》，

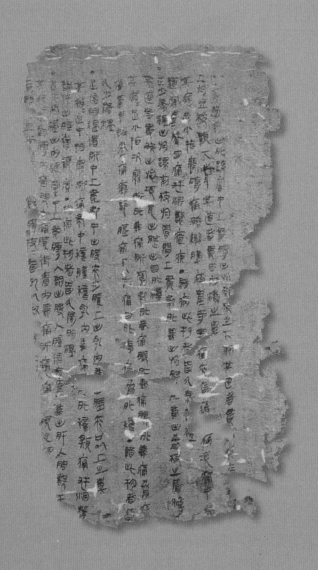

马王堆帛书

1973 年 12 月长沙马王堆三号墓出土了 20 余万字的帛书和竹简，内容涉及战国至西汉初期（公元前 168 年）政治、军事、思想、文化、科学、医学等各方面，如《五十二病方》《足臂十一脉灸经》《阴阳十一脉灸经》，还记载了养生方、房中术、杂疗方、胎产书、十问等，堪称「百科全书」。

就是这一类的医书实物，是迄今为止我国发现的最古医学方书。造纸术发明以后，医书逐渐用纸书写，采用卷轴形式，即所谓卷子本医书。晋代、南北朝乃至隋唐的医书基本上都是卷子本。此外，也有将医方刻石以广为流传的例子，如洛阳龙门石窟的唐代医方。北宋时，医书开始广泛地采用雕版印刷，促进了医书的校勘整理和传播，医籍由卷轴式逐渐变为如今所见的册页式，如宋太宗敕命医官编成方书 100 卷，题名《太平圣惠方》，其中有关外科五善七恶之说，小儿急、慢惊风的分辨，眼科开内障眼论所载白内障针拨手术之详细过程，均为中国现存最早记录。成书于 1591 年的《补遗雷公炮制便览》载药 957 种，含有 1128 幅精美的彩色药图，其中有 219 幅罕见的炮制图，为中国古本草（尤其

《补遗雷公炮制便览》书影

《补遗雷公炮制便览》为存世孤本，现存中国中医科学院图书馆，其绘成年代比现在享誉世界的明代李时珍《本草纲目》金陵初刊本（1593）早两年。全书 14 卷，分别为金石、草、木、人、兽、禽、虫鱼、果、米谷、某 10 部。其中卷十二果部佚失不传，现存 13 卷实有完整药条 906 种，1128 彩图，是我国国内现存古代彩绘本草中最为完整的一部传世典籍。

是炮制工艺及设备）的研究，乃至古代美术研究，增添了大量绚丽而极具学术价值的新材料，是我国国内现存古代彩绘本草中最为完整的一部传世典籍。

（5）诊籍的创立　诊籍，是古人对病历的最早称呼，用于记录患者的诊治信息。相传我国最早的病历记载为西汉时期著名医学家淳于意所创，《史记·扁鹊仓公列传》中有相关记载。淳于意，齐国临淄人，自幼喜爱医学，潜心苦读，拜访名医，于实践中学习，有着很好的医学修养。在行医过程中，他逐渐感到为了更加有效地治疗疾病并适当控制疾病流行，有必要积累医案，为此，他开始对前来就医的患者的籍贯、姓名、住址、职业、病名、症状、病因、病理、病性、诊断、脉象、辨证、治疗方式与过程、预后推断及疗效等，予以详细记录。淳于意先后记载"诊籍" 25 案，分属内、外、妇、口腔等科。这 25 案"诊籍"就是我国最早的病历记录，距今已有 2000 多年的历史。西汉时期诊籍的出现为之后的病案记载奠定了很好的基础。

二、古代经典著作

在悠久的人类历史长河中，祖先为我们留下了浩如烟海的古典文献。这些文献记载着中华民族从事社会活动、生产实践的过程中不断积累起来的经验和知识、创造与发明，蕴藏着人类与自然界、与疾病做斗争的丰富智慧，是一份珍贵的文化遗产和巨大的精神财富，也是传承中医药文化的载体。

中医学理论形成于先秦两汉时期，《黄帝内经》《难经》《伤寒杂病论》《神农本草经》是其形成标志。这些医著分别从中医基础理论、临床辨证、治疗法则以及药物等方面，结合当时的哲学思想和自然科学的成果，做了系统的理论概括，为中医学理论体系的形成和发展奠定了坚实的基础，被后世称为"四大经典"。

1.《黄帝内经》

《黄帝内经》为古代医家托轩辕黄帝名之作，它是一部综合论述中医理论的经典著作，分为《素问》和《灵枢》两部分。《素问》重点论述了脏腑、经络、病因、病机、病证、诊法、治疗原则以及针灸等内容；《灵枢》除了论述脏腑功能、病因、病机之外，还重点阐述了经络腧穴、针具、刺法及治疗原则等，奠定了中医学的理论基础。

这部古典医籍为什么叫"内经"呢？因为古人往往把具有一定法则，又必须学习和掌握的书籍，称作"经"，如儒家的"六经"，老子的"道德经"，以及启蒙教育的"三字经"等。至于"内"，则是与"外"的相对之称，古时也有《黄帝外经》的记载，只是后来佚亡了。大多数专家认为，《黄帝内经》是战国以后的作品，大约成书于秦汉时期，而且既不是成于一个时代，亦不是出自某一人的手笔，而是集体的成果。

随着中医药逐渐被世界所认可，中医的经典著作《黄帝内经》也成为世界公认的非物质文化遗产被收录在《世界记忆名录》中。

2010 年 3 月，中国申报的《本草纲目》和《黄帝内经》顺利

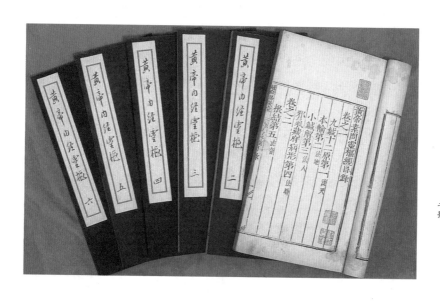

《黄帝内经灵枢经》书影

入选《世界记忆亚太地区名录》。2011 年联合国教科文组织世界记忆工程国际咨询委员会（IAC）第十次会议批准中国申报的中医古籍文献《黄帝内经》《本草纲目》列入《世界记忆名录》。

2.《难经》

《难经》，原名《黄帝八十一难经》，是继《黄帝内经》之后的一部重要的经典医著。传说为战国时秦越人（扁鹊）所作，大约编撰于西汉时代。难是指"问难、疑难"，引申为探求；经是指经典，指《黄帝内经》；完整的书名可直译为"问难《黄帝内经》"。该书主要对《黄帝内经》中有关经文进行解释和发挥，是一部解经之作。本书以问答解释疑难的形式编撰而成，共讨论了 81 个问题，故又称《八十一难》。全书所述以基础理论为主，还分析了一些病证。其中一至二十二难为脉学，二十三至二十九难为经络，三十至四十七难为脏腑，四十八至六十一难为疾病，六十二至六十八难为腧穴，六十九至八十一难为针法。

全书内容简扼，辨析精微，将《黄帝内经》中理论精髓进行发挥和诠释。《难经》的学术观点贯穿了中医学生理、病理、诊断、治疗等各个方面，对中医学术的发展具有深远的影响。

3.《伤寒论》

《伤寒论》是一部阐述外感及杂病治疗规律的专著，由张仲景撰于200~205年。相传，在东汉末年，政治黑暗，战火绵延，疫病流行，张仲景的家族在10年间就有2/3的人因病死去，其中7/10的人死于伤寒病，解决伤寒病的防治问题迫在眉睫。张仲景为了拯救百姓，立志钻研医学，刻苦攻读《黄帝内经》《难经》等古代医书，"勤求古训，博采众方"，经过学习和自己积累的经验，终于写成了《伤寒杂病论》一书。在流传的过程中，经后人整理编纂，将其中外感热病内容结集为《伤寒论》，另一部分主要论述内科杂病的结集为《金匮要略》。

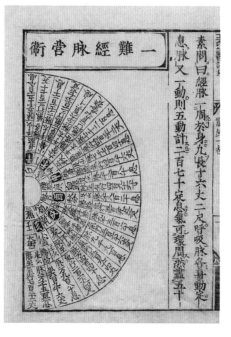

《图注八十一难经评林捷径统宗》书影

明王文洁图注，万历二十七年（1599）刻本，藏于中国中医科学院图书馆

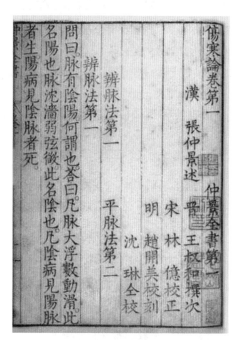

《伤寒论》书影

明仿宋仲景全书本

《伤寒论》全书共 12 卷，22 篇，397 法，112 个药方。全书重点论述人体感受风寒之邪而引起的一系列病理变化及辨证施治的方法。他把病证分为太阳、阳明、少阳、太阴、厥阴、少阴六种，即所谓"六经"。在经络与脏腑辨证的基础上，张仲景提出了伤寒传变的规律。根据人体抗病力的强弱，病势的进退缓急等方面的因素，将外感疾病演变过程中所表现的各种证候归纳出证候特点、病变部位、损及何脏何腑，以及寒热趋向、邪正盛衰等，作为诊断治疗的依据，为诊治外感疾病提出了辨证纲领和治疗方法，也促进了方剂学的发展，为后世医家奉为经典。

4.《神农本草经》

《神农本草经》又名《神农本草》，简称《本草经》《本经》，撰者不详，"神农"为托名。《神农本草经》是我国现存最早的药物学专著，是我国早期临床用药经验的第一次系统总结，历代被誉为中药学经典著作。其成书年代自古就有不同考证结果，有说

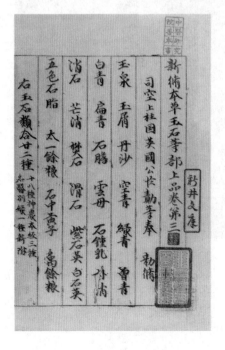

《新修本草》书影

成书于秦汉时期，也有说成书于战国时期，亦有成书于东汉时代之说。《神农本草经》原本早已散佚，现行本大多是从《证类本草》《本草纲目》等书所引用的《神农本草经》内容而辑成。

《神农本草经》全书分3卷，载药365种，其中植物药252种，动物药67种，矿物药46种，根据药物功效性能的不同分为上、中、下三品。上品主养命以应天，无毒，大多属滋补之品；中品主养性以应人，无毒或有毒，其中有补虚者，有祛邪者；下品主治病以应地，多毒，可除寒热邪气、破积聚愈疾。书中阐述了中药理论的精髓，对每一味药的产地、性质、采集时间、入药部位和主治病证都有详细记载；对各种药物之间如何相互配合应用，以及简单的制剂做出了概述，系统总结了秦汉以来医家的用药经验。书中总结了许多疗效确切的药物，如麻黄可以治疗哮喘，常山可以治疗疟疾，大黄可以泻火等等，这些都已用现代科学分析的方法得到证实。

5.《金匮要略》

《金匮要略》是中国现存最早的一部诊治杂病的专著，是张仲景创造辨证理论的代表作。古今医家对此书推崇备至，称之为"方书之祖""医方之经""治疗杂病的典范"。"金匮"，喻其重要和珍贵之意，"要略"，言其简明扼要之意，表明本书内容精要，价值珍贵，应当慎重保藏和应用。

《金匮要略》共3卷25篇，收集方剂262首，介绍以内科杂病为主的多科病证脉治，论述精要，是我国中医临床医学的奠基著作之一。书中重点论述了内科病证，如中风历节、血痹、虚劳、肺痈、咳嗽上气、奔豚气、胸痹、心痛、短气、腹满、寒疝、宿食、风寒积聚、痰饮、消渴、小便不利、淋病、水气、黄疸、惊悸、吐血、下血、胸满、吐血、呕吐哕、下利等40多种。同时还论述外科、伤科如痈肿、肠痈、浸淫疮、刀斧伤等病证。此外，书中设有专篇论述女科病证和脏腑经络病脉、摄生养慎以及饮食卫生、饮食禁忌和食物中毒的防治等。该书以疾病分篇，论述每种病证的不同证型和不同阶段的治疗，是中医"同病异治"和"异病同治"

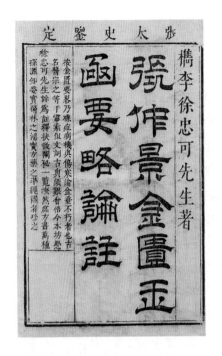

《金匮要略论注》书影

清涂可忠辑，康熙十年（1671）刻本，藏于中国中医科学院图书馆

的临床实践的典范。

6.《温病条辨》

《温病条辨》为温病学的重要代表著作之一，清代吴瑭于 1798 年编纂完成。全书共 6 卷，卷首引《内经》原文计 19 条，以溯温病学说之源。卷一为上焦篇，论述各种温病的上焦证。卷二为中焦篇，论述中焦的各种温病及寒湿证的证治方药。卷三为下焦篇，阐明了温病下焦证的证治方药。卷四为杂说，设短篇论文 18 篇，分论与温病病因、病机、诊断、治疗、善后有关的问题。卷五为"解产难"，卷六为"解儿难"，结合温病理论研讨产后调治、产后惊风、小儿急慢惊风和痘症等。

《温病条辨》重申寒、温分立，提出病因有三（伏气、时气、戾气），病类为九（风温、温热、温疫、温毒、暑温、秋燥、冬温、温疟），创立了三焦辨证纲领。该书提出了一系列的温病治疗原则，成为此后温病治疗的圭臬，其中一些学术见解直到现在仍为临床

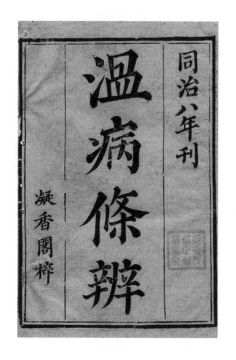

《温病条辨》书影

清吴瑭撰，嘉庆十八年（1805）刻本，藏于中国中医科学院图书馆

医家所重视。

纵观世界自然科学发展的历史，人们知道，中医药学是几千年来一直保持了其完整的理论体系，并且在现代科学、西方医学的冲击之下，仍然保持了其生命力的学科之一。而两千多年来中医药学的理论、经验与方法，主要依赖古代医药学文献而保存。这些记录有中医药知识的载体，统称为"中医文献"。千百年来，中医药学能保持其理论体系的完整性、学术思想的继承性，得益于古代文献的记载、经典著作的传承。

三、古代著名医家

在世界自然科学史上，各门学科根据其内在的发展规律和时代的条件，产生一些在学术上有重大突破的代表性人物，从而推动该学科和整个科技事业的发展。中医学也不例外，在中国医学史上，产生过许多医学家，他们因渊博的理论、精湛的医术、崇厚的医德而闻名天下，代表性的有"医祖"扁鹊、"神医"华佗、"医圣"张仲景、"药王"孙思邈、"药圣"李时珍、"针祖"皇甫谧、"针圣"杨继洲等。

1."医祖"扁鹊

扁鹊（约公元前407–公元前310年），相传姓秦，名越人，号卢医。今河北任丘市人。老百姓对他的称呼借用了上古神话中神医"扁鹊"的名号。按照古人的传说，医生治病救人，走到哪里，将安康和快乐带到哪里，好比是带来喜讯的喜鹊，所以，古人把医术高超、医德高尚的医生称作"鹊"，既是特指某一位医生，又是泛指好医生。此外，"扁鹊"又和"病却"发音相似，故取"病却"之意。于是，出生在卢国，名叫秦越人的医生，因其医术高明、学识渊博、走南闯北、治病救人，被人们尊敬地称作"扁鹊"。

扁鹊精于内、外、妇、儿、五官等科，应用砭刺、针灸、按摩、汤液、热熨等法治疗疾病，创造了望、闻、问、切的诊断方法，尤以望诊和切诊而著称，奠定了中医临床诊断和治疗方法的基础，

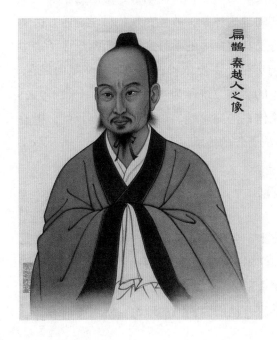

宋大仁绘于1955年

扁鹊像

被尊为"医祖"。

司马迁在《史记》中曾记录扁鹊治病的三则病例，成为民间广泛流传、家喻户晓的佳话，也是他高超医术的极好印证。一是扁鹊治虢太子尸厥：扁鹊叫弟子子阳磨制针石，在太子头顶中央凹陷处（即如今的百会穴）扎了一针，过一会儿，太子就苏醒过来。接着，扁鹊又叫弟子子豹在太子两胁下做药熨疗法，不久，太子就能坐起来。再服二十天的汤药，虢太子就完全恢复了健康。从此以后，天下人都流传扁鹊有"起死回生"之术。二是扁鹊诊视赵简子：赵简子突然病倒，五天不省人事，许多大夫都束手无策时，扁鹊诊视后预料其不出三日醒，后来果然二日半就醒了。三是齐桓侯讳疾忌医：扁鹊通过望诊认为齐桓侯身体有病，提醒他及早治疗，但齐桓侯不听扁鹊多次的劝告，最后导致疾病深入骨髓，无法医治而死亡。三则故事反映了扁鹊实事求是、谦虚谨慎、认真负责的态度，是后人学习的典范。

2."神医"华佗

华佗（约145-208年），东汉末医学家，字元化，一名旉，今安徽省亳州市谯城区人。他精通内、妇、儿、针灸各科，尤其擅长外科，精于手术，被称为"外科鼻祖"。当时，中医学已取得了一定的成就，《黄帝内经》《黄帝八十一难经》《神农本草经》等医学典籍相继问世，望、闻、问、切四诊方法和导引、针灸、药物等诊治手段已经确立和运用，为华佗精心研究医学提供了良好的基础。

华佗曾先后几次拒绝做官，只愿做一个平凡的民间医生，以自己的医术来解除患者的痛苦。他乐于接近群众，足迹遍及江苏、山东、安徽、河南等地，深得群众的信仰和爱戴。他在临证诊治中，曾取得了许多医学成就，特别是使用"麻沸散"施行腹部手术，开创了全身麻醉手术的先例，这比西方医学全麻手术成功的时间早了1600多年。世人们常以"华佗再世""元化重生"来称赞医术好的医家，足见其影响之深远。

曹操早年得了一种头风病，每次发作均头痛难忍，请了很多医生治疗，都不见效，听说华佗医术高明，曹操就请他医治。华佗只给他扎了一针，头痛立刻停止。曹操就强迫华佗做自己的侍医，供他个人使唤。华佗禀性清高，不愿做这种形同仆役的侍医，执意离去。曹操几次催他回来，华佗推说妻子病得厉害，不肯回来。为此，曹操派人把华佗抓到许昌为他治病。华佗在诊断后，认为曹操需要施行开颅手术。曹操一听，勃然大怒，认为华佗要谋害他，就把这位在中国医学上有杰出贡献的医生杀害了。

华佗对针灸的运用有其独到之处，针刺治疗时，取穴少而精，只针一两个穴位。当患者告诉他针感到了时，他随即起针。他治疗曹操的头风病就是一个典型的案例。运用灸法时，也是灸一两个穴位，治疗效果往往立竿见影。华佗还创用了夹脊穴"点背数十处，相去一寸或五寸……灸处夹脊一寸上下"，现在针灸临床上广泛应用的背俞穴治病，就是继承了华佗的宝贵针灸经验。

华佗倡导体育锻炼，在气功导引的基础上仿虎、鹿、熊、猿、鸟等禽兽的动态，创作了一套医疗体操，名为"五禽戏"，教导人们强身健体，为我国医疗体育做出了突出的贡献。

3."医圣"张仲景

张仲景（约150–219年），名机，字仲景，东汉南阳郡涅阳县，今河南南阳人。

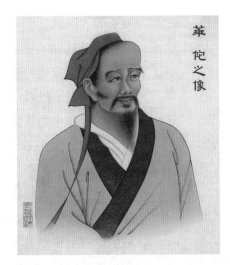

华佗之像

华佗像

宋大仁绘于1955年

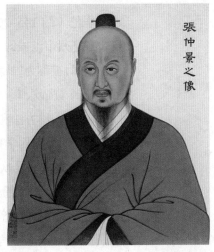

张仲景之像

张仲景像

宋大仁绘于1955年

相传曾举孝廉，做过长沙太守，因此后世又称张仲景为"张长沙"。

张仲景生活在东汉末年，连年战乱，天灾频仍，疫病流行，死亡枕藉，所谓"家家有僵尸之痛，室室有号泣之哀；或阖门而殪，或覆族而丧"。张仲景学习古代医学知识，"勤求古训，博采众方"，参考了《黄帝内经》《难经》等前代医学典籍，结合个人临证之经验，完成了《伤寒杂病论》。《伤寒杂病论》继承和发展了《黄帝内经》的基本理论，并把理论与临床实践紧密结合起来，以六经论伤寒，以脏腑论杂病，确立了包括理、法、方、药在内的辨证论治原则，提出病证结合的辨证方法。《伤寒杂病论》被视为学医者必读之书，不仅为中医临床医学的发展做出了重大贡献，而且至今仍然在临床实践中发挥着重要作用，后世历代医家对其注释、研究的著作有数百种之多。张仲景因此被称为"医中之圣，方中之祖"。

张仲景医术精湛，医德高尚，在当时就享有很高的声望。他在给人看病时，不分贫富贵贱，反对利用自己的技术向患者索要钱财，把治病作为自己的责任。相传他在做长沙太守时，正值疫病流行，他仍然坚持为百姓看病，即择定每月的初一和十五两天，大开衙门，不问政事，就坐在大堂之上，挨个仔细地给百姓治病。久而久之，便成惯例，每逢初一和十五，他的衙门前就聚集了许多各方前来求医的患者。后世把医生坐在药铺里给人看病称为"坐堂"，就是为了纪念张仲景这种美德。

4. "药王"孙思邈

孙思邈（581-682年），现陕西铜川市耀州区人，唐代医药学家，被后人誉为"药王"。著述颇丰，现存较为完整对后世医学有较大影响的有《千金要方》《千金翼方》。

孙思邈终身不仕，隐于山林，亲自采制药物，为人治病。他搜集民间验方、秘方，总结临床经验及前代医学理论，在《千金要方》中第一次完整地提出了以脏腑寒热虚实为中心的杂病分类辨治法。《千金要方》30卷，分232门，载方5000多首，既有诊法、证候

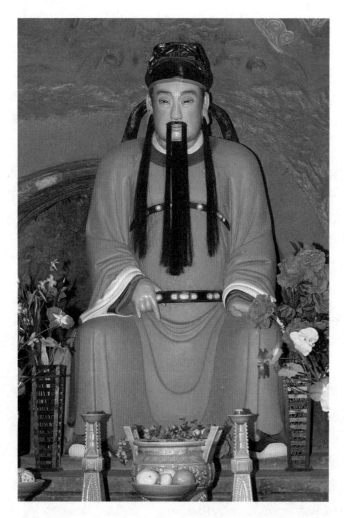

陕西药王庙孙思邈像

等医学理论，又有内、外、妇、儿等临床各科；既涉及解毒、急救、养生、食疗，又涉及针灸、按摩、导引、吐纳，可谓是对唐代以前中医学发展的一次很好的总结，对后世医学特别是方剂学的发展，有着明显的影响和贡献，并对日本、朝鲜医学之发展也有积极的作用。

《千金翼方》为孙思邈晚年作品，系对《千金要方》的全面补充。全书分30卷，189门，载方近3000首，记载药物800多种，其中200余种详细介绍了有关药物的采集和炮制等相关知识，书中内容涉及本草、妇人、伤寒、小儿、养性、补益、中风、杂病、疮痈、色脉以及针灸等各个方面，尤以治疗伤寒、中风、杂病和疮痈最见疗效。书中将晋唐时期已经散失到民间的《伤寒论》条文收录其中，单独构成九、十两卷，成为唐代仅有的《伤寒论》研究性著作，对于《伤寒论》条文的保存和流传起到了积极的推动作用。

孙思邈又是导尿术的发明者。据记载：有一个患者得了尿潴留病，排不出尿来。孙思邈看到患者憋得难受的样子，他想："吃药来不及了，如果想办法用根管子插进尿道，尿或许会流出来。"他看见邻居的孩子拿一根葱管在吹着玩儿，葱管尖尖的，又细又软，孙思邈决定用葱管来试一试，于是他挑选出一根适宜的葱管，在火上轻轻烧了烧，切去尖的一头，然后小心翼翼地插进患者的尿道里，再用力一吹，不一会儿尿果然顺着葱管流了出来，患者的肚子随即也就瘪了下来。

孙思邈被宋徽宗敕封为"妙应真人"，被后世尊称为"药王"。现今我国各地都有祠堂纪念。陕西铜川市耀州区药王故里孙原村现存有药王孙思邈诞生遗址、幼读遗址、药王墓、药王碑苑和药王祠堂，每年农历二月二开展规模宏大的药王孙思邈文化节纪念活动。

5. "药圣"李时珍

李时珍（约1518–1593年），湖北蕲州人，明代杰出医药学、博物学家。李时珍的著作很多，今存有《本草纲目》《濒湖脉学》《奇经八脉考》三部，其余的已失传。其中，《本草纲目》一书为历代本草著作之集大成者，被公认是一部内容丰富、论述广泛、影响深远的划时代巨著。

我国的药物学著作自《神农本草经》以来，历代医家均有新的增补，但时至明代，以往的本草著作已经难以满足医学的飞速发展了。李时珍在行医的过程中，发现以往本草书中由于品类繁多，名称混杂，有着不少错误、重复或遗漏之处，"舛谬差讹、遗漏不可枚举"，不仅治疗效果大受影响，而且也很容易造成医疗事故。于是李时珍决心重新编著一部本草专书。从 34 岁起，经过 27 年的努力，参考了 800 多种文献，并亲自深入深山旷野考察和收集各种动植物与矿物标本，最终以宋·唐慎微的《经史证类备急本草》为蓝本，进行大量的整理、补充，并加进自己的发现与见解，经过 3 次大的修改，至万历六年（1578 年），在他 60 岁时，终于编著完成《本草纲目》这部巨著。

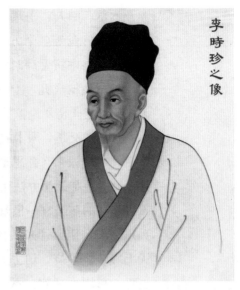

李時珍之像

宋大仁 绘于 1955 年

李时珍像

《本草纲目》全书 52 卷，共计载药 1892 种，其中 374 种为李氏所新增，书中附图 1109 幅，方剂 11096 首，其中有 8000 多首方剂为李氏收集或拟定。全书分为两大部分，第一部分为总论，用大量篇幅阐述了七方、十剂、性味、归经等药性理论，并以病原为纲，列出主治药若干种，可视为临证用药手册来使用。第二部分各论，把药物分为 16 部 60 类，每药下按照释名、集解、辨疑、修治、气味、主治、发明、附项八项内容进行论述，从药物的名称、历史、形态、鉴别，到采集、加工、功效、方剂等，论述甚详。《本草纲目》对 16 世纪以前我国药物学进行了相当全面的总结。

《本草纲目》的内容非常丰富，一经问世便受到医学界普遍的重视，屡经翻刻再版，对后世影响很大。本书很早便流传到朝鲜、日本等国，还先后被全译或节译成日、朝、拉丁、英、法、德等多国文字，在国外引起广泛的关注。不少国内外学者都对该书有极高的评价，如达尔文称其为"古代中国百科全书"，李约瑟称李时珍为"药物学界的王子"。《本草纲目》已于 2010 年 3 月入选《世界记忆亚太地区名录》，2011 年入选《世界记忆名录》。

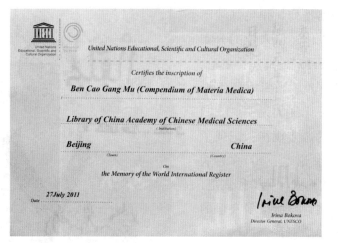

UNESCO

United Nations Educational, Scientific and Cultural Organization

Certifies the inscription of

Ben Cao Gang Mu (Compendium of Materia Medica)

Library of China Academy of Chinese Medical Sciences
(Institution)

Beijing *(Town)*   **China** *(Country)*

On
the Memory of the World International Register

Date ...... 27 July 2011

Irina Bokova
Director General, UNESCO

《本草纲目》列入《世界记忆名录》证书

6."针祖"皇甫谧

晋皇甫谧（215-282年），幼名静，字士安，自号玄晏先生。安定郡朝那县（今甘肃省灵台县）人，后徙居新安（今河南新安县）。三国西晋时期学者、医学家、史学家，东汉名将皇甫嵩曾孙。他一生以著述为业，后得风痹疾，犹手不释卷。晋武帝时累征不就，自表借书，武帝赐书一车。其著作《针灸甲乙经》是中国第一部针灸学的专著。除此之外，他还编撰了《历代帝王世纪》《高士传》《逸士传》《列女传》《元晏先生集》等书，在医学史和文学史上都负有盛名。在针灸学史上占有很高的学术地位，被誉为"针灸鼻祖"。

《针灸甲乙经》奠定了针灸学的理论基础，在针灸史乃至中医史上具有重要地位。主要贡献有：①收藏和整理了魏晋以前针灸方面的大量原始资料，保留了《明堂孔穴针灸治要》的基本内容，使得有价值的资料在该书中得以比较完整地保存，具有不可替代的文献价值。②发展完善了腧穴学理论，扩充了腧穴数量，使腧穴由《针经》《素问》记载的160多个增加到了349个；增补五输穴、俞募穴等特定穴，创交会穴、郄穴之应用；确立了后世穴位排列的基本规则，人体躯干按照头、面、耳、颈、肩、背、胸、腹等解剖部位，四肢分手足三阴、三阳经依次排列，这比《内经》

单纯依照经络排列显得更加清晰明确，符合人体经络穴位的分布规律；对每一经穴的部位、主治、归经和针刺深度、留针时间等操作方法，做了详细的说明。③归纳不同疾病的选穴规律，记载了500多个处方，论述了200多种病证的治疗。④确立针灸操作规范，综合前人经验，归纳很多穴位的针灸适应证和禁忌证，总结了不同疾病针灸时应有不同的操作方法，这在今天看来有着重要的临床实用价值。

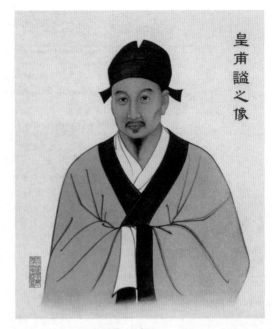

正是由于《针灸甲乙经》在针灸理论与实践上的巨大贡献，晋以后的许多文献都把本书作为经典之一，或加以引用，或通过实践验证，如唐代孙思邈的《千金要方》《千金翼方》、王焘的《外台秘要》，宋代王执中的《针灸资生经》、王惟一的《铜人腧穴针灸图经》，明代高武的《针灸聚英》、杨继洲的《针灸大成》等名著，都有不少内容源于本书。此外，唐宋官方的医学教育，明确规定针灸学为医学校学习的必修课，并以《针灸甲乙经》为授课及指导临床实践的主要依据，列为习医准绳。《针灸甲乙经》还被远传至海外，对朝鲜、日本等国的针灸医学也产生了巨大影响。《针灸甲乙经》先后被翻译成多种外文版本，流传到东南亚及欧洲，足见其在国外影响之深。

皇甫谧针灸理论经历1700多年的实践检验，仍有旺盛的生命力，国内国际的医学家至今还继续吸取着有益的学术思想和诊治经验。在文化意义上，"皇甫谧"业已成为中医针灸的一个象征符号，成为全球针灸从业者感情认同、价值认同的文化标志，成为联系全球中医针灸学人身份的重要纽带。

2012 年 8 月 6~8 日，中国针灸学会在甘肃省平凉市灵台县展开以"缅怀针灸先祖，弘扬中医针灸文化遗产，推进中华文化大繁荣"为主题的"首届皇甫谧故里拜祖大典"，达到提升认同，凝聚行业，弘扬中医文化，增强海内外针灸学人对中医针灸的归属感、认同感和尊崇感的目的。

7. "针圣"杨继洲

杨继洲（约 1522–1620 年），字济时，明代三衢（今浙江省衢州市六都杨村）人，是明代著名针灸医家。杨继洲出生于医学世家，祖父曾为太医。他秉承家学，曾任明世宗侍医、太医院医官，行医生涯遍及福建、江苏、河北、河南、山东、山西等地，达 40 余年之久，声望甚高。

杨继洲将家传《集验医方》与诸家医籍中之针灸论述，参合指归，汇同考异，亲自编摩，凡针药调摄之法，分图析类为天、地、人卷，命名为《卫生针灸玄机秘要》。之后在《卫生针灸玄机秘要》基础上，汇集历代针灸学术，加上自己丰富的临证经验而成《针灸大成》。

《针灸大成》总结了明代以前中国针灸的主要学术经验，尤其是收载了众多的针灸歌赋；重新考订了穴位的名称和位置，并附以全身图和局部图；阐述了历代针灸的操作手法，加以整理归纳，如"杨氏补泻十二法"等；记载了各种病证的配穴处方和治疗验案。《针灸大成》共 10 卷 20 余万字，是继《针灸甲乙经》以后，对针灸学的又一

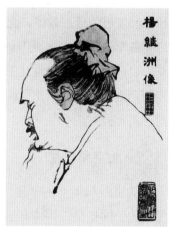

杨继洲画像

引自《中国历代名医图传》

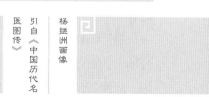

次重要总结，至今已被译成英、日、德、法、拉丁等多种文字。后人在论述针灸学时，大多将《针灸大成》作为最重要的参考书，这与该书的学术成就、所处的历史地位及其对针灸学发展所做出的巨大贡献是分不开的。

2014 年"杨继洲针灸"入选第四批国家级非物质文化遗产代表性项目名录。2016 年 11 月 16 日在浙江省衢州市举行了针圣祭拜仪式，向明代针灸大师杨继洲行祭拜礼，念祭文，献花篮，瞻仰大师容颜。目的是"寻其苦研医学之足迹，习其针灸大成之精髓，以正吾心"。

四、古代四大药堂

古代的药堂作为医院诊所的性质而流传下来，大多是"前店后厂"或"前堂后场"，因医生在店堂坐诊处方用药而命名为"药堂"。药堂一直是中华医药传承和发展的活态载体。北京同仁堂、上海雷允上堂、广州陈李济堂和杭州胡庆余堂是中医界著名的四大药堂。目前，同仁堂、雷允上、陈李济和胡庆余堂四大中医药堂的中医药文化已经列入《国家级非物质文化遗产名录》。

1. 北京同仁堂

清康熙八年（1669 年），太医乐显扬创办了同仁堂。关于同仁堂，相传有这样一个故事。少年康熙曾患有怪病，全身起红疹，奇痒无比，宫中御医对此无奈。康熙情绪低落，微服出宫散心，信步走进一家小药铺，药铺郎中只开了便宜的大黄，嘱咐康熙泡水沐浴。康熙按照嘱咐，如法沐浴，迅速好转，不过三日

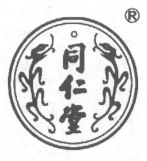

同仁堂商标采用两条飞龙，龙是至高无上的象征，代表着源远流长的中国医药文化历史。

便痊愈。为了感谢郎中，康熙写下"同修仁德，济世养生"，并送给他一座大药堂，起名"同仁堂"。此江湖郎中，便是同仁堂的创始人乐显扬，号尊育，祖籍浙江宁波府慈溪县（今江北区慈城镇）。明朝永乐年间，其曾祖父乐良才举家迁往北京，以走街串巷，行医卖药为生，在当时称为铃医。乐显扬是乐家第四代传人，早期也是铃医。后在清皇宫太医院任出纳文书的吏目。他博览历代方书，又利用职务的便利条件，收集了许多古方和宫廷的秘方。

雍正元年（1723 年），同仁堂被钦定供奉清宫御药房用药独办官药，历经八代皇帝 188 年，是国内久负盛名的中药老字号，距今已 300 余年。同仁堂恪守"炮制虽繁必不敢省人工，品味虽贵必不敢减物力"的传统古训，树立"修合无人见，存心有天知"的自律意识，其药品配方独特、疗效显著而享誉海内外，如安宫牛黄丸、牛黄清心丸、大活络丸等。如今同仁堂已发展成为跨国经营的大型国有企业——同仁堂集团公司，在继承传统制药特色的基础上，采用现代的科学技术，研制开发更多的新药以造福人民。

2. 上海雷允上堂

清雍正十二年（1734 年），吴门名医雷大升在苏州阊门内专诸巷天库前周王庙弄口，开设了诵芬堂老药铺，始创雷允上药业。由于医术高明，治病有方，"雷允上"名声遍闻苏州，蜚声杏林。

清咸丰十年（1860 年）太平天国进攻苏州。雷氏家族为避难将店迁至上海法租界兴圣街(今新北门永胜路)京江弄口开设了"雷诵芬堂申号"药铺。后太平军败退，雷氏家族重归故里，并在原址重新开设了"诵芬堂"药铺，但上海的"雷诵芬堂申号"药铺依然保留，由此形成了以苏州为总店，上海为分店的雷允上诵芬堂药铺局面。此即上海雷允上堂的由来。

民国十一年（1922 年），雷允上已发展成拥有几百个品种的庞大的中成药体系，享誉海外，有"南有雷允上，北有同仁堂"之说。

如今，雷允上秉承"允执其信、上品为宗"的宗旨，弘扬吴门医派精神，选地道药材，遵古法炮制，创制了一批组方精当、功效显著的名药，如六神丸、雷氏珍菊降压片、雷氏炮天红酒等产品历年被评为上海市名牌产品，在海内外均享有较高的声誉。

3. 广州陈李济堂

相传 405 年前，广东省南海县（现广东省佛山市南海区）人李升佐经营一家中草药店。一次，李在码头捡到一包银两后，在原地苦候失主，原封不动地把银两归还失主陈体全。陈感激李的拾金不昧，将失而复得的银两半数投资于李的中草药店，就这样，

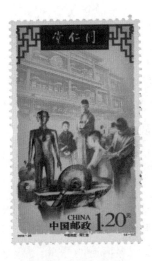
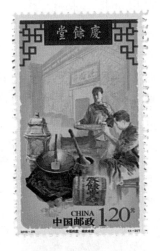
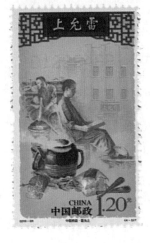
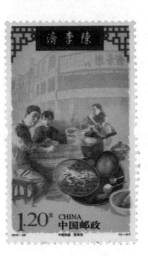

机缘巧合促成了陈李的合作，两人就合作问题达成共识，即"本钱各出，利益均沾，同心济世，长发其祥"。将"陈李济"作为草药店的字号，寓意"同心济世"。

陈李济距今已有 400 年的历史。在清代，同治皇帝因服其"追风苏合丸"药到病除，称其神效。由此，以"杏和堂"为商号的广东陈李济，名躁大江南北。光绪年间，"帝师"翁同龢又为之题写"陈李济"店名，3 个鎏金大字至今尚存。陈李济蜡壳药丸闻名遐迩，成为了广药的代名词。2012 年，陈李济加冠白云山商标，企业更名为广州白云山陈李济药厂有限公司。

陈李济秉承着因诚结缘，以信经营的传统，一直恪守"诚字至上"的经营理念。以"火煎文武调元手，药辨君臣济世心"为制药原则，享有"北有同仁堂，南有陈李济"的称号，研制出琥珀抱龙丸、追风苏和丸、附子理中丸、天王补心丹等经典成药。创建于明、兴盛于清、图存于民国、尚存于今世的中华著名品牌，400 年来沧海遗珠，无疑是中华民族留下的宝贵遗产。

4. 杭州胡庆余堂

杭州胡庆余堂为胡雪岩于 1874 年创建，以南宋官办"太平惠民和济药局"局方、传统方、名医验方、秘方，生产丸、散、膏、丹、曲、露、油、酒等数百个产品，被誉为"江南药王"。胡庆余堂秉承"戒欺"祖训、"真不二价"的经营方针。门楼上现今还保留着创始人胡雪岩所立"是乃仁术"四个大字，它表达了胡庆余堂创办药业是为了广济于人，反映了当时就有的诚实守信和治病救人的仁义。其生产的胡氏辟瘟丹、古医牌安宫牛黄丸、人参再造丸、神香苏合丸、六神丸等药品疗效显著、质量上乘，深受欢迎。

胡庆余堂地处杭州历史文化街区清河坊，是国内保存最完好的晚清工商型古建筑群，系徽派建筑风格之典范。整个建筑形制宛如一只仙鹤，栖居于吴山脚下，寓示"长寿"。被评为国内首家中药博物馆，全国重点文物保护单位。其丰富的中药文化内涵和精湛的建筑吸引了海内外大量的游客，成为保护、继承、发展、传播中医药文化精粹的重要场所。

五、中医术语典故

中医术语源自于中医药古籍和经、史、子、集等各类文学古籍，具有浓厚的古典文学色彩，带有中国传统文化的烙印。中医术语的产生蕴含着深厚的文化内涵并且和特定的历史渊源相关，其中不乏一些寓意深刻的典故，使中医药文化的传承史熠熠生辉。

1. 岐黄

黄指的是中华民族初祖黄帝，岐是他的臣子岐伯。上古时候，黄帝率领他的部落统一了全国，中华文明由此发源。岐伯系黄帝的大臣，医术高明。相传黄帝常与岐伯、雷公等臣子坐而论道，探讨医学问题，对医术、医理、临证治疗等设问作答，予以阐明，其中的很多内容都记载于中医学理论奠基之作《黄帝内经》中。后世出于对黄帝、岐伯的尊崇，遂将中医称为"岐黄"，以致后来人们学医时，就说是学习"岐黄"；对于医术高超的人，称为"精于岐黄"。

2. 杏林

杏林也是中医学的代称。其故址在今安徽省凤阳县境。根据晋代葛洪的《神仙传》记载，三国时期东吴有位名医叫董奉，与当时的张仲景、华佗齐名，号称"建安三神医"。虽然他精通医理，医术精湛，求治者应接不暇，但他始终坚持为患者施治不计报酬。对于那些贫困的患者，他赠医送药不取分文，但求重病被治愈者在他的宅边栽种五株杏树。光阴荏苒，年复一年，董奉的房前屋后杏树成林，郁郁葱葱。每当春天到来的时候，杏林中繁花似锦，春色满园。等到杏黄时节，满树硕果累累，飘香百里。后来董奉在杏林中建了一间简易的仓房，在仓房中放置了一件容器，并在院子门口张榜明示，用等量谷子换等量杏子，可自行取走，不必通报。这样，董奉每年用杏子换得大量的粮食，除自给之外，全部用于帮助那些无依无靠的老弱贫病者及儿童，或者那些过路没有路费的人。董奉去世之后，他的妻子子女继承他的遗志，依旧卖杏救贫。据《寻阳记》所载："杏在此岭上，有树百株，今犹称董先生杏林。"杏林佳话由此而流传。出于对董奉的崇敬与爱戴，"杏林"慢慢成为中医的誉称，并逐渐形成"杏林文化"。如自古医家以位列"杏林中人"为荣，医著以"杏林医案"为藏，医技以"杏林圣手"为赞，医德以"杏林春暖"为誉，医道以"杏林养生"为崇。

3. 悬壶

"壶"，是瓜类植物"葫芦"老熟后去掉内瓤后做成的一种容器。因其具有轻便易带、坚韧难损、防水防潮、来源充足和价廉易做等特点，在古代已广泛地应用于日常生活中。古时医生大多是流动行医，为游动行医方便，加上又要随带药品和必要的器械，"壶"就成了理想的用具。因此"悬壶"就成为古时开业行医的一种标志。另外，"悬壶"还有向世人表明其"悬壶济世"之宏愿的深意，而且，"壶"除了能盛药，本身也可为药，医治很多疾病。时至今日，仍有不少行医者悬壶在诊室，将"悬壶"作为中医学的标志之一。

4. 金匮

金匮，即金贵，亦作金柜，指很重要，很珍贵。金匮原指十分珍贵的柜子，由于古代经常用铜柜收藏文献或文物，借指藏书，引申为传之久远，博学之意。

后世把《金匮要略》一书简称为"金匮"。《金匮要略》是中医经典古籍之一，撰于3世纪初，是张仲景原作《伤寒杂病论》16卷中的"杂病"部分。《伤寒杂病论》经晋·王叔和整理后，其古传本之一名《金匮玉函要略方》，共3卷，上卷为辨伤寒，中卷则论杂病，下卷记载药方。后北宋校正医书局林亿等人根据当时所存的蠹简文字重予编校，取其中以杂病为主的内容，仍厘定为3卷，改名《金匮要略方论》。全书共25篇，方剂262首，列举病证 60 余种。所述病证以内科杂病为主，兼有部分外科妇产科等病证。《金匮要略》也是中国现存最早的一部诊治杂病的专著，是仲景创造辨证理论的代表作。古今医家对此书推崇备至，称之为"方书之祖""医方之经"，是治疗杂病的典范。

5. 儒医（先生）

《说文解字》对"儒"的解释是："儒，柔也，术士之称。"医，指医生这种职业。"儒医"是一种悠久的社会文化现象，旧时指读书人出身的中医。广义乃指具有一定文化知识素养的非道、非佛的医者。狭义乃指宗儒、习儒的医者和习医、业医的儒者。宋代，朝廷兴建医学，教养士类，让他们学习儒术，精通中医理论，明确疾病的诊断和治疗方法，最后用于治病，治病的医生称为"儒医"。此时行医不只个人谋生之手段，更是利民安国之仁术，宋代医学被认为是实现儒家理想的重要途径之一，古云"不为良相，则为良医"，于是读书人不但可以"出将入相"，又可以由旁路一钻而做"医"。中国古代儒学在社会各学派中有着至尊至高的地位，因而"儒医"也成为医家中最高的称誉，现代把医术精湛又通儒学的人，称为"儒医"；对于勤于学、精于业的医生称为"儒医先生"或简称"先生"。

6. 郎中

"郎中"是古代民间对医生的一种称谓。"郎中"实为古代的一种官职，是帝王侍从官的通称，此官职在秦朝时正式设立，有文武之分，历朝均有沿用。称中医师为郎中，是从宋朝以后民间开始的。

据传宋代时，有位郎中官名叫陈亚，为人诙谐，又爱好文字游戏。他曾以中药名写诗百首，时人誉为"药诗"，如"风雨前湖夜，轩窗半夏凉""但看车前牛岭上，十家皮没五家皮"等，巧用谐音双关的修辞技巧将"前胡""半夏""车前""五加皮"等中药名揉入诗中，而不觉牵强。有一年天旱，陈亚和友人蔡襄在路上看到一个和尚求雨，赤膊自晒，殊为可笑，陈亚随口念道："不雨若令过半夏，应定晒作葫芦巴。"蔡见他讽刺过分，便道："陈亚有心终归恶。"陈亚应声道："蔡君除口便成衰。"此事传到民间，陈亚名声大振，都认为他不但熟谙药名，也通医术，以后便有学医者以读陈亚"药诗"为乐事，而郎中也渐渐成为中医师的代称了。

宋以前，对医生的称呼较为复杂，一般根据其专科进行称呼，如食医、疾医、金疮医等。宋代始，南方习惯称医生为"郎中"，北方则称医生为"大夫"，相沿至今。

7. 串铃医

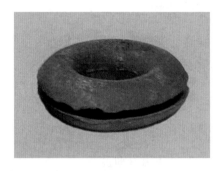

串铃

串铃又叫"虎撑"或"虎衔"，串铃医指游走江湖的民间医生。古代的行医卖药者四方行医，常手持串铃沿途摇动，以为护身符。相传药王孙思邈进山采药碰见了老虎，但他发现老虎伏在地上并不追扑他，只是张开大口猛喘粗气，出于医生的敏感，孙思邈发现老虎的眼中露出哀求的神色，于是走近看，见老虎的喉咙被一根很大的兽骨卡住。他想为老虎掏出兽骨，又怕老虎兽性发作咬断自己的手臂。正在犹豫时，忽然想起药担子上有只铜圈，就取来放进虎口撑住老虎的上下颚，从猛虎口中顺利取出兽骨。被治愈的老虎摇动尾巴点头致谢，随后转身而去。此事传开，江湖行医的人们纷纷效仿，铜圈便成了外出时必备之物。后人逐渐将铜圈改成手摇的响器，一来可以作为行医标志，显示他们是药王的弟子；二来是因为孙思邈用铜圈救了老虎而没被吃掉，游医们便把它作为保护自己行医的护身符了。

8. 流派

《说文解字》曰："流，从水""派，水别也"。流派即水的支流。延伸到学术、文化艺术等方面，意为有独特风格的派别。在中医学数千年漫长的历史发展过程中，涌现出了扁鹊、张仲景、孙思邈等一大批著名医家。他们在学术上各领风骚，独树一帜，形成了不同的学术流派，如伤寒派、脾胃派、滋阴派、温补派、温病学派、火神派、主针派、主灸派等等。而相互之间的争鸣与渗透，又促进了中医学术的发展，使中医理论不断完善，临床疗效不断提高，最终形成了中医学"一源多流"的学术及文化特色。

9. 祖传

指祖上留传下来的，祖师传授、祖宗传留者，如罗氏祖传正骨手法。由于行医可赚取糊口之资，行医往往成为父子代代相传的技艺，所以在中医历史上出现了很多中医世家，称为"祖传"。祖传者，多具备流传时间长、经验丰富、可信度高、安全有效等特色，一般指三代以上。说明中医学的传承必须有源流出处并经过较长时间才能掌握。

10. 悬丝诊脉

悬丝诊脉是个传说，指古代男女授受不亲，为避免男女肌肤相触，而把一根丝线的一头搭在女患者的手腕上，另一头则由男医生掌握，医生必须凭借着悬丝的动态变化和传来的手感来猜测、感觉脉象，诊断疾病。

古时宫廷尊卑有序、男女有别，传说御医为娘娘、公主们看病时，不能直接望、闻、问、切，只能用"悬丝诊脉"。历史上有孙思邈为唐太宗李世民的长孙皇后悬丝诊脉的传说，据说开始的时候，宫医把丝线拴在冬青根、铜鼎的脚、鹦鹉脚上，让孙思邈来诊脉，结果孙思邈识别出丝线没有拴在皇后的手腕上，后来真的将丝线拴在长孙皇后的手腕上，孙思邈通过悬丝诊脉判断长孙皇后是滞产，开了一副催生的方子，使其顺利分娩。于是，"悬丝诊脉"便成为中医诊病的神奇技术。后来有些江湖郎中为了炫耀其"医术高明"，便故弄玄虚，用"悬丝诊脉"来诊病。今天看来，"悬丝诊脉"既无据可考，也不够科学。

11. 本草

"本草""中药""草药"是中国传统药物的总称。《帝王世纪》早有记载:"黄帝使岐伯尝味草木,定本草经,造医方以疗众疾。"中药虽然有草木、玉石、鱼鸟兽等不同种类,但以草木类最多,所以使用"本草""草药"来统称中药材。"本草"同时也指我国古代记载药物的著作,包括书籍、图谱等。"中药"一词产生于近代,为了区别在中国影响日益扩大的西药。

12. 药堂

药堂是药店的别称,由于古代的药店一般在大堂内设有医生诊病的柜台,患者在买药前可以让医生进行诊断处方,以便准确用药,所以药店又称药堂。

据传药堂的称谓出自张仲景行医的典故。旧时官吏审案办事的地方称作"堂"。汉献帝建安中期,张仲景任长沙太守,正值当地瘟疫流行,死了很多人。为了拯救黎民百姓,他在公务繁忙的情况下,仍然孜孜不倦地钻研医术,为民治病。他公然打破官府戒律,坐在官衙大堂之上为患者诊脉开方,做到办公、行医两不误。首创了名医坐大堂的先例。他的这一举动,被传为千古佳话。他还常常在自己的名字前冠以"坐堂行医"四个字,以表示自己藐视功名、为民解难,后来被尊为"医圣"。后人十分崇敬张仲景精湛的医术和高尚医德,便把坐在药店内治病的医生通称为"坐堂医",将中药店的店名也多称作"堂"。如今,很多中药店还盛行"坐堂医生"的做法,一边看病,一边卖药,方便了患者。

13. 药方

药方为医生治病所开的方剂。中医药方的种类包括单方和复方,验方和偏方,经方和时方等。

(1)单方和复方:单方是单味药物组成的药方,力专效捷,服用简便。如清金散用一味黄芩治疗肺热咳血。复方是指两种或两种以上的药物，按照药物的四性五味和君臣佐使的原则，针对病情有机地组合而成的方剂，系与单味药相对而言。追溯人类用药的历史，是以用单味药也就是单方治病开始的。随着人们对药物认识的不断深化和对病因病机理解的逐步提高，才逐渐将药物配伍使用。

（2）验方和偏方：由于中医起源于民众生活，故在民间流传有一些验方和偏方。他们多在民间流传，简单而有效。且多不见于医药经典著作的中药方，于是有了"偏方治大病"的说法。如一根大葱、一块生姜就能治感冒等。

（3）经方和时方：经方是"经典之方"，与中医经典理论一脉相承，其处方范围定义在张仲景的《伤寒论》与《金匮要略》中所载之方，称为"仲景方"，如小柴胡汤、麻黄汤。时方与经方相对而言，多指宋元以来通行的药方。对"古方"、"经方"而言。

14. 道地药材

道地药材是指经过人们长期医疗实践证明质量好、临床疗效高、传统公认的且来源于特定地域的名优正品药材。出产道地药材的产区称道地产区（或称地道产区），这些产区具有特殊的地质、气候、生态条件。仅就"地道"二字的含义来讲，一种解释是："地"是指地理，地带，地形，地貌；"道"是指按地理区域划分的名称。另一种解释是："地道"亦作"道地"，本指各地特产，后来演变成货真价实、质优可靠的代词。道地药材是一个约定俗成的概念，是一个古代药物标准化的概念。它是以固定产地生产、加工或销售来控制药材质量，保证了药材的货真质优，得到医者与患者的普遍认可。

15. 抓药

抓药是指到药店、药房去取药、买药或者配药。一般的药方都有几味甚至几十味药物组成，到中药房去配药时，药剂师需要从药柜的抽斗中一味一味地抓取，所以称之为"抓药"。

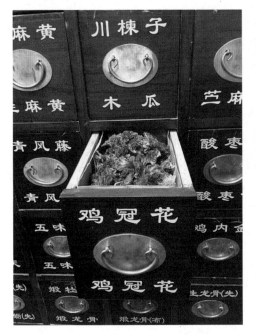

药柜

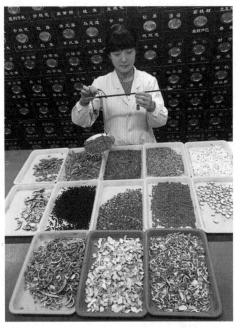

抓药

　　"抓药"一词,距今已有一千多年,起源与唐代孙思邈有关。据传,药王孙思邈经常外出行医。无论走到哪里,只要有好的药材,他都不畏艰难地去采摘,或进入深山老林,或攀登悬崖绝壁,或穿越河川峡谷。因为药王每次采的药材颇多,各种药材不能混放串味,否则会影响药材功效,于是孙思邈想了个办法,在衣服和裤子上缝了很多小口袋,凡采到一种药材,就装到一只小口袋里,以便采药途中行医时方便用药。孙思邈采药走到哪里,行医治病就到哪里。每次诊病后,都是从小袋里一小撮一小撮地抓出药来,所以人们称之为"抓药"。药店出现后,为了使众多草药不混杂,也便于分类抓取,店主仿照药王的办法,在药柜里做了一个个抽屉,抽屉里再隔成几个方格,放置各种药材。以后,又逐渐发展成"百子柜",即药店的壁柜里有上百个抽屉,每个抽屉又分隔成三格,老药工们就在"百子柜"里按药方快而准地"抓药"。直到现在,患者拿着药方到中药店买药，有的地方还称为"抓药"；中药房里中药师或中药店店员按照药方配药，也称为"抓药"。

16. 药锅习俗

药锅亦称药罐，是传统的煎煮、熬制中草药汤剂的一种器具。中药汤剂是最为常用的一种制剂形式，汤剂质量的优劣直接关系到临床的治疗效果，正确的煎煮方法和合适的煎煮器具成为药效发挥的首要条件。煎药最好的器具是砂锅。砂锅属于陶器，陶器具有导热均匀，化学性质稳定而不易与药物成分发生化学变化，以及保暖的特点，是煎煮中药的最佳选择。由于地域和风俗习惯的不同，人们对药具的使用和叫法也不尽相同。北方人习称药锅，南方人习称药罐，而在我国台湾、粤东和闽南地区，人们则把药罐习称为"急销"。

我国某些地区，有些人家一般不买药锅，认为买药锅会招来灾难疾病，所以常常借用或找其他东西代煎。旧时，在陕西旬阳一带，甚至流行"偷药锅"的风俗。据说，陕西旬阳这一带，如遇患病需要煎药，一般不愿意向别人借药锅，他们怕把病也借来了。所以，常常采用"偷"的办法，用完之后再悄悄归还。丢药锅的不但不发怒，反而心里高兴，认为药锅被人偷去自己的病就快好了。如果药锅又送回来，心里还不高兴。

山西晋南一带，还有药锅"只借不还"的习俗。就是说，有药锅的人家，希望家人身体健康不再使用药锅，别人可以借走使用，但不能再送回来。那些借用药锅的人家，煎完药后就把药锅放在自己家里，再等其他病家煎药时借走。这样药锅就好像是公用的。时间长了，也不知放在谁家里了。

还有些地方则有特殊的还药锅的习俗。如果向人借了药锅，在他把药锅还回去时，药锅里必须放几角钱或者吃的东西，以表示谢意，报以吉利。

另外，在中国民间很多地方流行着一种"倒药渣"的讲究，就是病家把煎过的药渣倒在岔路口，让千人踏、万人踩，因为俗谚有"药渣倒出门，疾病不缠人"和"一经他人双脚踏，病魔就被众人压"之说。据说这可以驱病出门，托人消灾，或被行人带至别处，不再作怪害人，患者能够尽快痊愈。其实这不过是一种心理上的安慰，并没有什么科学依据。

17. 药引子

药引子是引药归经的俗称，指某些药物能引导其他药物的药力到达病变部位或某一经脉，起"向导"的作用。另外，"药引子"还有增强疗效、解毒、矫味、保护胃肠道等作用。那么药引子这一说法是从何而来呢？传说其来历与明朝开国皇帝明太祖朱元璋有关。明太祖洪武年间，浙江萧山有个名医叫楼英，人称"神仙太公"。朱元璋的皇后马秀英得了重病，朝中御医束手无策，急招楼英入宫。楼英看完皇后，认为马皇后得的并不是疑难杂症，以楼英看来，只不过是多食引起脾胃不和，痰浊阻滞而已。楼英开方：莱菔子三钱，皇上随身玉珮做药引。太监将药抓来煎好，服侍马皇后服下。当晚，马皇后腹内"咕咕"作响，大便通畅，安稳地睡了一夜。第二天，楼英又让她只吃一些淡粥素菜，几日之后便病体痊愈了。现如今人们服用中药、中成药时会用白开水、酒、淡盐水、蜂蜜水、米汤、红糖水、葱白汤、姜汤等作药引子送服。

18. 针灸铜人

针灸铜人，指身上刻有经脉、穴位的人体铜像，是古代用于针灸教学、考核和辅助医疗的针灸穴位模型。据文献记载，官方历史上最早的用来展示人体解剖部位及经脉腧穴位置的针灸铜人是"宋天圣针灸铜人"。北宋时期，由于一些针灸医书辗转传抄，腧穴的名称、部位较为混乱，给临床运用和学习带来许多不便。宋天圣针灸铜人高度与正常成年人相近，胸背前后两面可以开合，体内雕有脏腑器官，铜人表面镂有穴位，穴旁刻题穴名。同时以黄蜡封涂铜人外表的孔穴，其内注水。如取穴准确，针入而水流出；取穴不准，针不能刺入。宋代以后，我国又陆续制造了许多针灸铜人，可惜许多珍贵铜人在战乱中损毁，有的被外国侵略者掠去。如上述的宋代天圣针灸铜人，至今下落不明。

针灸铜人不仅仅具有医学的实用价值，在某种程度上，针灸铜人已经与古代特别是上古一些名医一样，成为针灸医学的文化象征，经常被用来表达一种共同的医学和文化传统，对增强世界范围内针灸医学传统的凝聚性和认同感，对于针灸医学的发展和传播意义重大而深远。

19. 点穴

点穴，在针灸学里有两个意思：一是指点定位找出穴位，即针灸穴位教学实践时给学生在模特或模型上定穴的过程；二是指用手按压穴位，即推拿按摩中的一种手法。

20. 端午门前挂艾草

端午指农历五月初五，又称端午节、午日节、五月节等。端午节起源于中国，最初是中国人民祛病防疫的节日，吴越之地春秋之前有在农历五月初五以龙舟竞渡形式举行部落图腾祭祀的习俗，后因诗人屈原在这一天死去，便成了中国汉族人民纪念屈原的传统节日。

艾草是药用植物，具有特殊的馨香，据传艾草可以驱邪，古时人们把艾草插在门口，以求身体健康；也有在房屋前后栽种艾草，求吉祥的习俗。古人认为端午时节气温正适合各类病毒虫害滋生，邪毒最盛，当五月的艾叶生长繁茂，气味浓烈的时候，正好成了这个季节的克制植物，所以端午门前挂艾草的寓意是祛避邪毒。直到现在，每逢端午节人们都在门前挂艾草，一是为了传承习俗，二是为了驱邪或是求吉祥。

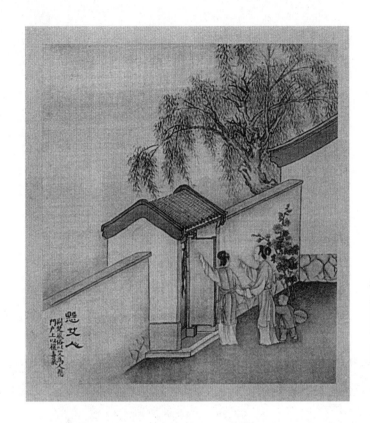

悬艾人
關葉風俗以艾為人兇虎
門廣上懸慶喜歌

端午悬艾人

民谚说：『清明插柳，端午插艾。』在端午节，中国南方有插艾的习俗，用以避邪驱瘴。以艾插于门楣，悬于堂中，或用艾叶制成人形或虎形，称为艾人、艾虎。

第四章

中医药养生理念

养生就是培养生活习惯、养护生命。中医药养生则是采取预防或治疗手段，防止疾病发生、发展，是中医的基本法则，是中医药学的核心理念之一，也是中医预防保健的重要理论基础和准则，即"治未病"。中医"治未病"的概念最早出现于《黄帝内经》，其提出："是故圣人不治已病治未病，不治已乱治未乱，此之谓也。夫病已成而后药之，乱已成而后治之，譬犹渴而穿井，斗而铸锥，不亦晚乎。"并逐渐形成了以下养生理念。

一、顺应自然

顺应自然是中医养生的基础法则。人与自然息息相关，在自然环境中，四时气候、昼夜交替、日月运行、地理环境的变化，都会直接或间接影响人类的身体健康。正如《黄帝内经》所言："人与天地相参也，与日月相应也""天食人以五气，地食人以五味""人以天地之气生，四时之法成"。

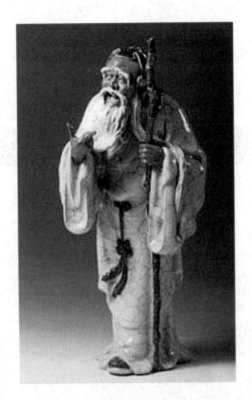

彭祖像

彭祖，上古五帝颛顼之玄孙。相传他是我国古代最懂养生之道，活得最长的人。彭祖生性恬淡，不关心世俗名利，不追求虚名荣耀，只是专心致志地讲求养生长寿之道，是中华养生文化的创始者。流传后世的养生方法有：彭祖摄养术、导引术、服气术和烹调术等几个方面。

自然界四季的交替、昼夜晨昏的变化，体现了年节律、季节律、月节律、昼夜节律等宇宙自然规律，都对人体的生理和病理产生直接影响。所以，人类养生基本的原则就是遵循自然法则，如果违背了这些规律，就有可能产生各种病理变化，引起疾病。

1. 四季养生

《素问·四气调神大论》中谈道："夫四时阴阳者，万物之根本也。所以圣人春夏养阳，秋冬养阴，以从其根，故与万物沉浮于生长之门。逆其根，则伐其本，坏其真矣。故四时阴阳者万物之始终也，死生之本也。逆之则灾害生，从之则苛疾不起，是谓得道。"古人很早就意识到顺应四时养生的重要性，春夏养阳，秋冬养阴，是顺应四时养生的关键，涉及日常饮食、起居、穿衣等方方面面。

（1）春季养肝　春天在五行中属木，而人体的五脏之中肝也是属木性，因而春气通肝。在春天，肝气旺盛而升发，中医认为春天是肝旺之时。同时肝也是这个季节最脆弱的脏器，在这个季节最容易发生肝病，对肝气素来不足或者用肝过度的人来说，易致肝失于濡养，肝脏功能活动跟不上异常的气候变化，会导致肝脏相关疾病的发生。

春天常常有人腿抽筋、腹泻、犯春困，多属"肝旺脾虚（木克土）"之证；很多人易犯咳喘症，咳嗽不止，是属于"肝气犯肺（木火刑金）"的缘故，口苦、肩膀痛、偏头痛、乳房和两肋痛，臀部和大腿外侧疼痛，这些都是肝气排泄不利的表现。

春季饮食应以养肝为先，正如孙思邈所说："春日宜省酸，增甘，以养脾气。"意思是春季若多吃酸味食物，会加强肝的功能，使本来就偏亢的肝气更旺，这样就能伤害脾胃之气。因此在春季人们要少吃些酸味的食物，以防肝气过于旺盛。而甜味的食物入脾，能补益脾气，故可多吃一点，如大枣、山药、茯苓等。

春季养生又应注重精神调理，保持心胸开阔、情绪乐观，以使肝气顺达、气血调畅，达到防病保健之目的。提倡早起多伸懒腰、平日多散步、踏青出游等利于身心健康的活动。

在衣装方面，应注意适度保暖。民间流传着"二月休把棉衣撤，三月还有梨花雪""吃了端午粽，再把棉衣送"的俗语，即"春捂"的穿衣养生之道。

（2）夏季养心　夏季是心的主季。暑为夏季的主气，为火热之气所化，独发于夏季。中医认为，夏季是阳气达到最高峰的时候，而心脏又是属阳的，所以在夏天保养好心脏是最关键的。夏季养生重在精神调摄，保持愉快而稳定的情绪，切忌大悲大喜，以免以热助热，火上加油。心静人自凉，可达到养生的目的，"一份愉快的心情胜过十剂良药"。

夏季暑热，暑为阳邪，其性升散，容易耗气伤津，人的脾胃消化功能相对较弱，应适当吃些清热解毒的食物，如茼蒿、芹菜、小白菜、香菜、苦瓜、竹笋、黄瓜、冬瓜等。夏季饮食还宜补气，可适当选择一些补气的食物，如胡萝卜、菠菜、桂圆、荔枝、花生、番茄等。

夏季锻炼的目的是以健脾养心、益气生津为主，锻炼的方式则是以静为主，以动为辅，动静结合，使人体适应夏季气候变化，增强体质，提高抗暑的能力。暑热逼人多流汗，易伤心血；暑热和暑湿损伤脾胃，使脾胃功能减弱，会导致食欲不佳，体倦乏力。因此，夏季应采取不劳形神，不伤津液的方式进行锻炼。顺应自然界阳盛阴衰的变化，夏季宜晚睡早起。

（3）秋季养肺　秋季是人体阳消阴长的过渡时期，秋季五行属金，对应五脏为肺，所以，顺应秋季的自然特性来养生，即保肺。秋季养生贵在养阴防燥。秋季阳气渐收，阴气生长，故保养体内阴气成为首要任务，而养阴的关键在于防燥。

秋季饮食宜多吃酸性食物，如苹果、橘子、山楂、猕猴桃、白萝卜、白梨等，以收敛肺气，还宜常吃有润肺作用的银耳、豆腐、百合、蜂蜜、糯米、粳米、豆芽等；少吃辛辣食物，如葱、姜等，可避免发散泻肺。

秋季起居应做到早睡早起，注意添加衣物，防止因受凉而伤及肺部。秋天气候转凉，要早睡觉，以顺应阴精的收藏；还要早起，以顺应阳气的舒长。"秋冻"是一种积极有效的健身方法。所谓"秋冻"，就是"秋不忙添衣"，有意识地让机体冻一冻，注重耐寒锻炼，以增强机体对天气变化的适应能力，这样可避免因多穿衣造成身出热汗，阴津耗损，阳气外泄，从而顺应秋天阴精内蓄、阳气内养的养生需要。秋季可根据个人情况选择不同的运动项目进行锻炼,如爬山、打太极拳、游泳等,长期坚持可增强心肺功能。

（4）冬季养肾 冬季气候寒冷,寒气收引凝滞,易导致人体气血运行不畅。冬季五行属水,水性寒,对应五脏为肾。肾是人体生命的原动力,是人体的"先天之本"。冬季,人体阳气内敛,人体的生理活动也有所收敛。此时,肾既要为维持冬季热量支出准备足够的能量,又要为来年贮存一定的能量,所以冬季养生贵在防寒护肾。

饮食上就要时刻关注肾的调养,注意热量的补充,适宜吃狗肉、羊肉、鹅肉、鸭肉、鹌鹑、驴肉、大豆、核桃、栗子、木耳、芝麻、红薯、萝卜等。少吃黏硬、生冷的食物,这类食物多属阴,冬季吃易损伤脾胃。

冬季起居应"早睡晚起",起床的时间最好在太阳出来之后,古有"必待阳光"之说。因为早睡可以保养人体阳气,保持温热的身体,而迟起可养人体阴气。待日出再起床,就能躲避严寒,求其温暖。因为气候寒冷,许多人不愿意参加体育运动。但正如俗话所说:"冬天动一动,少闹一场病;冬天懒一懒,多喝药一碗。""夏练三伏,冬练三九。"这些都说明,冬季坚持体育锻炼,非常有益于身体健康。比如可以参加晨练,选择跑步、慢走、体操等运动。冬季运动注意早晨起床后,先喝杯开水,然后在室内走动走动,活动关节、肌肉,为晨练做好准备,待太阳升起几小时后开始运动,同时要注意胸腹部保暖,防止寒气过度刺激呼吸道而诱发咳嗽、咳痰,或吞咽了冷空气使腹部受凉而引起胃痉挛。

2. 时辰养生

养生者还应注意昼夜晨昏的调护。《素问·生气通天论》认为一天之中,早晨阳气始生,日中而盛,日暮而收,夜半而藏,每天这种变化与四时的"春生、夏长、秋收、冬藏"规律完全一致。因此,为了资助阳气的发生,早晨应多开展室外活动,吐故纳新,流通气血，旺盛生机；傍晚日落，阳气开始潜藏，于是要相应减少活动，避免风寒和雾露之气的侵袭。这也就是《黄帝内经》作者所谆谆告诫人们的："是故暮而收拒，无扰筋骨，无见雾露。"

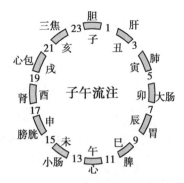

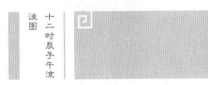

注图　十二时辰子午流

在遵循上述昼夜晨昏养生规律的基础之上，根据古代子午流注与人体十二经络对应关系的规律，将一天中的十二个时辰，对应人体的十二条经脉，由于脏腑经脉之间存在相关性，这就要求人的行为方式要符合各个时刻脏腑的气血生理功能特点。在一天中的十二个时辰，人体的气血是循环流注于脏腑之间的，各个脏腑的功能也会由于气血盛衰的不同而兴衰交替，轮流工作。遵循子午流注规律，有助于人体阴阳的平衡，气血的畅通，是"天人相应"思想的具体体现。

手太阴肺经－肺（3~5点，寅时）→手阳明大肠经－大肠（5~7点－卯时）→足阳明胃经－胃（7~9点，辰时）→足太阴脾经－脾（9~11点，巳时）→手少阴心经－心（11~13点－午时）→手太阳小肠经－小肠（13~15点－未时）→足太阳膀胱经－膀胱（15~17点－申时）→足少阴肾经－肾（17~19点－酉时）→手厥阴心包经－心包（19~21点－戌时）→手少阳三焦经－三焦（21~23点－亥时）→足少阳胆经－胆（23~1点－子时）→足厥阴肝经－肝（1~3点－丑时）

根据十二经脉子午流注图可以看出，人体的脏腑主时是不同的，在此理论指导下，不同时点人们的生活行为方式也应有所不同。

为什么早晨一定要吃早餐？

辰时7~9点，是胃经主时，胃的消化吸收能力最旺盛，此时滋养脾胃可以将水谷精微营养全身的各个脏腑器官，因此，早餐很重要，不仅要吃饱还要吃好。

为什么重要事件都会安排在上午9点到11点间进行？

巳时9~11点，是脾经最旺盛的时候，脾主运化，可以吸收水谷精微，脾是后天的气血生化之源，五脏六腑有赖于脾的运化水谷精微的功能。脾在志为思，人体在这个时候是思考精力最旺盛的时候，这个时间段适合工作、学习。

为什么要午休？

午时 11~13 点，是心经的气血最旺盛的时候，也是天地之气转换的时候，根据天人相应的观点，人体在此时应该顺应天地之转换，适合养心神，安心气。心主血脉，心血旺才会支持接下来的各个脏腑的气血功能，使人精力充沛的完成接下来的工作。但中午休息时间不宜过长，以免影响到晚间的睡眠。

为什么 15~17 点之间人们应该多饮水？

申时 15~17 点，是膀胱经主时，膀胱主化气行水，负责排泄人体的水液，此时多饮水不仅可以补充体内的水液，更能增强人体的水液代谢。

为什么 17~19 点之间工作结束后应该休息？

酉时 17~19 点，肾经气血循环最旺盛的时候，肾是人体的先天之本，主管人体的生殖生长发育的功能。肾藏精包括秉受于父母的先天之精和后天脾胃运化而来的后天之精，因此，在这个时间段宜进晚餐，通过后天之精以养先天之精。肾脏在此时开始贮存体内的有益精华，需要休息，才能精力旺盛。

为什么晚上 11 点前必须睡觉？

子时 23~ 次日 1 点，是胆经气血最旺盛的时候，也是阳气开始生发的时间段。《黄帝内经》曰："凡十一脏取决于胆也。"胆的气血循环通畅，才能更好地供给其他脏腑。子时入睡，有助于胆完成代谢功能。第二天人的其他脏腑才能更好地工作，也可以顺应天地阴阳之气养人体的内在的阳气，因此，晚上不应该熬夜，夜里 11 点之前必须睡觉。

二、修身养性

《黄帝内经》强调，形体是生命的基础，只有形体完备，才能产生正常的精神活动；精神活动是生命的主宰，只有精神调畅，才能促进脏腑的生理功能。无神则形无以主，无形则神无以附，形神合一，相辅相成，共同构成了人的生命活动。所以中医养生学非常重视形体和精神的整体调摄，提倡形神兼养，守神全形。

1. 形体养生

形体指人体的脏、腑、体、华、窍以及气血津液。通过调饮食、节劳逸、慎起居、避寒暑、常锻炼等养生的方法，以保证体格的健康之外，日常还需要采取一些形体养护方法。

面宜常擦：每天清晨，将两手搓热，像洗脸一样擦面部，使面部感觉微微发热。经常擦面，可使脸面气血充盈流畅，具有消除疲劳、振奋精神的作用。

头宜常梳：采用刮痧梳，或用双手十指伸入头发间，如梳头样，从前到后来回往复按搓头部。脑为元神之府，头为诸阳之会，经常梳头，可以刺激头部经络，起到流通气血、消除疲劳、清醒头脑的作用。

目宜常运：闭目，眼球自左至右转动，再从右至左转动，然后睁开眼睛，吸气，凝神。中医认为"肝开窍于目"，肝之气血上濡于目，经常运目可养肝明目。

耳宜常搓：用食指与拇指搓捏耳垂。"肾开窍于耳""盖十二经络，上络于耳""耳为诸宗脉之所附"，经常搓耳可调节十二经络。

齿宜常叩：每天清晨睡醒之时，上下齿相叩击数次。肾"主骨生髓"，而"齿乃骨之余"，叩齿可坚肾益髓。

津宜常咽：津指口中津液。平时，口中有津液，可随时咽下。口中津液具有健脾胃、助消化之功用。因而，每日清晨以舌搅上下腭，鼓嗽漱津，待津液满口时，有益于消化吸收功能。

气宜常提：经常做提气动作，有利于体内气机升降，可以健身防病。

背宜常暖：背部为督脉之所居，足太阳膀胱经之所舍，人感受风寒多从背部起始，故背部应经常保持温暖，一则可以预防感冒，二则可以固肾强腰。

腹宜常摩：每至饭后，用手摩腹，左、右旋转摩腹，有助于消化。平时经常摩腹，可以健脾助运。

肢体常摇：两手握拳，连同两肩，向前轮转胳膊，先由里向外下方转，再由外向里上方转；平坐，提起左脚向前缓缓伸直，脚尖向上，当快要伸直时，脚跟用力向前下方蹬一下，再换右脚做。经常甩动四肢，能舒展四肢关节，对提高身体机能具有益处。

2. 精神养生

精神养生，即养性，调养心神。心神指人的精神、意识和思维活动等。心为五脏六腑之大主，精神之所舍，故调神重在养心，俗话说"心有多宽，寿就有多高"。中医学认为，人的喜、怒、忧、思、悲、恐、惊是人体正常的情绪变化，如果过度强烈或持久的刺激，超过了人体的适应程度，就会产生气机紊乱、脏腑损伤、阴阳失调而导致疾病的发生。如思虑过度就会伤及心脾，出现心慌胸闷、失眠多梦、食欲不振、倦怠乏力等症状。

《黄帝内经》开篇首论："恬淡虚无，真气从之，精神内守，病安从来？"强调心态淡定，淡泊名利，心境平和，不妄贪欲，做到精神愉快，心情舒畅，避免不良的精神刺激和过度的情绪变化。

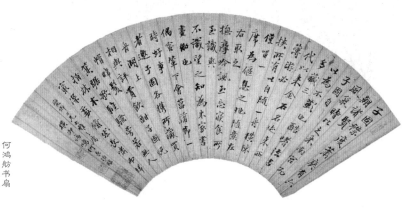

琴棋书画，陶冶情操。

何鸿舫书扇

现代社会节奏加快，人际关系日趋复杂，精神心理因素造成的疾病不断增多，如高血压病、冠心病、心绞痛、内分泌紊乱、自主神经功能紊乱、精神病等，甚至肿瘤的发生，都与精神情志调节失常有密切关系。保持良好的精神状态，可以增强机体适应环境和抵抗疾病的能力，起到强身防病、益寿延年的作用。通过绘画、书法、音乐、下棋、旅游等活动，以及节制、疏泄、转移等方法，陶冶情操，修性养神。

"形与神俱"（《素问·上古天真论》）是养生的目的。形乃神之宅，神乃形之主，无神则形无以生，无形则神无以附，形神统一，相辅相成，维持着人的生命活动。故中医学重视形体与精神的整体调摄，倡神形兼养、守神全形，"能形与神俱，而尽终其天年"。

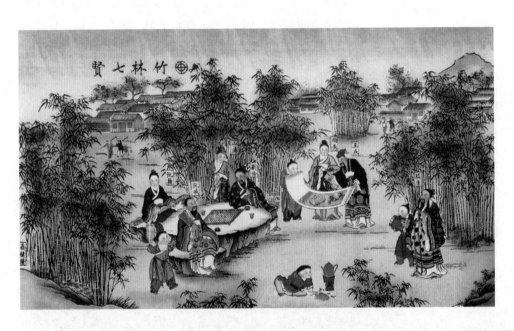

清·杨柳青年画《竹林七贤》

三、药食同养

药食同养，就是通过饮食的方法来调养身体，主要选用既是药品又是食品的植物、动物、矿物等天然物质，通过独特的"烹饪"或"炮制"工艺，制成各种饮品或食品。中医药自古以来就有"药食同源"理论，这一理论认为许多食物既是食物也是药物，食物和药物一样能够防治疾病。在中国的传统文化中，药物与食物是相伴而生的。实际上，饮食的出现，比医药要早得多，因为人类为了生存就必须摄取食物，以维持身体代谢的需要。经过长期的生活实践，人们逐渐了解了哪些食物有益，可以进食；哪些有害，不宜进食。通过饮食调理，使某些疾病得到医治，而逐渐形成了药膳食疗，如山楂糕、龟苓膏、凉茶、薏米粥、山药猪蹄汤、黑芝麻糊等。

《素问·脏器法时论》中明确指出："毒药攻邪，五谷为养，五果为助，五畜为益，五菜为充。"五谷（麦、黍、稷、谷、豆），五果（桃、李、杏、栗、枣），五菜（葵、藿、薤、葱、韭），五畜（鸡、羊、牛、马、猪）等，既是食用之物，又是健身之药，健身以扶正，亦有祛邪之力。从狭义上讲，蔬菜瓜果，肉禽蛋鱼之类为常用膳食；由广义上看，皆可谓之"药"，而能滋养脾胃，补益正气，强身健体。常用的药食同源品种有橘子、粳米、赤小豆、龙眼肉、山楂、乌梅、核桃、杏仁、饴糖、花椒、小茴香、桂皮、砂仁、南瓜子、蜂蜜等，它们既属于中药，有良好的治病疗效，又是大家经常吃的富有营养的食品。

食物气、味的偏性可以调整人体的阴阳状态，正如《黄帝内经》所说："形不足者，温之以气，精不足者，补之以味。"《黄帝内经》还指出，用来治疗疾病的药物和用来维持生存的饮食物，都具有一定的气和味。气与味各有厚薄，气味厚薄都离不开其自身的阴阳属性，而阴阳属性和气味厚薄，决定了药物或饮食物的升降浮沉、虚实补泻、温里散寒、解表清热等功效。

1. 四气五味

中医学认为，无论食物还是药物，都有着四气和五味的特性。"四气"指寒热温凉，一般来讲，寒性或凉性的药物能够减轻或清除热证，如蒲公英、板蓝根对发热、口渴、咽痛等热证有清热解毒作用；温性或热性的药物可以减轻或消除寒证，如花椒、干姜具有温中散寒的作用，可用于治疗腹中冷痛、脉沉无力的寒证。

同时应根据体质状态的不同而禁忌一些食物，如脾胃虚弱者忌食油腻寒冷；肾虚水泛者应忌食含盐、碱性过多的食物；皮肤病、疮疡者应忌食鱼虾蟹等腥膻发物和辛辣刺激食物；体质偏热者，应忌食辛辣油腻煎炸性食物；体质偏寒者应忌食生冷、性味偏凉的食物。

"五味"是指药物的辛、甘、酸、苦、咸五种味。五味各有其功效，即辛散、甘缓、酸收、苦坚、咸软。如辛味的薄荷、荆芥，具有辛散、行气、行血作用；甘味的党参、饴糖、甘草，有缓急止痛、调和药性的作用；酸味的山茱萸、五味子，有收敛、固涩的作用，可用于治疗虚汗、泄泻等病证；苦，有泻和燥的作用，如大黄具有通泻作用，杏仁降逆止咳，栀子清泻心火，苍术、黄连燥湿利湿等；咸，有软坚散结、泻下作用，多用于治疗痰核、痞块及热结便秘等证，如瓦楞子软坚散结，芒硝泻下通便等。

《素问·生气通天论》曰："阴之所生，本在五味，阴之五宫，伤在五味……是故谨和五味，骨正筋柔，气血以流，腠理以密，如是则骨气以精，谨道如法，长有天命。"强调正常饮食五味的和谐有助于脏腑、筋骨、气血的功能，有利于身体强壮。

2. 升降浮沉

自然界植物的根茎花叶果相对说来具有升降浮沉的生长趋向和药效作用。升，指升提举陷；降，指下降平逆；浮，指上行发散；沉，指下行泄利。各种疾病在病机和证候上，常常表现出向上（如呕吐、喘咳）、向下（如泻利、脱肛），或向外（如自汗、盗汗）、向内（表证入里）等病势趋向。每种食物和药物作用于人体后对病位和病势产生不同的趋向。食疗正是利用这些食物的偏性来纠正身体的功能失调，通过因势利导，使身体恢复正常。

一般来说，升浮之品能上行向外，病变部位在上在表、病势下陷的宜用；沉降之品能下行向里，病变部位在下在里、病势上逆的宜用。

3. 辨证食疗

饮食营养不单是维持生命活动、机体生长发育的重要的物质基础，而且以饮食为药饵，防病治病的功效与药物有异曲同工之妙。唐代孙思邈主张治病要在弄清病因后先行食疗，食疗不愈，然后再行药疗。进食必须结合五脏的属性及食物性味的特点，既不乱食杂给，也不投其所好，应以辨证配餐施治为要。

（1）首要原则在于保养脾胃　脾胃为"后天之本"。《素问》曰："脾胃者，仓廪之官，五味出焉。"脾胃是食物在人体营养过程中的极重要的器官，脾主运化，胃主受纳，脾气主升，胃气主降，脾为"湿土"，胃为"燥土"，二者相反相成，矛盾统一，保证了脾胃的正常功能，纳运水谷，变化精微，滋养脏腑和肢体百骸，是人体气机升降的枢纽。如果不注意保养脾胃，会出现厌食、多食、嘈杂、食胀、食不化、失眠等病证。通过"以食代药"在调和脾胃方面可以起到事半功倍的效果。如牛肉返本汤（牛肉、山药、莲子、茯苓、小茴香、大枣）可以健脾益胃；银耳珍珠汤（银耳、鸡肉、猪肉、鸡蛋）可以开胃消痰；胡萝卜怀山内金汤（胡萝卜、怀山药、鸡内金）可以健胃消食。

（2）应做到饮食有节，五味适度　药食同源，食物和药物相同，也存在寒热温凉四气和辛甘酸苦咸五味。"寒者热之，热者寒之"，治病和饮食都应遵守此法则。凡属寒凉性质的食物，食后可清热解毒，如夏时食绿豆汤可清热泻火；凡属热性或温性的食物，食后能温中、补虚、除寒，如冬天吃羊肉可祛寒。

五味入口，各有所归，以养五脏。酸先入肝，苦先入心，甘先入脾，辛先入肺，咸先入肾。五脏之精气皆赖五味的滋养。凡饮食滋味，以养于生，食之有妨，反能为害。所食之味有与病相宜，有与身无害，若得宜则益体，害则成疾，以此致危，例皆难疗。如《黄帝内经》曰："味过于酸，肝气以津，脾气乃绝；味过于咸，大骨气劳，短肌而心气抑；味过于甘，心气喘满色黑，肾气不衡；味过于苦，脾气乃厚；味过于辛，筋脉沮弛，精神乃失。"可以看出，五味调节适当则能滋养五脏，反之则有损于五脏，有害健康。

　　药食同养体现了中医预防为主的思想，体现了辨证论治的特点，讲究食物性味，注重饮食间的配伍和饮食宜忌，重视服药期间的饮食宜忌。

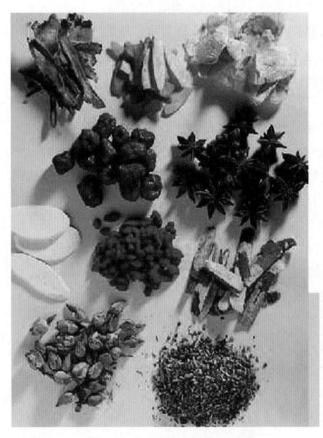

草药包括植物的根、茎、叶、花、果等，治病时选用不同药物配伍使用。

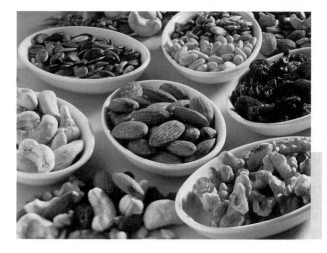

常用药食同源之果实

四、动静结合

运动和静止是宇宙间万事万物存在的两种形式，人体生命是运动和静止的对立统一体。动静结合的观点首见于《吕氏春秋》，不仅强调了"动"的必要性，"流水不腐，户枢不蠹，动也，形气亦然，形不动则精不流，精不流则气郁"，而且指出了"静"的重要性，"精神安乎形，而年寿得长焉"。

中医养生强调动静结合，静以调神，动以养形。只有动静结合、刚柔相济，形神共养，才能保持人体阴阳、气血、脏腑等生理活动的协调平衡。

1. 运动养形

动，指劳动和运动，运动可以增强人的体质，促进气血流动，经络通畅，关节滑利，提高人体抗病的能力。华佗曾言道："动摇则谷气得消，血脉流通，病不得生。"可见，人体形体的运动状态与人的精气神的生理功能密切相关。

（1）动静结合　运动和静养是相对的，不能因为强调动而忘了静，要动静兼修，动静适宜。运动时，一切顺乎自然，进行自然调息、调心，神态从容，摒弃杂念，神形兼顾，内外俱练，动于外而静于内，动主练而静主养神。这样，在锻炼过程中内练精神、外练形体，使内外和谐，体现出"由动入静""静中有动""以静制动""动静结合"的整体思想。

（2）循序渐进　运动量由小到大，动作由简单到复杂。比如跑步，刚开始练跑时要跑得慢些、距离短些，经过一段时间锻炼，再逐渐增加跑步的速度和距离。

（3）持之以恒　古人云："冰冻三尺，非一日之寒。"说明锻炼身体非一朝一夕之事，要经常而不间断，形成习惯。

（4）不宜过量　孙思邈在《千金要方》中强调："养性之道，常欲小劳，但莫大疲及强所不能堪有。"每次锻炼后感觉不到过度疲劳，心律及脉率略微增快为适宜。

（5）因时因人制宜　运动养生的方法有多种，如散步、打拳、舞蹈、按摩、游泳、气功等。可根据不同的年龄、体质、性别、季节、环境选择适合于自身状况的运动项目，量力而行，持之以恒，避免过度疲劳和过量运动。

2. 清净养神

静，指清静与静止，是指精神和形体处于相对的安静状态。只有心静才能形静。通过一定的形体姿态、呼吸方法和意念等锻炼活动，如五禽戏、太极拳、易筋经、八段锦等传统健身气功术，动以养形；通过练静功、调息、调摄情志等，静以养神。

中医气功的内容非常广泛，其特点是通过练功者的主观努力对自己的身心进行意、气、体结合的锻炼，主要包括调身、调心、调息、自我按摩和肢体活动等。调心是调控心理活动，调息是调控呼吸运动，调身是调控身体的姿势和动作。这三调是气功锻炼的基本方法，是气功学科的三大要素或称基本规范。气功的功法繁多，有以练呼吸为主的吐纳功；以练静为主的静功；以练动静结合为主的动功；以练意念导引为主的导引功、站桩功；以自我按摩为主的保健按摩等。

（1）五禽戏　是古代的一种导引术，是指通过模仿虎、鹿、熊、

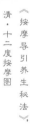

《按摩导引养生秘法》、
清·十二度按摩图

猿、鸟五种禽兽的动作来达到强身健体的目的。模仿虎，要意守命门，可以益肾强腰，壮骨生髓；模仿鹿，要意守尾闾，可以通经活络，强筋壮骨；模仿熊，要意守中宫（肚脐内），可以通调气血；模仿猿，要肢体灵活，思维敏捷，可以使大脑清静，身体轻盈；模仿鸟，应该意守气海，可以舒筋骨，利关节，调气血。

（2）太极拳　是一种传统的健身拳，是将意识、呼吸、形体动作紧密结合在一起的运动。整个运动过程中在不断的画圆，动中有静，静中有动，是将动静有机结合的最好的运动方式。

（3）易筋经　是改变筋骨，通过修炼丹田真气打通全身经络的内功方法，属于传统的健身法。通过活动全身的肌肉、筋骨来通调全身的气血，使经脉通畅。

（4）八段锦　属于古代的一种导引法，通过活动肢体与呼吸运动相结合，可以调节全身的气血，宣畅气机。自宋元以降，流传广泛。

五、体质调理

体质，即"身体素质"，是指人体秉承先天父母遗传基因，接受后天营养、环境等多种因素影响，所形成的与自然、社会环境相适应的功能和形态上的特有体征。体质不同，易感受的致病因素和病变趋势就有所不同，因此，在养生方面要考虑到体质因素。《黄帝内经》指出："人之生也，有刚有柔，有弱有强，有短有长，有阴有阳。"强调人体的形气有阴阳刚柔的区别。

中医体质养生把人群分为平和质、气虚质、阳虚质、阴虚质、痰湿质、湿热质、血瘀质、气郁质、特禀质9种不同的体质，根

表 4-1　中医九种体质体征

体质	形体特征	临床症状	典型特征	心理特征	发病倾向	对外界环境适应能力
平和体质	体形匀称健壮	面色、肤色润泽，头发稠密有光泽，目光有神，鼻色明阔，嗅觉、味觉正常，唇色红润，不易疲劳，精力充沛，耐受寒热，睡眠良好，食欲良好，大小便正常	健康	性格随和开朗	平时患病较少	对自然环境和社会环境适应能力较强
气虚体质	肌肉不健壮	容易呼吸短促，接不上气；喜欢安静，不喜欢说话，说话声音低弱，容易感冒，常出虚汗，经常感到疲乏无力	气短	性格内向，情绪不稳定，胆小，不喜欢冒险	平时体质虚弱，易患感冒；或发病后因抗病能力弱而难以痊愈；易患内脏下垂	不耐受寒邪、风邪、暑邪
阳虚体质	肌肉不健壮	总是手脚发凉，胃脘部总是怕冷，衣服比别人穿得多，耐受不了冬天的寒冷，夏天耐受不了空调房间的冷气，喜欢安静，吃（喝）凉的东西总会感到不舒服，容易大便稀溏，小便颜色清、量多	怕冷	性格多沉静、内向	发病多为寒证，易患泄泻、阳痿等	不耐受寒邪，耐受夏季，不耐受冬季，易感受湿邪
阴虚体质	体形瘦长	经常感觉身体、脸上发热，耐受不了夏天的暑热，皮肤干燥，经常感到手脚心发热，面颊潮红或偏红，感到眼睛干涩，经常口干咽燥，容易失眠，经常大便干结	缺水	性情急躁，外向，好动活泼	易患咳嗽、糖尿病、闭经、发热等	平时不耐暑热干燥，耐受冬季，不耐受夏季
血瘀体质	瘦人居多	皮肤常在不知不觉中出现紫瘀斑（皮下出血），皮肤常干燥、粗糙，常常出现疼痛，面色晦暗或有色素沉着、黄褐色斑块，眼眶经常黯黑，眼睛经常有红丝（充血），刷牙时牙龈容易出血	长斑	容易烦躁，健忘，性情急躁	易患出血、中风、冠心病等	不耐受风邪、寒邪
痰湿体质	体形肥胖，腹部肥满松软	出汗多而黏腻，手足心潮湿多汗，常感到肢体酸困沉重、不轻松，面部经常有油腻感，嘴里常有黏黏的或甜腻的感觉，平时痰多	体胖	性格温和，处事稳重，为人恭谦，多善忍耐	易患糖尿病、中风、眩晕、咳喘、痛风、高血压、冠心病等	对梅雨季节及湿环境适应能力差

体质	形体特征	临床症状	典型特征	心理特征	发病倾向	对外界环境适应能力
湿热体质	形体偏胖或偏瘦	面部和鼻尖总是油光发亮，易生粉刺、疮疖，常感到口苦、口臭或嘴里有异味，经常大便黏滞不爽，小便有发热感，尿色发黄，女性常带下色黄，男性阴囊总是潮湿多汗	长痘	性格多急躁易怒	易患疮疖、黄疸、火热等病证	对湿环境或气温偏高，尤其夏末秋初，湿热交蒸气候较难适应
气郁体质	形体瘦者为多	常感到闷闷不乐、情绪低沉，易紧张、焦虑不安，多愁善感或容易受到惊吓，常感到乳房及两胁部胀痛，常有胸闷的感觉，经常无缘无故地叹气，容易心慌、心跳快，喉部经常有堵塞感或异物感，容易失眠	郁闷	性格内向不稳定，忧郁脆弱，敏感多疑	易患失眠、抑郁症、神经官能症等	对精神刺激适应能力较差；不喜欢秋冬天和阴雨天
特禀体质	无特殊，或有畸形，或有先天生理缺陷	过敏体质，即使不是感冒也经常鼻塞、打喷嚏、流鼻涕，容易患哮喘，容易对药物、食物、气味、花粉过敏，皮肤容易起荨麻疹，皮肤常因过敏出现紫红色瘀点、瘀斑，皮肤常一抓就红，并出现抓痕	过敏	无特殊	凡遗传性疾病者，多表现为亲代有相同疾病，或出生时即有缺陷；若为过敏体质，易出现药物过敏、花粉症、哮喘等过敏性疾病	适应能力差，如过敏体质者对季节变换的适应能力差，易引发宿疾

据每种体质的形成原因、主要表现及易感疾病，从饮食、生活起居、精神、药物、经络调养等方面指导养生。

1. 平和质

平和质是相对健康的体质，阴阳气血调和，以体态适中、面色红润、精力充沛为主要特征。形体特征为体形匀称健壮。常见表现肤色润泽，头发稠密，目光有神，鼻色明润，嗅觉灵敏，唇色红润，不易疲劳，精力充沛，耐受寒热，睡眠良好，肠胃俱佳，二便正常，舌色淡红，舌苔薄白，脉搏和缓。性格随和开朗。对自然环境和社会环境适应能力较强,平素患病较少。其先天遗传好，后天调养合理，很少生病，在人群中占少数。

平和质的人注意在饮食活动等方面要适度。①饮食有节：不要过饥过饱，多吃五谷杂粮、蔬菜瓜果，少食过于油腻及辛辣之物。②劳逸结合：生活应有规律，不要过度劳累，不宜食后即睡。③坚持锻炼:根据年龄和性别，参加适度的运动，如年轻人可适当跑步、打球，老年人可适当散步、打太极拳等。

2. 气虚质

气虚体质总体特征元气不足，以疲乏、气短、自汗等气虚表现为主要特征。形体特征为肌肉松软不实。常见表现语音低弱，气短懒言，容易疲乏，精神不振。容易出汗，舌色淡红，舌有齿痕，脉搏较弱。性格内向，不喜冒险。易患感冒、内脏下垂等病，病后康复缓慢。不耐受风、寒、暑、湿邪。

气虚体质以补脾益气为宜。①饮食调理：多食用具有益气健脾作用的食物，如白扁豆、粳米、小米、大枣、山药、马铃薯、香菇、豆腐、牛肉、鲢鱼等，粥中加入补气药如人参、黄芪等。少食具有耗气作用的食物，如空心菜、生萝卜等。②起居勿过劳：劳则气耗。午间适当休息，保持充足睡眠。平时注意保暖，避免劳动或激烈运动时出汗受风。③运动宜柔缓：适宜的运动如散步、打太极拳、做操等。不宜做出大汗的运动。

3. 阳虚质

阳虚体质总体特征阳气不足，平素畏冷，手足不温，喜热饮食，面色白，大便溏薄，小便清长，精神不振，舌淡胖嫩边有齿痕，苔润，脉象沉迟而弱。性格多内向。发病易从寒化,易病痰饮、肿胀、泄泻等。不耐受寒邪，耐夏不耐冬，易感湿邪。

阳虚体质以温阳为宜。①食宜温阳：可多食牛肉、羊肉、韭菜等温阳之品；少食鸭梨、西瓜、荸荠等生冷寒凉食物，少饮绿茶。

②起居保暖:夏季避免长时间待在空调房里,冬季尤其要注意足下、背部、腹部的保暖。③沐浴阳光:阳虚体质者应善于借助大自然的阳气补益自身的阳气,最好的方式是晒太阳。尤其应该多沐浴春天、夏天的太阳,即春夏养阳。④锻炼身体:《黄帝内经》强调"动则生阳",阳虚者应该加强体育锻炼,如快走、慢跑、游泳、打球、太极拳、八段锦等。

4. 阴虚质

阴虚体质者常表现为一系列全身缺乏津液和虚火旺盛的症候群,如体形多瘦长;手足心热,易口燥咽干,口渴喜冷饮,大便干燥,面色潮红,有烘热感,唇红微干,皮肤偏干、易生皱纹,眩晕耳鸣,睡眠差,小便短涩,舌红少津少苔,脉象细弦或数;性情急躁,外向好动;平素易患阴亏燥热的病变,或病后易表现为阴亏症状;平素不耐热邪,耐冬不耐夏,不耐受燥邪。

阴虚体质宜滋阴降火为原则。①饮食宜滋阴:多食瘦猪肉、鸭肉、绿豆、冬瓜等甘凉滋润之品,少食羊肉、韭菜、辣椒、葵花子等性热燥烈之品,还可以服沙参粥、百合粥、枸杞粥、桑椹粥、山药粥等。②起居有规律:切忌熬夜,居住环境要安静。③情绪调理:阴虚火旺者常常伴有虚火躁动,火热扰心的症状,因此应该使内心归于平静,可以听舒缓的音乐、看有哲理的书籍、欣赏书画艺术、观海、爬山等,通过这些陶冶情操。④避免剧烈运动:运动勿过量,适合做有氧运动,可选择太极拳、太极剑、气功等动静结合的传统健身项目,锻炼时要控制出汗量。

5. 痰湿质

痰湿体质体形多肥胖。面部皮肤油脂较多,面色淡黄而暗,眼泡微浮,易困倦,平素舌体胖大,舌苔白腻,口黏腻或甜,痰多,身重不爽,喜食肥甘甜黏,大便正常或不实,小便不多或微浑,脉滑。性格偏温和,多善于忍耐。易患消渴、中风、胸痹等病证。对潮湿环境适应能力差。

痰湿体质养生宜健脾利湿为主。①食物宜忌：宜食健脾利湿的食物，如薏苡仁、红小豆、白果、白扁豆、蚕豆、冬瓜等；忌食肥甘厚腻、酒类饮料。②加强锻炼：动则阳气生，温阳以化湿。通过体育锻炼，晒太阳，温补阳气，有助于祛湿。可以练习八段锦、太极拳、五禽戏等。因体形肥胖，易于困倦，锻炼应循序渐进，长期坚持。③环境宜忌：痰湿体质宜居住在干燥阳光的条件下，不宜居住在潮湿的环境中，以免外界湿助体内湿。

6. 湿热质

湿热体质是湿邪与热邪同时存在于同一个体的体质。形体偏胖或瘦。面部易生痤疮，身重困倦，心烦懈怠，眼睛红赤，大便燥结或黏滞，小便短赤，男易阴囊潮湿，女易带下量多，舌质偏红，苔黄腻，脉象多见滑数。性格多急躁易怒。易患疮疖、黄疸、火热等病证。对湿热环境适应性差。

湿热体质与外湿和内湿均有关系，外湿主要指居住环境的潮湿，内湿主要指体内的湿邪。与脾、肺、肾均相关，尤其与脾的关系密切，《黄帝内经》曰："诸湿肿满，皆属于脾。"养生方法主要如下：①情绪调节：少思虑，少着急，思虑伤脾，脾虚生湿；着急上火，火热内蕴，与湿邪交蒸，湿热困脾，形成一个恶性的循环。②饮食调节：宜食化湿的食物，可多食赤小豆、薏苡仁、冬瓜皮、玉米须、绿豆、芹菜、黄瓜、藕等甘寒甘平的食物，少吃肥甘厚腻，少饮酒。③起居宜忌：起居避暑湿，宜住在环境干燥的地方，在空气流通，多风的地方生存，"风能胜湿"。不要熬夜、过于劳累。保持充足而有规律的睡眠。④体育锻炼：运动强度宜大，如中长跑、游泳、爬山、各种球类、武术等。

7. 血瘀质

血瘀质者瘦人居多。平素面色晦暗，皮肤偏暗或色素沉着，舌质暗有点、片状瘀斑，脉象细涩或结代，女性多见痛经、闭经，或经血多凝血块，或经色紫黑有块。易烦，急躁健忘。易患疼痛、出血、癥瘕、中风、胸痹等病。不耐受风邪、寒邪。

血瘀质者的养生方法如下。①饮食宜活血：多食山楂、醋、金橘等具有活血、行气、解郁作用的食物，以及可以活血的药膳，如三七藕蛋羹、山楂消脂饮。少食肥肉等滋腻之品。②运动以活血：心主血脉，加强心推动血液运行的能力，可以慢跑、八段锦、太极拳等。③保持心情舒畅：气行则血行，精神愉悦，气机调畅，有利于气血的运行。④起居勿安逸：可早睡早起多锻炼，不可过于安逸。

8. 气郁质

气郁质者形体偏瘦。平素多烦闷不乐，胸胁胀满，或走窜疼痛，善太息，睡眠较差，食欲减退，大便偏干，小便正常，舌淡红，苔薄白，脉象弦细。性格内向，忧郁敏感多疑。易患郁证、脏躁、不寐、梅核气、惊恐等病证。对精神刺激耐受能力较差，不喜阴雨天。

心为君主之官，肝主疏泄，脾主思虑，三者往往会影响气机的调节，气郁与心、肝、脾三脏密切相关。气郁质的调养方法重在调节心、肝、脾。①情绪调节：保持心情舒畅，胸襟宽广、豁达，少思虑，多接触正能量的引导。②起居有节：居住环境应安静，保持有规律的睡眠。③饮食宜理气：多吃如黄花菜、海带、山楂、橘子、白萝卜、韭菜、荞麦、山药、香橼、玫瑰花等具有行气、解郁、消食、醒神作用的食物。④运动量宜大：气郁体质的人应尽量增加户外活动，多参加群众性的体育运动项目，如打球、跳舞、下棋等，以便更多地融入社会。

9. 特禀质

特禀体质即具有特殊禀赋的人的体质，简称特禀质。主要指过敏体质、遗传体质、先天缺陷等。适应能力差，易引发宿疾。常见于过敏体质者，常见哮喘、咽痒、鼻塞、喷嚏等；患遗传性疾病者有垂直遗传、先天性、家族性特征。过敏体质者易患哮喘、荨麻疹、花粉症及药物过敏等。

遗传体质和先天缺陷很难改变，过敏体质在平时应注意避免吃鱼、虾、蟹、豆、奶等发物。远离过敏源，包括导致过敏的环境和食物药物等。居室宜通风良好。保持室内清洁，被褥、床单经常洗晒，可防止对尘螨过敏。不宜养宠物，以免对动物皮毛过敏而致病。

六、内病外治

中医药以独特完整的理论体系为指导，除了在长期实践中积累了大量治则及经典方剂外，还总结了不同的内治法和外治法。内治法可治内病，亦可治外病；外治法可治外病，也可内病外治。

内病外治，即通过外治的方法治疗内在疾病，与中医内服药物治疗疾病的方法相对而言，是运用各种方法将药物、器具、手法施于皮肤、孔窍、腧穴等外在部位以治疗疾病的方法。

提到中医，人们首先想到的往往是苦苦的汤药，其实中医学最早的养生治病之法是外治法，如砭石放血、草茎敷裹创伤、干草烤食御寒等，就是针法、敷贴、热熨法的起源。中医外治技术历史悠久，内容丰富。汉·张仲景《伤寒杂病论》中就已总结有针、灸、温、烙、熨、药摩、坐药、洗浴、润导、浸足、灌耳等多种外治法与外治技术。清·吴尚先所撰《理瀹骈文》是我国第一部外治疗法专著，收录外治法数十种，外治方1500余首，融理论与临床为一体，对内病外治的机理、制方遣药、敷贴部位等做了较为系统的阐述。

1. 经络腧穴调理

中医学认为人体是一个不可分割的整体，各部分之间是分工合作、相互依存、相互协调、相互制约的，人体内部的五脏六腑在体表部都有相对应的部分，内外之间通过经络相互沟通联系。正是基于这种认识，中医提出了"内病外治"的独特理论，即对人体外部（体表）特定区域施以一定的治疗手段，通过人体的自我调节，改善脏腑功能，进而达到对人体免疫功能的调节完善，实现祛病强身的目的。

经络腧穴是外治法的主要作用部位。通过刮痧、拔罐、针刺、艾灸等不同的体表刺激，激活经络腧穴，达到治病保健目的。经络遍布全身，彼此贯通，把人体脏腑、肢体、官窍紧密的连成一个整体。由于经络有一定的循行部位和脏腑的络属关系，它不仅可以反映内脏和形体组织器官的病证，而且通过经络穴位的刺激可以调整脏腑气血功能。正如古人所言："用针通其外，由外及内，以和气血；用药通其里，由内及外，以和气血，其理一而已矣。"

2. 药物外用

中医内病外治方法非常丰富，但概括起来无外乎"药物外治法"和"非药物外治法"两种，其中药物敷贴最为常用。《本草纲目》记载的内病外治法主要有如下几种：全身给药法，如洗浴法、熏蒸法；五官给药法，如耳腔给药法、口腔给药法、鼻腔给药法、眼目给药法；五心给药法，如手心给药法、足心给药法、胸前给药法；下窍给药法，如尿道给药法、孤岛给药法等。此外，还有穴位给药法，如穴位贴敷，典型的是三伏贴和三九贴。

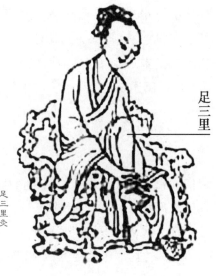

足三里

足三里灸

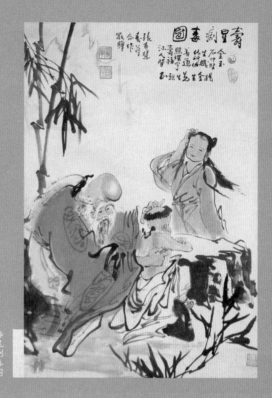

寿星刮痧图

热汤洗浴图

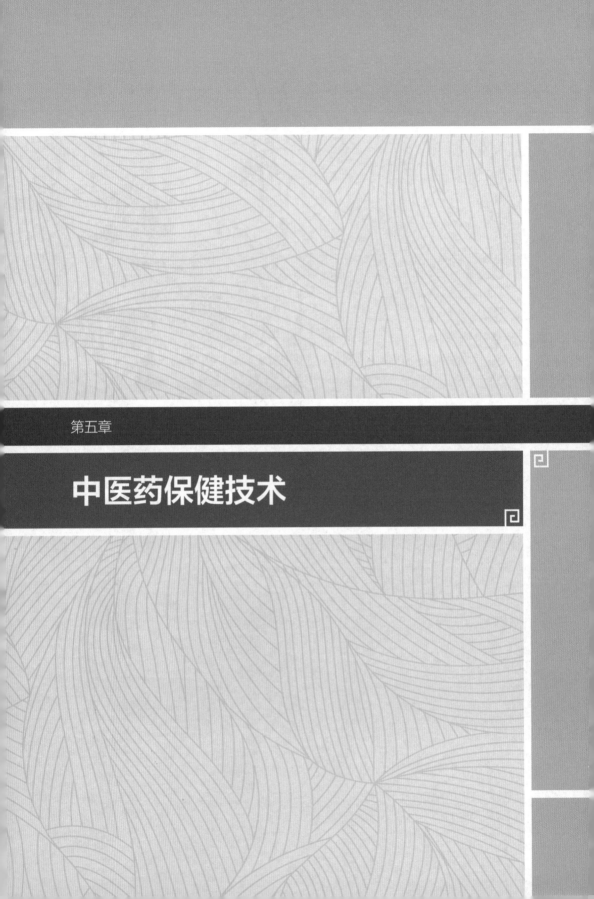

第五章

中医药保健技术

中医防病治病的方法丰富多样，简便廉验，独具特色。本章从养生保健的角度，主要给大家介绍疗效较好、安全性高、容易操作的以下十种技术。

一、针刺

针刺是针灸疗法（针法、灸法）之一，在中医理论的指导下把针具按照一定的角度刺入患者体内，运用捻转与提插等针刺手法，刺激人体特定部位从而达到治疗疾病的目的。

临床常用的针具有毫针、三棱针、皮肤针、皮内针、火针等。根据针刺部位的不同可分为头针、耳针、眼针、鼻针、腹针、手针、腕踝针等疗法。根据针具的不同形状、用途、刺激方式等，针刺疗法主要有毫针疗法、皮肤针疗法、皮内针疗法、火针疗法、水针疗法、鍉针疗法、电针疗法、刺络疗法、圆利针疗法等。

毫针是临床上应用最广的一种针具，由不锈钢制成，也有用金、银或合金制成的毫针。用毫针刺入腧穴治疗疾病的方法叫毫针刺法。现代临床操作时常见有：单手进针、双手指切进针、夹持进针、舒张进针、提捏进针等手法。

毫针的前身是"砭石"，《说文解字》说："砭，以石刺病也"。"砭石"起源于新石器时代，最初是用来刺痈以排脓、放血的工具，后来逐渐发展成为针灸治疗的工具。古代针具除了砭石外，还有骨针、竹针。夏、商、周时代，随着冶金技术的发展，又有了金

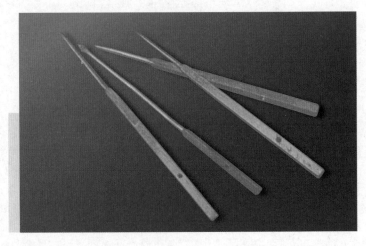

1958年，河北满城县西汉刘胜墓出土的满城汉墓金医针，现藏于河北省博物馆。

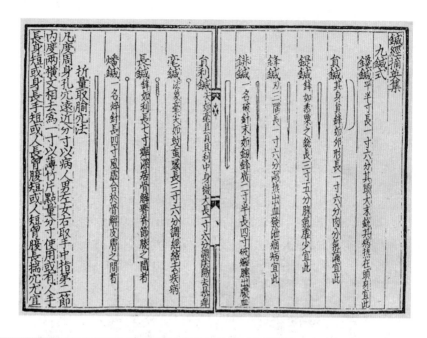

《针经摘英集》九针图

对金属针具最早的记载，见于《灵枢·九针十二原》，现存最早绘有「九针图」的医籍是元代杜思敬的《针经摘英集》。

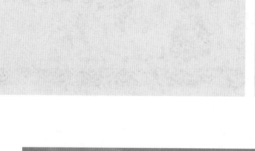

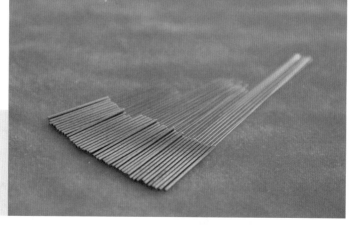

现代不锈钢一次性针灸针

属针具,如青铜针的出现。《黄帝内经》中记载的"九针"就是萌芽于这个时期。春秋时代出现了铁器,冶金术有了进一步的提高,自战国至秦汉,砭石才逐渐被九针取代。

春秋战国时期最具代表性的针灸名家扁鹊,就经常用针刺疗法给患者治疗疾病。史书上记载他用针刺百会穴使虢太子起死回生。在山东济南市大观园出土的东汉画像石扁鹊像上,扁鹊被雕画成人面鹊身,手中举着一根针正准备给人治病。

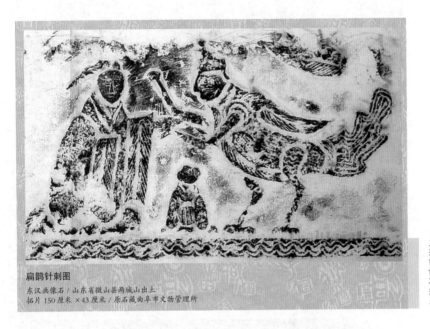

扁鹊针刺图
东汉画像石 / 山东省微山县两城山出土
拓片150厘米×43厘米 / 原石藏曲阜市文物管理所

东汉画像石拓片。

扁鹊针刺图

随着针具的不断变革,针刺的方法也不断发展。早期在《黄帝内经》中就总结了上古以来的针刺方法,在刺法方面提到了九刺、十二刺和五刺等;在补泻手法上提到了疾徐、呼吸、捻转、迎随、提插、开阖等,为后世毫针刺法奠定了基础。魏晋隋唐时期,针灸发展迅速,晋·皇甫谧将《灵枢》《素问》《黄帝明堂经》类编而成《针灸甲乙经》,明确了穴位的归经和部位,统一了穴位名称,介绍了内科、外科、妇科、儿科、五官科等上百种病证及针灸治疗经验,奠定了针灸学科理论基础。唐宋时期基本继承了《黄帝内经》的针刺手法;金元时期《针经指南》创立了"针刺十四法";明初陈会的《神应经》提出了"催气手法";徐凤的《金针赋》对复式补泻手法"烧山火""透天凉"做了系统论述。

随着时代的变迁,一些针灸发展的早期历史已经被岁月尘封,诸多的器具、技法等逐渐销声匿迹。如《黄帝内经》记载的"九针"早已失传,其中的"九刺""十二刺"和"五刺"等手法现代已很少有人能掌握其精髓,"烧山火""透天凉""苍龙摆尾""白虎摇头"等传统技法也越来越少地被现代针灸医生运用。各种家传的针刺技法、绝技也大多后继乏人,逐渐濒临失传、绝迹的危险,如程氏三才针法、贺氏三通法等,需要保护和进一步整理研究。

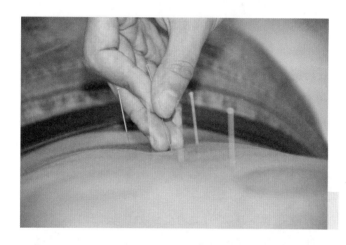

毫针刺法

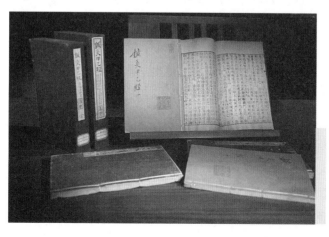

《针灸甲乙经》现存最早的针灸学专著

二、艾灸

灸法，是以艾为主要施灸材料，点燃后在体表穴位或病变部烧灼、温熨，借其温热、药物的刺激作用，通过经络的传导，温通气血，扶正祛邪，达到治疗疾病和预防保健目的的一种外治方法，是中医学的重要组成部分。长沙马王堆汉墓出土的帛书《足臂十一脉灸经》《阴阳十一脉灸经》是目前最早记载灸法的医学文献，说明先秦时期已有艾灸。《黄帝内经》中有很多关于灸疗的记载，为灸法的发展奠定了基础。《素问·异法方宜论》中载："北方者，天地所闭藏之域也，其地高陵居，风寒冰冽，其民乐野处而乳食，脏寒生满病，其治宜灸焫。故灸焫者，亦从北方来。"北方一带天寒地冷，因而灸法源于此。

灸法的发明与应用应当是在人类发明用火之后开始的，"灸"字在《说文解字》中解释为"灼"，是拿火烘烤身体治疗疾病的意思。起先，人们在用火的过程中，发现身体某部位的病痛经火的烧灼、烘烤而得以缓解或解除，经过长期摸索之后，选用易燃而具有温通经脉作用的艾作为灸治的主要材料，于体表某些部位点燃施灸，从而成为防病治病的重要方法。

艾，自古以来就在我国广大的土地上到处生长，因其气味芳香，性温易燃，且火力缓和，没有明火，而成为灸法的最好材料。中医认为艾草味辛、苦，性温，归肝、脾、肾经，具有温经止血、散寒调经、安胎的功效。至今在很多地方，在妇人生完孩子之后的产褥期，为了促进子宫收缩恢复、排出恶露，还有煎煮艾草饮用的习惯。据《本草纲目》记载："艾叶，服之则走三阴而逐一切寒湿，转肃杀之气为融合；灸之则透诸经而治百种病邪，起沉疴之人为康泰，其功亦大矣。"

可见，灸法是借其温热力量及药物作用治病保健的方法。并且灸的方法也有很多，可分为艾炷灸、艾条灸、温针灸、灸器灸、药物灸和灯火灸等几类。艾叶经过加工形成金黄色、柔软如茸、无细梗等杂质的艾绒，取一定量艾绒撮成指甲大小的圆锥状，称为"艾炷"，使用艾炷的数量计量单位为"壮"。灸时，将一壮艾炷放于穴位上并点燃，热力逐渐渗透至穴位内，待快燃尽时再更换新的艾炷。除了直接放在穴位表面外，艾绒与皮肤之间也可以隔上一些特殊的药物，以借助药物的作用加强灸的作用，例如在肚脐中央填满细盐后再施灸，特别适用于体质虚弱的人，具有培补元气的作用；而针对脾胃虚弱，经常拉肚子的人，可以取丁香、肉桂、甘松各等分为末，制作成药饼置于肚脐上，然后在药饼上施灸，具有温中行气、健脾止泻的作用，等等。

实际上，在灸法与针法的形成和发展过程中，曾经是灸重于针的。在古代的中医文献中，大多是以灸为主，针为辅。之后则

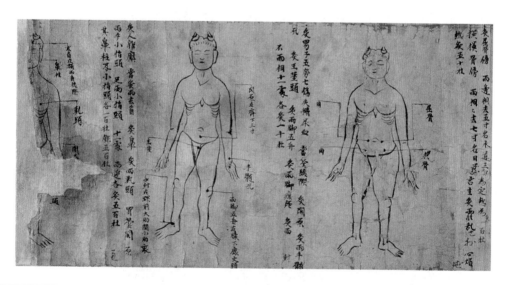

敦煌卷子"灸疗图"

唐代人写绘的灸法图解专书，文图对照，简明通俗，每一灸方均附有相应的灸穴图，便于临床取穴。1900 年在甘肃敦煌县莫高窟发现，现藏于英国国家图书馆。

是针灸并重而相提并论，灸和针各有所长，而在一些方面，灸效却远远超出针效，能补针刺之不足。近些年来出现灸法逐步退居针法之下的重针轻灸局面，加之人们对灸法的不同认识，如操作过程中有特殊气味、容易烫伤、收费便宜等，使灸的方法和技巧难以推广和传承，在临床上使用灸法便逐渐减少了。

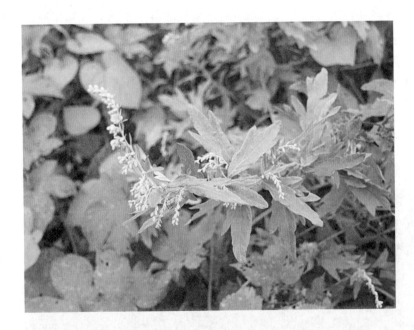

艾草

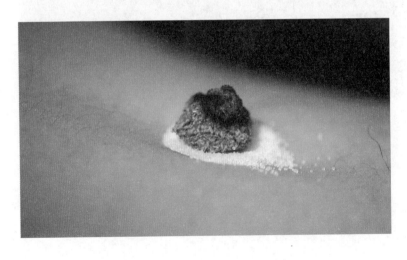

隔盐灸

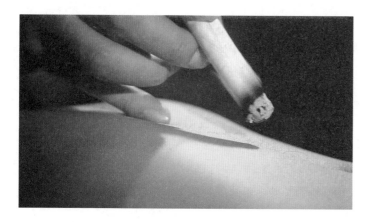

艾条灸

三、刮痧

刮痧是在中医经络腧穴理论指导下，使用不同材质和形状的刮痧器械和介质，在体表进行相应的手法刮拭，以防治疾病为目的的中医外治法。刮痧疗法具有驱邪排毒、舒筋理气、疏通经络、活血化瘀、消肿止痛等作用。常用于外感性疾病、疼痛性疾病、骨关节退行性疾病，以及神经、肌肉、血管性疾病等。

大多数学者认为，刮痧是《黄帝内经》中所记载的砭、针、灸、药、导引五大方法中的砭石疗法在当今的主要存续形式，起源于先秦，多在民间流传。唐代文献始有用苎麻刮治痧症的记载。元、明两代已比较广泛地流传用汤匙、铜钱蘸水或油刮背部治疗腹痛等症的方法和经验。宋代王裴《指述方瘴疟论》，元代医学家危亦林的《世医得效方》也均有记载。明清时期，刮痧得到了长足的发展，郭志邃编撰了第一本刮痧专著《痧胀玉衡》，对刮痧的病名、辨证、刮拭部位等从刮痧、放痧和药痧三个方面做了全面系统的论述。医家李梴《医学入门》、张景岳《景岳全书》、王凯《痧症全书》等著作也为刮痧的普及推广应用发挥了积极作用。

20 世纪 70 年代，随着民众生活水平的提高，大家对预防保健、养生长寿的需求和渴望日益增强，传统中医的"刮痧、拔罐、针灸、按摩"四大绿色疗法重新回归并广泛应用。刮痧疗法以其简单、方便、价廉、易于取效等诸多特点与优势，深受广大老百姓的喜爱，成为大众自我保健和医疗机构广泛采用的中医外治法之一。目前，刮痧疗法不仅作为中医临床实用技能，而且是中医临床适宜推广技术，已成为公费医疗、医疗保险的中医特色治疗项目，受到医务人员、病患者的普遍欢迎。

2003 年，人力资源和社会保障部颁布《保健刮痧师》国家职业标准，同时编写了保健刮痧师培训教程、考试题库、考试指导手册等，建立了完整的职业管理体制，开创了中医特色医疗保健技术与职业劳动就业技能的有机结合。此后，2009 年国家中医药管理局与人力资源和社会保障部联合，颁布《中医刮痧师》（X4–

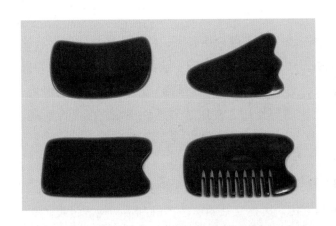

水牛角刮痧板

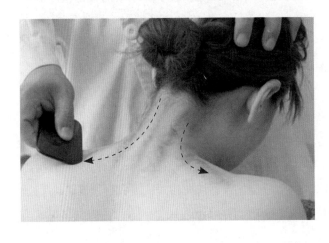

刮痧疗法

04-03-05）国家职业标准。出版了《保健刮痧师》《中医刮痧师》和《中国标准刮痧》等系列培训教程和刮痧科普书籍。通过职业技能鉴定使 10 余万人获得保健刮痧师和中医刮痧师资质。国家标准化管理委员会、国家中医药管理局、中国针灸学会和中华中医药学会等，先后组织制定了国家标准 GB/T 21709.22-2013《针灸技术操作规范第 22 部分：刮痧》，行业标准 ZYYXH/159-2010《保健刮痧技术操作规范》等职业和技术操作规范，为刮痧职业培训、临床应用、保健推广的安全性和规范性提供了有力保障。

四、拔罐

拔罐是以罐为工具，利用燃烧、抽吸、挤压等方法排除罐内空气，造成负压，使罐吸附于体表特定部位，形成局部充血或瘀血现象，而达到防病治病、强壮身体目的的一种物理治疗方法。

拔罐疗法有着悠久的历史，是中医学非药物疗法的一个重要组成部分。由于古人采用动物的角作为治疗工具，所以也称为"角法"。历代医家对拔罐疗法有不同程度的论述和记载。在唐代，拔罐疗法作为一门比较完整的方术成为独立的学科而得到政府的重视，唐太医署设医、针、按摩、咒禁 4 科，又将其中医科分为体疗、

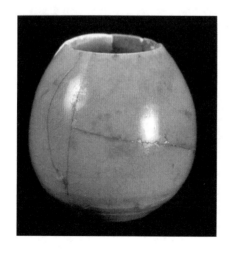

唐代耀瓷火罐

疮肿、少小、耳目口齿和角法（拔罐疗法）5科，且角法一科的学制定为2年，是理论、操作和临床应用比较完善的一门学科。至清代，吴谦的《医宗金鉴》、赵学敏的《本草纲目拾遗》、吴尚先的《理瀹骈文》，均记载了当时罐具的制造、拔罐的应用，拔罐疗法已经比较普及，且从单一的外科应用发展到涵盖内科病证的治疗，在理论和实践上有了更高层次的发展。

　　经过数千年的发展和不断完善，拔罐的工具由动物的角逐步

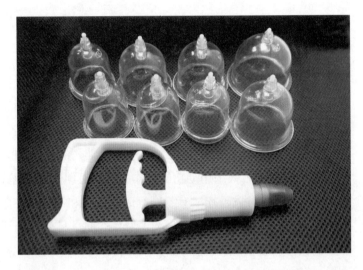

真空抽气罐

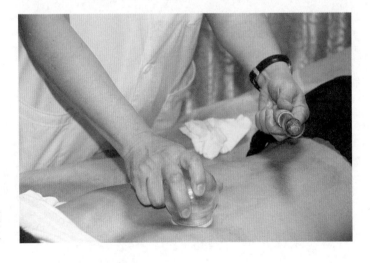

火罐疗法

发展为竹罐、陶罐，乃至现代的玻璃罐和真空抽气罐等。拔罐发展为中医辨证、循经选穴配方的有效治疗方法。通过罐内的负压吸吮，罐缘的刮压刺激，牵拉挤压体表皮肤及浅层肌肉，刺激经络、穴位，循经感传，由表及里，内病外治，以达到疏通经络、调节气血、补虚泻实等作用。拔罐不仅常与针、灸、药、按摩等方法配合应用，而且也成为单独治疗疾病的有效方法之一。

五、推拿

推拿，亦称推拿按摩，古称"按跷""跷引""案杌"等。在人体上经络、穴位，用推、拿、按、压、揉等手法进行治疗，以疏通全身经络，促进血液循环，缓解肌肉痉挛和疼痛，多用于治疗伤科疾病和各种痛证。

推拿疗法也是起源于远古时期的生活、生产实践。在远古时代，人类身体出现不适时，会出于本能的或自己或让同伴搓摩、按揉不适部位以缓解疼痛等。经过长时间的实践和不断的总结，这种本能行为逐渐发展成自觉的医疗行为，形成了最古老的推拿按摩疗法。马王堆汉墓出土的《导引图》中记载了捶背、抚胸、搓腰、揉膝等手法。晋·葛洪《肘后备急方》记载有掐按人中、拇指按胃脘、抓脐上3寸、抄举法、捏脊法、背法、口内复位法等手法治疗昏厥、溺水、卒心痛、颞颌关节脱位等急症。隋唐时期设立了按摩专科，有按摩博士、按摩师、按摩工等职别，并在太医署展开了有组织的教学活动，使按摩得到进一步的继承和发扬。

清代太医院按摩器

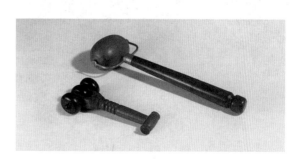

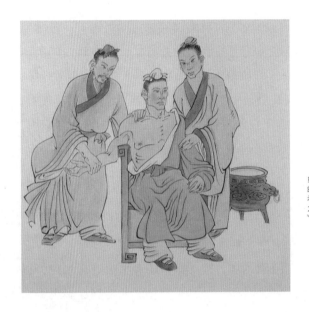

椅背复位法
引自唐·蔺道人《仙授理伤
续断秘方》

　　推拿根据作用部位不同可以分为穴位推拿和经络推拿，还可分为头部按摩、眼面部按摩、耳部按摩、四肢按摩、腰部按摩和腹部按摩等。穴位推拿是在中医经络腧穴理论指导下，运用手法作用于人体特定穴位，通过局部刺激，可疏通经络，改善血液循环，平衡阴阳，调整机体抗病能力，从而达到防病治病、保健强身目的的一种疗法。

　　经络推拿是依据中医经络学原理进行按摩的外治方法。即通过循经走络的手法，以通调经络，畅通气血。如腰酸背痛、脖子僵硬、

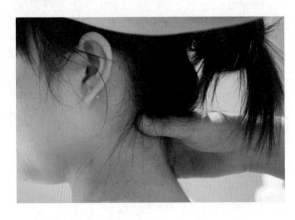

穴位按压

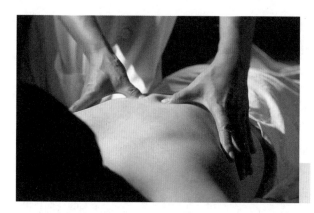

背部按摩

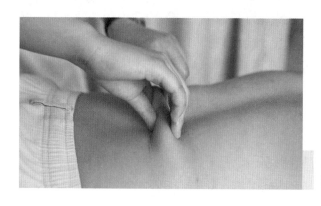

捏脊疗法

肩膀活动受限等，可以采用穴位按摩或经络按摩，以减轻或消除症状。

捏脊疗法是一种常用的保健推拿方法，通过连续捏拿脊柱及两侧的肌肤，刺激相关的脏腑"俞穴"，以防治疾病的一种治疗方法。捏脊疗法有疏通经络、调整阴阳、促进气血运行、改善脏腑功能以及增强机体抗病能力等作用。在健脾和胃方面的功效尤为突出。临床常用于治疗小儿疳积、消化不良、厌食、腹泻、呕吐、便秘、咳喘、夜啼等症。此外，也可作为保健按摩的方法使用。

推拿按摩经济简便，因为它不需要特殊医疗设备，也不受时间地点气候条件的限制，随时随地都可施用，易学易用，无任何副作用。正由于这些优点，按摩成为深受广大群众喜爱的养生保健康复技术。目前，推拿按摩常用手法有按、摩、推、拿、揉、捏、

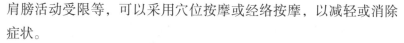

点等，常常是几种手法相互配合进行，不是单纯孤立的使用。推拿时刺激强度以达到酸、麻、软、胀等为度，不可过度用力，以免造成损伤。

六、导引

导引，是古代的一种养生健身术，是通过呼吸吐纳、屈伸俯仰、活动关节等方式以锻炼形体的一种养生方法，相当于现在的气功或体育疗法。它注重呼吸运动、肢体运动和意念活动三者相结合，以宣导气血，防治疾病而延年益寿。分为静功和动功两大类，常见的静功功法有放松功、松静功、内养功、意气功、吐纳功、站桩功等；常用动功功法有太极拳、八段锦、五禽戏、易筋经等。

导引养生在我国有悠久的历史和丰富的文献记载，早在春秋战国时期就已非常流行，为当时道家与医家所重视。据考证，其形成之初与原始舞蹈有关，其形成后又受到了先秦哲学心斋、坐忘，宗教的坐禅、内丹等影响。

导引适用的范围相当广泛，能治疗很多疾病，尤其是一些慢

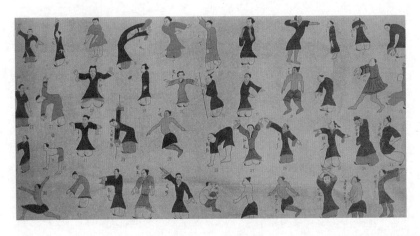

导引图 1973 年长沙马王堆汉墓出土的帛画复原图。是现存最早的导引图谱。图中人物姿势动作各异，并有标示人物动作要领及防治疾病的文字标题，各图多系徒手动作，也有一些深呼吸运动及少数使用器械者。

或問濕腫如何
曰宜屈股坐伸
兩手攀一足盡
左右膝中力放
而復收俟四股
汗出是運滯血
濕腫之患

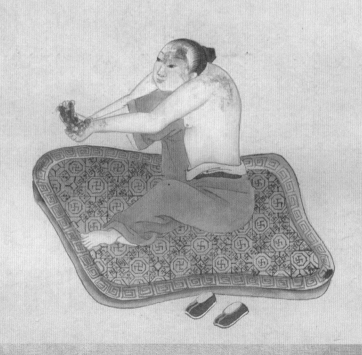

性病，如原发性高血压、冠心病、肥胖症、头痛、慢性腰腿疼、颈椎病、腰椎病、失眠、慢性支气管炎等。如《黄帝内经》中总结导引疗法的适应证有"痿、厥、寒、热"和"息积"，并多配合"按蹻"（按摩）进行；还提到以烫药、导引配合治疗筋病。东汉·张仲景《金匮要略》中强调以"导引、吐纳、针灸、膏摩"治疗四肢"重滞"症。

许多导引术是仿照动物的活动、搏斗形态而创制的，如华佗把导引术式归纳总结为五种方法，名"五禽戏"，即虎戏、鹿戏、熊戏、猿戏、鸟戏，比较全面的概括了导引疗法的特点，且简便易行，

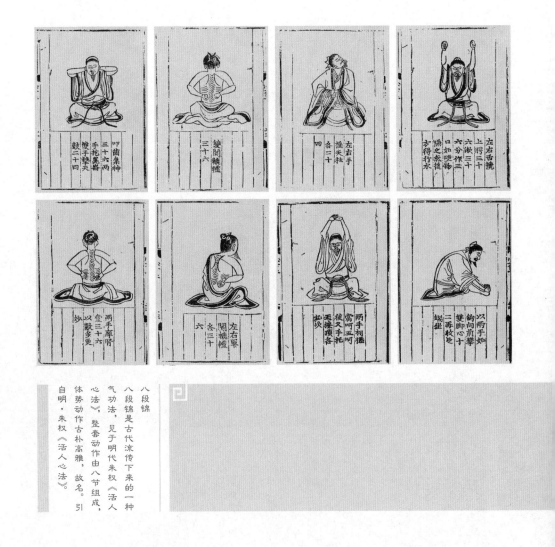

八段锦是古代流传下来的一种气功法，见于明代朱权《活人心法》，整套动作由八节组成。八段锦

自明·朱权《活人心法》。体势动作古朴高雅，故名。引

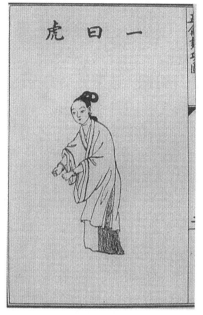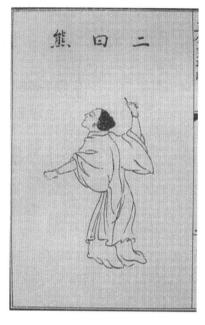

明·周履靖《赤凤髓》书影

五禽戏，是通过模仿虎、熊、鹿、猿、鸟（鹤）五种动物的动作、姿势和神态，活动关节、舒展肢体，以保健强身的一种气功动功功法。

对后世医疗和保健都起了推进作用。导引养生由于深受人们喜爱，一直被人们保留且不断传承着。

七、调神

调神，又称情志疗法，是以中医形神理论和七情学说为基础的体现中医特色的一种传统心理疗法，有情志相胜、抑情顺理、移精变气、激情刺激、顺情从欲、相反情志、澄心静志以及声音调神等方法。

1. 七情调神

藏象五志论和七情致病的病因病机学说是中医调神的核心内

容。中医学将人体归纳为心、肝、脾、肺、肾五大体系,根据喜、怒、忧、思、悲、恐、惊的不同特点,而将其具体归纳为某一脏的生理功能,即五脏生五志。其中喜为心之志,怒为肝之志,思为脾之志,悲(忧)为肺之志,恐(惊)为肾之志。当发生突发、强烈或持久的情志失调情况时,会损伤有关的脏腑,中医还巧妙地运用五行的生克制化关系,提出了以一种情志去纠正相应所胜的情志,成为调节由不良情志所引起的疾病的独特治疗方法。正如《素问·阴阳应象大论》所言:"怒伤肝,悲胜怒;喜伤心,恐胜喜;思伤脾,怒胜思;忧伤肺,喜胜忧;恐伤肾,思胜恐。"开因情致病和以情治病之先河,并秉承了先秦诸子"清静无为""返璞归真""顺应自然""清心寡欲"等思想,从医学的角度提出了保持心神宁静,思想清静,减少物质欲望是预防情志致病和调神的一个重要原则。金元四大家的朱丹溪在情志疾病治疗方面有丰富的经验,认为"人身诸病多生于郁",创立了行气开郁治疗情志病的经典名方"越鞠丸"。

在中国医学史上有很多医家重视情绪调神疗法,并留下了脍炙人口的临床案例,张从正便是其中之一。例如他在《儒门事亲》中记录了这样一则病历:"项关令之妻,病食不欲食,常好叫呼怒骂,欲杀左右,恶言不辍……其夫命戴人视之,戴人曰,此难以药治,乃使二娟各涂丹粉,作伶人状,其妇大笑;次日又令作角抵,又大笑;其旁常以两个能食之妇,夸其食美,其妇亦索其食……不数日,怒减食增,不药而瘥,后得一子。"医案中的病妇因大怒而致躁狂,

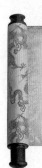

百病生于气也,怒则气上,喜则气缓,悲则气消,恐则气下,寒则气收,炅则气泄,惊则气乱,劳则气耗,思则气结,九气不同,何病之生?岐伯曰:怒则气逆,甚则呕血及飧泄,故气上矣。喜则气和志达,荣卫通利,故气缓矣……思则心有所存,神有所归,正气留而不行,故气结矣。

《素问·举痛论》

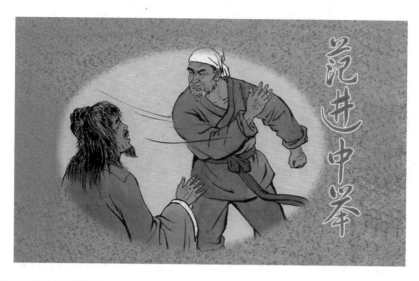

范进中举

情志相胜疗疾

清·吴敬梓《儒林外史》中记述的"范进中举"，范进因过喜而连叫"我中了"，呈癫状，其岳父胡屠夫打他一记嘴巴而治之，就是运用"恐胜喜"调神的典型案例。因为喜为心志，恐为肾志，在五行中，心属火，肾属水，水能克火，所以可用肾之志恐来治疗心之志喜导致的疾病。

出现语言、情绪、行为方面的异常。张氏先以姿色艳丽的歌伎舞于床前，又让她们角斗于庭院，使患者置身医者设置的欢快的情境中，因暴怒导致的脏腑功能失调得到矫治。

2. 五音调情

声音调神也是中医调神的一种重要方法。古人通过长期实践发现五声可以调五脏，《黄帝内经》中记载："五脏之象，可以类推，五脏相音，可以意识。"根据中医五行相克、相胜的关系，选择相应的音乐，可以起到医疗保健的作用。①宫：助脾健运，其悠扬和谐的声音可以增进食欲；②商：强肺强魄，其铿锵肃劲可以使人安宁；③角：疏肝解郁，以其调畅平和来促进睡眠；④徵：通调血脉，以其抑扬咏越来振奋精神；⑤羽：引人遐思，以其柔和透彻来强壮肾脏。

此外还有流传下来的六字诀养生的方法，即在呼气的同时，结合默念"嘘、呵、呼、呬、吹、嘻"六个字的读音进行锻炼的气功语音功法。

3. 怡情养神

通过优雅、恬淡的兴趣爱好，陶冶性情，动静结合，可以达到调神养神的目的，即怡情养神法。其中，"琴、棋、书、画"代表了古代的四大雅趣。现代心理学中的娱乐疗法是指通过各种娱乐活动，如听音乐、看戏剧、读诗词、做游戏等，来改善不良情绪，矫治不良行为。现结合古人的中医养神之道介绍现代养性养神的生活方式。

（1）琴 《乐记》曰："音乐者，流通血脉，动荡精神，以和正心也。"强调音乐可以通过调达血脉，荡涤心灵，疏泄情志，愉悦心情。现代研究表明，音乐可以激活人体大脑皮层右侧颞叶，通过刺激人体分泌激素、酶、乙酰胆碱等活性物质，达到调节血流量，兴奋神经细胞，改善人的神经系统、心血管系统、内分泌系统、消化系统的目的。

要根据不同的目的选择不同的音乐：进餐时，宜选择轻松活泼的音乐；临睡前，宜选择缓慢悠扬的曲子；疲劳时，适宜选择欢乐愉快的乐曲；老年人适宜慢节奏的曲目；年轻人宜选择激扬曲目。

（2）棋 古人云"善弈者长寿"，通过下棋可以锻炼思维，养性益智。但要注意下棋时间要适度，不宜过久，久坐伤肉，久低头易患颈椎病。棋代表了一类益智活动，诸如手工制作、魔方、积木等，都可以达到健脑益智的作用。

（3）书画 书即书法，画即绘画。《老老恒言·消遣》云："笔墨挥洒，最是乐事。"书画可以调气活血，通调经脉，静心宁神。亲自挥洒，欣赏书画艺术，都可以陶冶情操。亲自作画书写时要注意头部端正，两肩相平，挺胸张背，两脚平齐，集中注意力，运用手腕肘臂的力量，调动整体的气血，协调大脑的兴奋抑制的功能，使精力更加旺盛，正如宋代陆游之名句"一笑玩笔砚，病体为之轻"。

但要注意书画与人的兴致相关，心情愉快时，灵感如泉涌，可以挥笔而作；情绪低落时，不必刻意通过书画来调节自己，此时刻意而作，非但无益，反而伤身。

（4）旅游　旅游不仅可以领略自然风光，陶冶性情，获得精神享受，还可以锻炼体魄。

古代文人常在游览美景后，有感而发，咏出佳作。苏轼游览杭州西湖后，留下了优美的诗句："水光潋滟晴方好，山色空蒙雨亦奇。欲把西湖比西子，淡妆浓抹总相宜。"

研究表明，新鲜空气中负氧离子含量高，若高于 10000 个 / m^2，就会促进新陈代谢，使人心情舒畅，精力旺盛，增进食欲。若高于 100000 个 /m^2，就可以治疗部分疾病；反之，空气中负氧离子含量低于 25 个 /m^2，就会引起头痛、疲劳、全身不适等。旅游要考虑到季节，春天万物复苏，自然生发之气始生，可以外出踏青；秋天秋高气爽，可以游山玩水，欣赏古迹；夏天也可以到海边或森林避暑，避免阳光直射；冬天注意防寒，可以滑雪、赏梅花等。

八、药膳

药膳是中医食疗的一种，是中医饮食文化的一种体现，是中国传统的医学知识与烹调经验相结合的产物。

中医药膳的理论核心是通过辨证，全面掌握患者的情况，再结合天时气候、地理环境、生活习惯的影响，遵循扶正祛邪、补虚泻实、寒者热之、热者寒之等治疗原则，依据食物的寒、热、温、凉和辛、甘、酸、苦、咸，制定相应的配方。利用食物性味方面的偏颇特性，能够有针对性地用于某些病证的治疗或辅助治疗，调整阴阳，使之趋于平衡，以防治疾病。药膳取药物之性，食物之味，借助食品的形式，"寓医于食"，食借药威，药助食势，相得益彰，共同起到保健强身、治病延年的作用。古人非常重视日常生活的饮食合理搭配，西周设有掌管饮食的"食医"，且列为四种医生之首。《黄帝内经》中强调"饮食有节""五味调和"

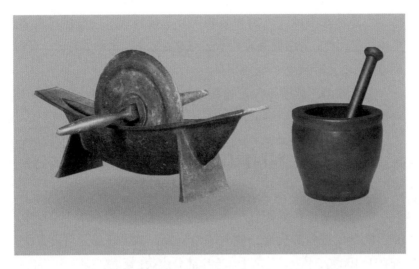

药碾

的养生方法，以补精益气，防止早衰。唐·孙思邈在《千金要方》中专设"食治篇"，强调"食能排邪而安脏腑，若能用食平疴，释情遣疾者，可谓良工"，主张"凡欲治疗，先以食疗，既食疗不愈，后乃用药尔"。元代则有食疗营养学专著《饮膳正要》出版。

中医药膳以中医理论为指导，强调"酸入肝、苦入心、甘入脾、辛入肺、咸入肾"；提倡辨证用药，因人施膳，因时施膳；注重中药与饮食相结合，除了具有鲜明的中医特色外，还具有食品

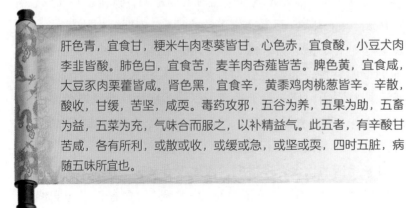

肝色青，宜食甘，粳米牛肉枣葵皆甘。心色赤，宜食酸，小豆犬肉李韭皆酸。肺色白，宜食苦，麦羊肉杏薤皆苦。脾色黄，宜食咸，大豆豕肉栗藿皆咸。肾色黑，宜食辛，黄黍鸡肉桃葱皆辛。辛散，酸收，甘缓，苦坚，咸耎。毒药攻邪，五谷为养，五果为助，五畜为益，五菜为充，气味合而服之，以补精益气。此五者，有辛酸甘苦咸，各有所利，或散或收，或缓或急，或坚或耎，四时五脏，病随五味所宜也。

《素问·脏气法时论》

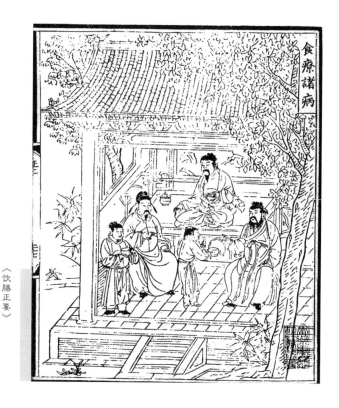

《饮膳正要》

元·胡思慧撰于1330年，全书共3卷。卷一讲诸般禁忌，聚珍异馔；卷二讲诸般汤煎，食疗诸病及食物相反中毒等；卷三讲米谷品、兽品、禽品、鱼品、果菜品和料物等。

的一般特点，强调色、香、味、形，注重营养价值。

（1）根据食物之四气五味施食　食物和药物一样，可分四气五味。四气即四性，为温、热、寒、凉，五味为辛、甘、酸、苦、咸。食物一般分温热和寒凉两大类，能减轻或消除热证的食物属寒凉类，如西瓜、梨、荸荠等；能减轻或消除寒证的食物，如羊肉、狗肉、生姜等属温热性。食物的五味和治病的关系密切，食物的味不同，其治疗作用也不同。辛味，能散能行，故有发散行气的作用，如葱、生姜，能散寒解表，萝卜能行气等。甘味，有补益缓急止痛作用，如山药、大枣补气，蜂蜜能缓急止痛等。酸味，如山楂能健胃生津，杨梅生津止渴。苦味，如苦瓜、莴叶能泻火，绿茶能清热等。咸味，如海带、海藻、紫菜等能消痰核、瘰疬。

（2）根据气候和地理环境施食　春季阳气生发，饮食宜清淡，应避免过食油腻、辛辣等生火助阳之品，宜用新鲜蔬菜、豆腐、绿豆芽、青豆等。夏季气候炎热，多雨，暑热夹湿，热能伤阴、伤气，饮食应以补气养阴、清热祛暑为好，可食西瓜、绿豆、甘蔗、瘦肉、黄瓜等，应忌食辛辣食品，以防伤体液而生内热。秋季燥气袭人，易引起口咽、皮肤干燥，燥咳，宜食萝卜、银耳、菠菜等，以清肺降气、生津润燥，适当增用奶、蛋、鱼肉等补养食品。冬季气候寒冷，寒气太甚可伤人之阳气，故应食牛羊肉等温热性食物，饮料可用热茶热奶等。地理环境不同，饮食也随之有异，我国南方气候多热潮湿，湿则伤脾，宜多使用健脾利浊的食物，如薏苡仁、山药、扁豆、莲子等。北方气温较冷，易使阳气不足，故宜用温热性补阳食品，如牛肉、羊肉、鸡肉、鹿肉、虾、葱、蒜等，而不宜食寒凉食品。

（3）根据体质和年龄施食 形体肥胖之人多痰湿，宜多吃一些具有健脾利湿、化痰祛痰作用的食物，如白萝卜、荸荠、紫菜、海蜇、洋葱、白果、扁豆、红小豆、蚕豆、包菜等。形体消瘦之人多阴虚血亏津少，宜多吃滋阴生津的食品，如黑木耳、白木耳、鸭肉、龟肉、牛奶等。

在一生中各个时期，体质及气血盛衰有所变化，饮食调理也应加以区别。如幼儿应饮牛奶、豆浆、蜂蜜、银耳等平和之品。青少年时期生机旺盛，精力充沛，应注意不偏食，使营养均衡、充足；注意劳逸结合，如记忆力减退，可选用猪心、山药等。人到老年，肾气渐衰，气血虚少，宜多用有健脾益肾效用的食品，如山药、莲子、大枣、核桃、芝麻等煮粥食用，海产品如鱼类、海参、牡蛎等更好。

表5-1 人体气血阴阳亏虚与食疗的关系

| 气虚 | 少气懒言，疲倦乏力，食欲不振，心悸怔忡，头晕耳鸣，自汗 | 补气健脾 | 党参、白术、山药、莲子、白扁豆、赤小豆、薏苡仁、大枣、猪肉、猪肚等；
食疗方如参枣米饭、八宝糯米饭、山药包子、四君蒸鸭等 |

血虚	面色苍白或萎黄，唇舌爪甲色淡无华，头晕目眩，心悸怔忡，健忘失眠	补血养血，益气生血	当归、何首乌、枸杞子、桂圆肉、红枣、动物肝脏、鸡肉、蛋类、奶类、菠菜、胡萝卜等； 食疗方如归参炖母鸡、桂圆红枣粥、菠菜炒肝片、枸杞肉丝等
阴虚	潮热盗汗，两颧发红，足心发热，失眠梦多，口燥咽干，大便干结，尿少色黄	滋阴养液	麦冬、百合、玉竹、冬虫夏草、蜂蜜、银耳、雪梨、甘蔗、鸭肉、甲鱼等； 食疗方如银耳羹、虫草炖鸭、百合煨瘦肉、清炖甲鱼等
阳虚	面色苍白，恶寒肢冷，神疲嗜睡，下利清谷，遗精阳痿，性欲减退	温补阳气	核桃肉、杜仲、韭菜、干姜、羊肉、狗肉、麻雀肉、狗鞭、海马、海虾、鳝鱼等； 食疗方如附片炖羊肉、海马鳝鱼、杜仲腰花、韭菜虾仁等

表 5-2　不同年龄段的食疗法

小儿	生机旺盛，稚阴稚阳，脾常不足，而且饮食不知自节，稍有不当就会损伤脾胃，伤食为患	健脾消食	选食山楂、山药、茯苓、白豆蔻、板栗、猪肚、猪瘦肉、鸡蛋、牛奶、蜂蜜等
青壮年	精力旺盛，气血充沛，无须专门补养。但有时自恃身强体壮，不注意劳逸结合，日夜钻研，精神高度紧张，劳逸失度，造成心脾或心肾不足	养心安神	选食莲子、茯苓、山药、枸杞子、何首乌、酸枣仁、桂圆肉、松子仁、猪心、猪脑等
老年	生机减退，气血不足，阴阳渐衰，而以脾胃虚弱、肾气渐衰为主	健脾补肾、益气养血、抗衰防老	平时饮食宜清淡、温热、熟软。选食人参、黄芪、山药、茯苓、冬虫夏草、枸杞子、当归、桑椹、核桃肉、芝麻、黑豆、银耳、何首乌、韭菜、猪瘦肉、猪心、动物肝脏、蛋类、奶类、海参、龟肉、鳖肉、菠菜、胡萝卜、虾等

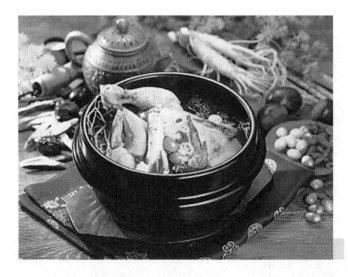

药膳

九、贴敷

贴敷，又称"敷贴"，是穴位贴敷疗法的简称，是按照中医经穴理论，将药物研成细末制成糊状或膏药，施于皮肤、孔窍、腧穴及病变局部等部位的治病方法。

贴敷有着悠久的历史，《黄帝内经》中已有相关记载，晋·葛洪《肘后备急方》中首次记载了大量外用膏药，如续断膏、丹参膏、雄黄膏、五毒神膏等。清·程鹏程《急救广生集》以及之后的吴尚先《理瀹骈文》把贴敷疗法推广应用到内、外、妇、儿、皮肤、五官等科。

现代临床有膏剂、糊剂、浸膏剂、膜剂等多种剂型。加入化学发热剂后配制成的熨贴剂，如代温灸膏等；用橡胶和配合剂（氧化锌、凡士林等）作为基质，加入中药提炼的挥发油或浸膏制成的硬膏剂，如麝香虎骨膏、南星止痛膏；还有在贴敷方中加入透皮吸收促进剂来促进治疗性药物高效率地均匀持久地透过皮肤的贴敷剂，如复方洋金花止咳平喘膏等。

贴敷疗法是一种融经络、穴位、药物为一体的复合性治疗方法，

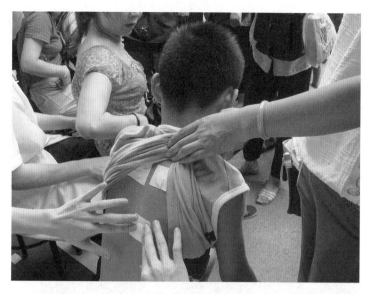

冬病夏治三伏贴现场

冬病夏治三伏贴是穴位贴敷中的一种，根据中医"冬病夏治"的理论，即在初伏、中伏、末伏选取特定的穴位，将一些具有刺激性的药物，贴敷于穴位或患处。敷后皮肤可起泡，或仅使局部充血潮红、患者感到温热。对支气管哮喘、过敏性鼻炎等冬天易发作的宿疾，在一年中最热的三伏天（这段时间人体阳气最盛），以辛温祛寒药物贴在背部不同穴位进行治疗，可以减轻冬季发作的症状。

通过药物直接刺激穴位，并通过透皮吸收，使局部药物浓度明显高于其他部位，作用较为直接，且使用简便。家庭多用较简单的药物配伍及制作，易学易用，经简单学习就可掌握要领，可与内治结合，相互补充，对许多沉疴痼疾常能取得意想不到的显著功效。目前，冬病夏治三伏贴临床最为常见。

十、温熨

温熨，是将加热后的草药或器具，通过热敷、熏蒸或洗浴的方法，作用于体表特定部位，使药力渗透皮肉筋骨达到温经通脉、消除痹痛等目的的外治法，有外洗、坐浴、熏蒸、药摩、砭石热疗等多种方法。现代除在医疗机构使用外，民众也可以在温泉、桑拿、药浴中心体验温熨保健方法。

药浴是一种常用的温熨疗法，即用药液或含有药液的水洗浴全身或局部的方法。其形式多种多样，全身中药洗浴称"药水澡"；局部洗浴的又有"烫洗""熏洗""坐浴""足浴"等，尤其烫洗最为常用。药浴用药与内服药一样，亦需遵循处方原则，辨病辨证，谨慎选药，根据各自的体质、时间、地点、病情等因素，选用不同的方药。早在《黄帝内经》中就有"摩之浴之"之说，并有"桂

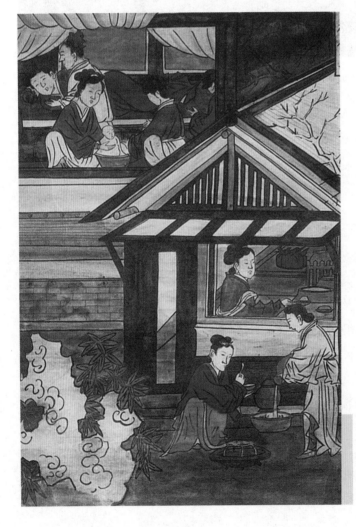

药浴图
山西芮城永乐宫壁画。

心渍酒，以熨寒痹"的论述，清代《医宗金鉴》《外科正宗》《张氏医通》均有熏洗等法治疗内外疾病的记载。

中药熏蒸，又叫蒸汽疗法、汽浴疗法、中药雾化透皮疗法，是以中医理论为指导，利用药物煎煮后所产生的蒸汽，通过熏蒸机体达到治疗目的的一种中医外治法。

药摩，即药物摩擦法，是医生以掌心或其他物品蘸药液或药膏在患处表皮摩擦，以治疗疾病的外治法。东汉张仲景在《金匮要略》中记载用头风摩散（附子、盐）摩头治疗偏头风，从而开药物摩擦法之先河。之后，有关药物摩擦法历代均有记述，至清代吴尚先的《理瀹骈文》已载摩擦方药近百首，涉及内、外、妇、儿科数十个病证。

电热砭石温熨法，在砭石的内部或一面增加电加热元件和温度传感装置，并连接到相应的加热控温仪器上，使砭石的温度达到超过人体体温的较高温度，并保持恒温和精细控温，使砭石释放更多的热能和远红外能量，实现长时间、舒适的物理能量调养。该法主要用于风、寒、湿引起的痹证疼痛及补充人体的元阳之气。

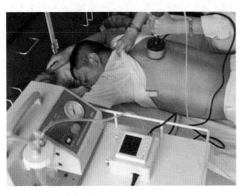

砭石温熨

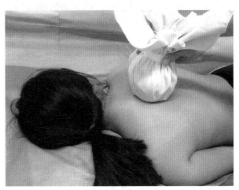

热敷法

古代称之为熨。古代的热敷方法浪多，诸如药熨、汤熨、酒熨、铁熨、葱熨、土熨等。透热即通过热、药物所产生的共同作用以调节身体。

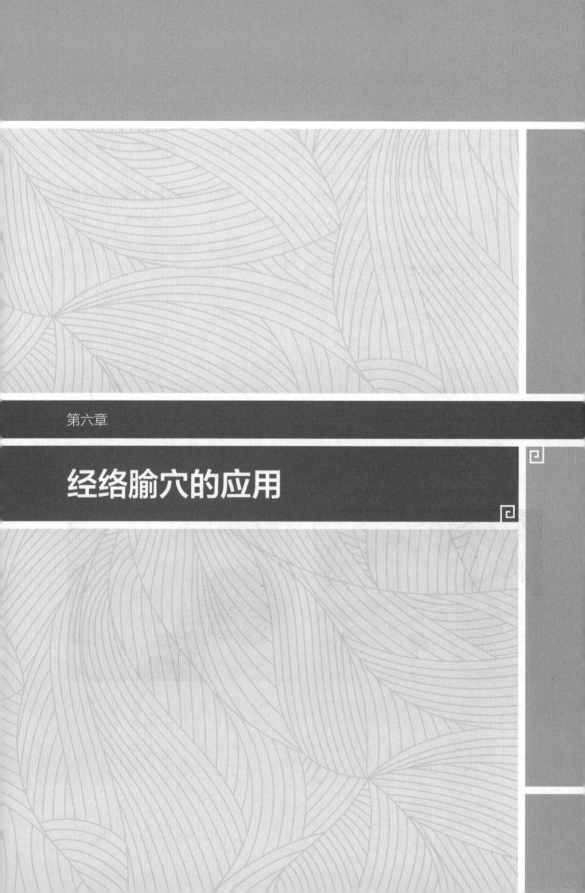

第六章

经络腧穴的应用

随着经济和社会的发展，人类健康观念和医学思想在悄然发生着变化，人们越来越崇尚自然，更加关注绿色健康的理念与方法，经络穴位养生保健已成为人们追求健康的时尚选择。

现代人出现的失眠、乏力、无食欲、易疲劳、心悸，抵抗力差、易激怒、经常性感冒或口腔溃疡、便秘等亚健康症状，已经严重影响人们的生活质量，甚至成为导致很多疾病的隐形杀手。我们根据临床实践，总结出太阳、风池、肩井等 60 个常用有效穴位，在这些穴位上进行点、压、按、摩、揉、贴、熨、刮、拔、灸等刺激，可有效地进行早期干预，有助于摆脱亚健康，走向健康。

一、经络系统

经络系统主要包括十二经脉、奇经八脉、十二经别、十五络脉等。十二经脉的分布特点是内属于腑脏，外络于肢节，将人体的五脏六腑、四肢百骸、五官九窍、皮肉筋骨等联系成一个有机的整体。

经络具有运行血气、协调阴阳、抗御病邪、反映证候、传导感应、调整虚实等功能。气血是维持人体生命活动的物质基础，人体要想维持正常的生理活动，必须要有气血对全身各个器官的濡养滋润。而经络就是运行气血的通路，能将营养物质布散到全身；当外邪侵犯人体时，它能调动全身气血，抵抗外邪，保卫机体。

经络具有感应传导作用，即当刺激一定穴位时，人体会产生酸、麻、胀、重等感觉，这种感觉常沿着经脉循行路线向远端传导，这种现象称为"经络感传现象"，也就是中医所说的"得气"或"气至"。同理，当某一脏腑发生病变时，在体表的相应部位可以出现压痛、结节、皮疹、脱屑、色泽改变等变化。古代医家经过长期的观察，逐步总结出人体经络循行分布规律，提出经络理论。

1. 十二经脉

十二经脉是经络系统的主体，其命名是根据阴阳属性、所属脏腑、循行部位综合而定。古人结合阴阳的盛衰规律和脏腑的气血运行特点将阴分为少阴、太阴、厥阴，阳分为太阳、阳明、少阳。少阴是阴气初生，太阴是阴气大盛，厥阴是阴气将尽；太阳是阳气旺盛，阳明是阳气盛极，少阳是阳气衰弱。十二经脉按照气血流注次序依次被命名为手太阴肺经，手阳明大肠经，足阳明胃经，足太阴脾经，手少阴心经，手太阳小肠经，足太阳膀胱经，足少阴肾经，手厥阴心包经，手少阳三焦经，足少阳胆经，足厥阴肝经。其中肺经和大肠经，胃经和脾经，心经和小肠经，膀胱经和肾经，心包经和三焦经，胆经和肝经之间存在着表里络属关系。

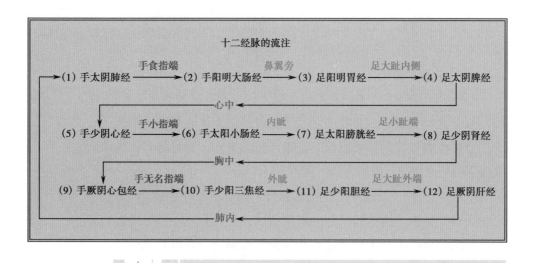

十
二
经
脉
流
注

　　十二经脉通过循行全身，将经脉之气聚于筋肉关节，布散于皮部，将皮肤、四肢筋肉与脏腑联系起来；并且十二经脉按照一定的流注次序及衔接规律相互联系，并通过特定穴位与奇经八脉沟通，加强了经脉之间的联系，形成了一个纵横交错、遍布全身的网络。即在内联系于胸腹，隶属于脏腑；在外，分布于躯体，联系到体表所属的穴位。十二经脉起于手太阴肺经，止于足厥阴肝经，首尾相贯，循环往复，对称地分布于人体的两侧，并分别循行于上肢或下肢的内侧或外侧，每一条经脉分别归于一个脏或一个腑。

2. 奇经八脉

　　自经脉采用三阴三阳命名法后，受"天之大数"十二的限制，在这个理论框架中只能容纳十二条经脉。随着认识的发展，古人又逐渐发现了更多的经脉，那么如何容纳这类经脉呢？于是在《难经》中产生了"奇经八脉"理论。奇经八脉的名称首由《难经》提出，但早在《黄帝内经》中即有记载。

　　奇是奇异、奇特，八是八条。指别道奇行的经脉。包括督脉、任脉、冲脉、带脉、阳维脉、阴维脉、阴跷脉、阳跷脉。奇经八脉不同于十二正经，既不直属脏腑，又无表里配合关系，因其"别道奇行"，故称"奇经"。

奇经异于正经之处是，它们与五脏六腑没有直接的络属关系，因而八脉之间也没有表里相合的关系；奇经在人体的分布也不像十二经那样有规律，如上肢没有奇经八脉的分布，除带脉外，均是由下而上地循行，故称之为"别道奇行"。

所谓"奇行"，是说十二正经的循行，都是左右对称的，而奇经中带脉、督脉、任脉都只有一条单行脉，冲脉除一小部分外也是单行的。奇经中各脉的名称，是根据它们循行分布的特点，及其基本功能而命名的。

奇经八脉在经络系统中发挥着联系、调节、统帅的作用。

首先是联系、统帅作用。奇经八脉的循行，交叉贯穿于十二经脉之间，既加强了十二经脉间的联系，又弥补了十二经脉在循行分布上的不足。同时，奇经八脉还有统帅的作用。如督脉能统帅一身的阳经，称为"阳脉之海"；任脉能统帅一身的阴经，称为"阴脉之海"；冲脉通行身之上下前后，称为"十二经脉之海"，又称"血海"；带脉能约束纵行的经脉，沟通腰腹部的经脉；二跷脉左右成对，分主一身左右的阴阳；阳维脉维系身之阳气，联络所有阳经，与督脉会合于项；阴维脉维系身之阴气，联络所有阴经而与任脉会合于颈。

其次，奇经八脉有调节十二经气血的作用。当十二经气血满溢时，就会流入奇经八脉，蓄以备用；当十二经气血不足时，则蓄于奇经八脉的气血就会溢出给予补充，以维持十二经脉气血的相对恒定状态。古人将正经比作"沟渠"，将奇经比喻为"湖泊"，意在说明奇经对正经气血的双向性调节，既能蓄入，也能输出。

此外，经脉系统中还有十二经别、十二经筋、十二皮部。十二经别指十二正经离、入、出、合的别行部分，是正经别行深入体腔的支脉，加强了十二经脉的内外和经脉所属络的脏腑在体腔深部的联系。

十二经筋指十二经脉之气输布于筋肉骨节的体系，是附属于十二经脉的筋肉系统。经筋具有约束骨骼、屈伸关节、维持人体正常运动的功能。经筋为病，多表现为转筋、筋痛、痹证等，相当于现代医学的肩周炎、颈椎病、腰椎间盘突出等。保护经筋的功能对维持人体正常的运动至关重要。

十二皮部指十二经脉功能活动反映于体表的部位，也是络脉之气散布之所在。十二皮部位居人体最外层，是机体的卫外屏障，有保卫机体、抗御外邪、反映病候的功能。《素问·皮部论》指出："欲知皮部，以经脉为纪者，诸经皆然。"说明各经皮部就是本经在皮肤表面的反应区域，通过皮肤的色泽、温度、弹性等变化可以推理出归属于本区域的经脉脏腑的病理变化。正如《灵枢·本脏》说："视其外应，以知其内脏，则知所病矣。"

络脉是从经脉分出的。十二经脉和任、督二脉各自别出一络，加上脾之大络，总计 15 条，称为十五络脉，这是络脉的主体；此外还有遍布于全身的孙络和浮络。

二、腧穴分类

1. 十四经穴

十四经穴简称"经穴"，即可以归属于十二经脉和任、督二脉的腧穴，共有 362 个，是全身腧穴的主要组成部分，也是临床应用最广泛的腧穴。其中十二经脉的腧穴为左右对称的双穴（每侧 309 穴，双侧共 618 穴），而督脉、任脉的腧穴分别分布于前后正中线上，为单穴（共 53 穴）。从十四经腧穴个数的发展情况可以看到腧穴由少到多，由简到繁的发展过程。《黄帝内经》最早记载了 160 个左右的腧穴名称，而晋代皇甫谧的《针灸甲乙经》则记载了 349 个穴位，并且比较完备的记载了腧穴的位置和主治，清代的《针灸逢源》一书中收录了十四经穴共 361 个，并一直沿用至今。2006 年，《中华人民共和国国家标准·腧穴名称与定位》重加修订，将印堂穴归于督脉，于是十四经穴总数便成为 362 个。

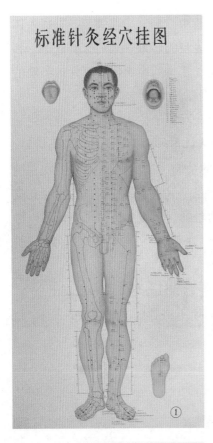

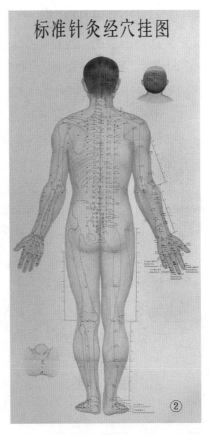

标准针灸经穴挂图（1）

标准针灸经穴挂图（2）

2. 经外奇穴

经外奇穴简称"奇穴"，指的是不属于十四经系统的经验穴，具有固定的名称、位置和主治功能。这些腧穴对某些病证有较好的治疗作用，即治疗作用多具有一定的针对性。例如位于小腿外侧偏上部位的胆囊穴，主治各种胆囊疾患，如胆囊炎、胆石症等。当这些疾病急性发作时，往往就会在相应的经外奇穴上有明显的反应点。比如胆囊发生病变的时候，胆囊穴会有压痛、结节等。

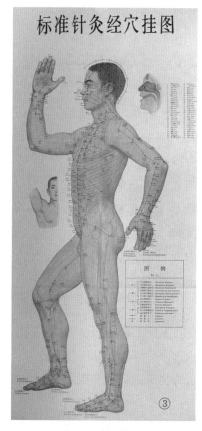

标准针灸经穴挂图

之所以称这些穴位为经外奇穴，是相对于十四经穴而言的。但它并不是与以十四经为主体的经络系统没有任何关联的，相反，两者之间有着密切的联系。奇穴虽然分布较为分散，但很多却在十四经的循行路线上，与临近的经脉具有密切的联系。如太阳穴与足少阳胆经、阑尾穴与足阳明胃经等。

3. 阿是穴

阿是穴又称"天应穴""不定穴""压痛点""敏感点"等，即以病痛局部或与病痛有关的压痛点作为治疗用的腧穴。"阿是"一词首见于唐代《千金要方》中，其曰："有阿是之法，言人有病痛，即令捏其上，若里当其处，不问孔穴，即得便快成痛处，即云阿是，灸刺皆验，故曰阿是穴也。"现在，在临床应用的时候，也经常在患者感觉疼痛的部位按压，患者疼痛难忍或按压后感觉舒服，就会说"阿……是"，就可以在这些部位进行针灸治疗，往往取得较好的疗效。由此可见，阿是穴是没有固定位置的，在临床上多用于疼痛性病证。

三、腧穴命名

1. 命名方法

古人云："有其名必有其实，名为实之宾也。"中国一向注意取名的学问。历代医家以腧穴所居部位和作用为基础，结合自然界现象和医学理论等，采用取象比类的方法对腧穴命名，赋予腧穴名称以丰富的内涵，以便由表知里，顾名知用。腧穴的命名，是根据阴阳五行、脏腑气血、经脉流注、腧穴功能、解剖位置、取穴方法、骨度分寸、天文地理、八卦算术、乐器音律、土木建筑、活动场所、物象形态、文字字形等，用比喻、假借、会意、影射、象形、写实等方法来命名的，主要分为以下几种。

（1）根据所在部位命名　即根据腧穴所在的人体解剖部位而命名，如腕旁的腕骨，乳下的乳根，面部颧骨下的颧髎，第7颈椎棘突下的大椎等。

（2）根据治疗作用命名　即根据腧穴对某种病证的特殊治疗作用命名，如治目疾的睛明、光明，治水肿的水分、水道，治面瘫的牵正。

（3）利用天体地貌命名　即根据自然界的天体名称如日、月、星、辰等，和地貌名称如山、陵、丘、墟、溪、谷、沟、泽、池、泉、海、渎等，结合腧穴所在部位的形态或气血流注的状况，将腧穴以海、渎、渊、池、井、谷、溪、泉、沟、渠、泽、渚等命名，如日月、上星、太乙、承山、大陵、商丘、丘墟、太溪、合谷、水沟、曲泽、涌泉、小海、四渎等。

（4）参照动植物命名　即根据动植物的名称，以形容腧穴所在部位的形象而命名，如伏兔、鱼际、犊鼻、鹤顶、攒竹、口禾髎等。

（5）借助建筑物命名　即根据建筑物来形容某些腧穴所在部位的形态或作用特点而命名，如天井、印堂、巨阙、脑户、屋翳、膺窗、库房、地仓、气户、梁门等。

（6）结合中医学理论命名　即根据腧穴部位或治疗作用，结合阴阳、脏腑、经络、气血等中医学理论命名，如阴陵泉、阳陵泉、心俞、三阴交、三阳络、百会、气海、血海、神堂、魄户等。

可见，腧穴的命名离不开古代医家医疗活动的长期实践和生活背景，是古人智慧的结晶，同时也体现了中医学的人文性、历史性、科学性。如果把经络形象地比喻为交通干道，那么腧穴就类似于交通枢纽，枢纽依附于干道而存在，在维持经络疏通方面起着无可替代的作用。以比拟、象形和会意的方法而制定的穴位名称，不仅仅是体表某一点的符号和标志，更有它广泛的内涵和形意。正如孙思邈《千金翼方》指出的："凡诸孔穴，名不徒设，皆有深意。"明确其中的文化内涵，对于穴位的认识以及穴名的记忆，甚至取穴的方法，都有一定的帮助。

2. 穴名意义

（1）顾名知位　部分穴名与腧穴的位置有密切的关系。而腧穴的位置是每位学习针灸的人最起码应掌握的，也是最难记忆的内容，形象的穴名有助于记忆腧穴位置。如攒竹穴在眉头凹陷中，这里"攒"指簇聚，"竹"形容眉毛，穴在眉头陷处，眉似簇聚之竹；通天穴为戴冠之处；膻中穴在坦胸两乳之正中；温溜穴乃袖手取暖之处。

（2）顾名知用　许多腧穴的穴名与其功用主治关系密切，有的腧穴单从名称上就可对其主治功能有概要了解。如风池穴，"风"为风邪和散风作用，"池"为凹陷，穴处凹陷似池，为风邪易侵之地，又为散风之所，故名"风池"；既可以用于中风、眩晕、抽搐等内风之病，又可用于肩背颈项强痛、感冒等外风之病。关元穴，"关"为枢纽机关，"元"为元气，穴处为元气出入之关隘，故名"关元"；凡元气不足之证均可用之，如遗精、阳痿、不育、月经不调、痛经、带下、中风脱证、慢性泄泻、虚喘、腰膝酸软、精神疲惫等。气海穴，"气"为元气，"海"为聚会，该穴为元气生发、聚会、转输之处，故名"气海"；顾名知用，凡元气虚者皆可用之。

（3）顾名知理　腧穴中有大量的特定穴，通过命名以强调其特定属性。如阴郄、郄门穴，"郄"是隙点，指气血深聚处，二穴均为郄穴。如支正穴，"正"为正经，"支"为络脉，穴为手太阳之络，正经由此别支而走少阴，故名支正。如三阴交穴，"三阴"指足三阴经而言，"交"指交会与交接，此穴为足太阴、足少阴、足厥阴三条阴经的交会穴。

（4）顾名知法　有些穴名不仅与腧穴的定位有直接关系，且在穴名中提示了取穴的要点。通过穴名可以更好地掌握取穴方法，如曲池穴在肘横纹外端，屈肘时当尺泽与肱骨外上髁连线中点，要求取穴时应屈肘，而曲池的穴名释义正是指取穴时屈曲其肘，横纹头处有凹陷，形似浅池。又如委中穴，"委"指委曲，"中"指正中，穴在腘横纹中点，委曲而取之，故得名。如环跳穴，"环"指环曲，"跳"指跳跃，穴在股外侧，应侧卧位屈上腿伸下腿取穴，因其屈膝髋呈环曲，如跳跃状，故名"环跳"。

穴名之"名"，《释名·释言语》曰："名，明也。名事实，使分明也。"故而穴名与穴位并不相同；穴名是其功能事实的写照，而穴位则是其居之处所。目前 WHO 推行的针灸穴位的英文字母加数字的编码译法，虽然对于西方针灸学者来说比较简单，便于记忆，但随着世界针灸医学水平的提高以及西方针灸学者对中医理解的不断加深，他们已经意识到简单的编码译法并不能满足他们对中医的渴求，也无法更进一步向世界传递中医独特的文化内涵。

四、腧穴定位

取穴是否准确，直接影响穴位保健的效果。因此，穴位保健，首先要保证取穴的准确。

中医取穴讲究"同身寸"。以上所说的"寸"，并没有具体数值。"一寸"在不同的人身体上是不同长短的；较高的人"一寸"比较矮的人的"一寸"要长，这是由身体比例来决定的。所以"同身寸"只适用于被取穴的个人身上，不能用自己的"同身寸"在别人身上来找穴位，这样做是找不准穴位的。为了准确取穴，必须掌握好腧穴的定位方法。常用的腧穴定位方法有以下 4 种。

1. 骨度分寸定位法

骨度分寸法是指主要以骨节为标志，将两骨节之间的长度折量为一定的分寸，用以确定腧穴位置的方法。不论男女、老少、高矮、胖瘦，均可按一定的骨度分寸在其自身测量。现时采用的骨度分寸是以《灵枢·骨度》所规定的人体各部的分寸为基础，结合历代医家创用的折量分寸而确定的。

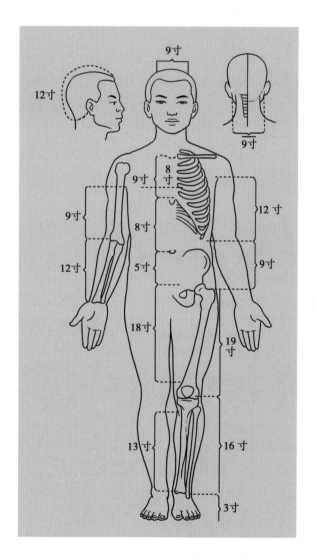

人体骨度示意图

表 6-1　常用骨度分寸表

分部	起止点	骨度分寸	度量法	说明
头部	前发际至后发际	12寸	直寸	如前后发际不明者，即从眉心至前发际作3寸，大椎至后发际作3寸，从眉心至大椎作18寸
	前额两发角之间	9寸	横寸	用于量头部的横寸
	耳后两完骨（乳突）之间	9寸		
胸腹部	歧骨（胸剑联合）至脐中	8寸	直寸	胸部与胁肋部取穴直寸，一般根据肋骨计算，每一肋骨折作1.6寸
	脐中至横骨上廉（耻骨联合上缘）	5寸		
	两乳头之间	8寸	横寸	女性可用锁骨中线代替
背腰部	大椎以下至尾骶	21寸	直寸	背腰部以脊椎棘突作为定穴的依据。一般肩胛骨下角相当第七（胸）椎，髂嵴相当第四腰椎。
	两肩胛骨脊柱缘之间	6寸	横寸	
侧胸部	腋下至季胁	12寸	直寸	"季胁"指11肋端
上肢部	腋前纹头（腋前皱襞）至肘横纹	9寸	直寸	用于三阴、手三阳经。
	肘横纹至腕横纹	12寸		
下肢部	横骨上廉至内辅骨上廉（股骨内上髁上缘）	18寸	直寸	用于足三阴经
	内辅骨下廉（胫骨内侧髁下缘）至内踝高点	13寸		
	髀枢至膝中	19寸	直寸	用于足三阳经；"髀枢"指股骨大转子；"膝中"的水平线：前面相当犊鼻穴，后面相当委中穴。
	臀横纹至膝中	14寸		
	膝中至外踝高点	16寸		
	外踝高点至足底	3寸		

2. 体表解剖标志定位法

体表解剖标志取穴法是根据人体表面一些具有明显特征的部位作为标志来取穴位的方法。人体自然标志有两种：固定标志法，也就是以人体表面固定不移，又有明显特征的部位作为取穴标志的方法。如人的五官、爪甲、乳头、肚脐等作为取穴的标志。例如前面介绍的关元穴、气海穴是以肚脐为标志，长强、会阴以肛门、尾骨等为标志来测量。活动标志法是根据人体关节、肌肉、肌腱、皮肤等随着活动而出现的间隙、凹陷、皱纹、尖端等作为定穴的标志。如在耳前张口时的凹陷中取听宫，握拳在掌后纹头取后溪等。

3. 手指同身寸定位法

手指同身寸取穴法，是以患者本人的手指为标准来确定穴位的方法。

中指同身寸：以患者的中指中节屈曲时，内侧两端纹头之间的距离作为1寸。

拇指同身寸：以患者拇指指关节的宽度作为1寸。

横指同身寸：是指患者食指、中指、无名指及小指并拢，以中指中节横纹为准，四指的宽度作为3寸。

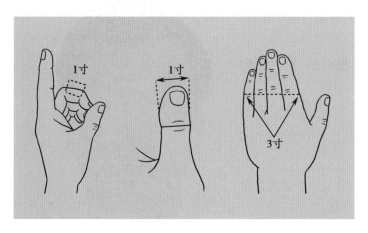

手指同身寸定位法

4. 简便取穴法

中医临床上还常用一种简便易行的取穴方法，如将两耳郭向前对折，由两个耳尖连线跨越头顶与头部前后正中线之交点即是"百会"；直立，两肩水平，两手自然下垂，大腿外侧正中线上，中指尖端所到之处即是"风市"等。

五、常用穴位

1. 头面部

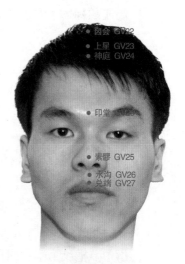

印堂

【标准定位】在额部,当两眉头的中间。

【适宜病证】前头痛，失眠，高血压，鼻塞，鼻炎，目眩。

睛明

【标准定位】在面部，目内眦上方眶内侧壁凹陷中。

【适宜病证】目痛，流泪，视物不清，目眩，近视，夜盲，色盲。

迎香

【标准定位】在面部,鼻翼外缘中点旁，鼻唇沟中。

【适宜病证】鼻塞，鼽衄，口歪，面痒，胆道蛔虫症。

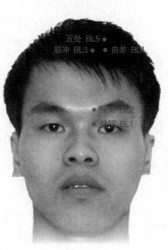

水沟

【标准定位】在面部，人中沟的上 1/3 与中 1/3 交点处。

【适宜病证】昏迷、休克、中暑等急危重症，口眼㖞斜，闪挫腰痛。

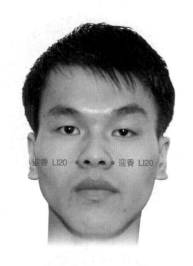

承浆

【标准定位】在面部，颏唇沟的正中凹陷处。

【适宜病证】口眼㖞斜，齿痛，齿衄，龈肿，流涎，口舌生疮。

太阳

【标准定位】在头部，眉梢与目外眦之间，向后约一横指的凹陷中。

【适宜病证】偏正头痛，目赤肿痛，目眩，目涩，牙痛，三叉神经痛。

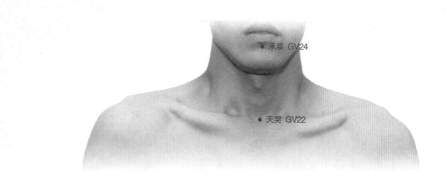

下关

【标准定位】在面部，颧弓下缘中央与下颌切迹之间的凹陷处。

【适宜病证】耳聋，耳鸣，聤耳，齿痛，口噤，口眼㖞斜。

颊车

【标准定位】在面部，下颌角前上方一横指（中指）。

【适宜病证】口歪，齿痛，颊肿，口噤不语。

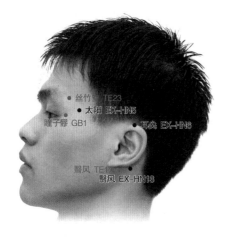

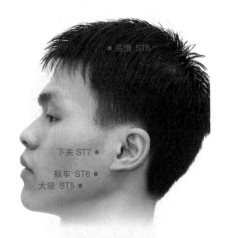

耳门

【标准定位】在耳区，耳屏上切迹与下颌骨髁突之间的凹陷中。

【适宜病证】耳聋，耳鸣，齿痛，颈颌痛。

听宫

【标准定位】在面部，耳屏正中与下颌骨髁突之间的凹陷中。

【适宜病证】耳鸣，耳聋，齿痛，癫狂，痫证。

听会

【标准定位】在面部，耳屏间切迹与下颌骨髁突之间的凹陷中。

【适宜病证】耳鸣，耳聋，齿痛，下颌脱臼，口眼㖞斜，面痛，头痛。

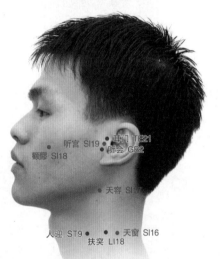

百会

【标准定位】在头部，前发际正中直上5寸。

【适宜病证】头痛，眩晕，惊悸，健忘，尸厥，中风不语，癫狂，痫证，癔症，耳鸣，鼻塞，脱肛，痔疾，阴挺，泄泻。

2. 颈项部

人迎

【标准定位】在颈部，横平喉结，胸锁乳头肌前缘，颈总动脉搏动处。

【适宜病证】咽喉肿痛，气喘，瘰疬，眩晕，高血压。

风池

【标准定位】在颈后区，枕骨之下，胸锁乳突肌上端与斜方肌上端之间的凹陷中。

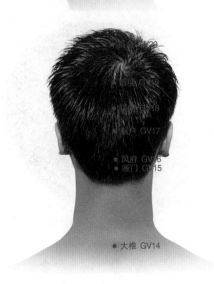

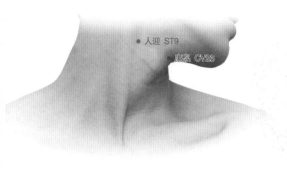

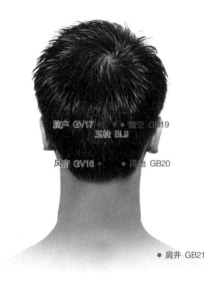

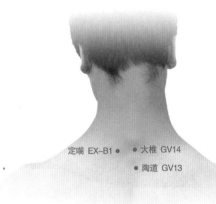

【适宜病证】头痛，眩晕，颈项强痛，目痛，鼻炎，耳聋，中风，口眼㖞斜，发热，感冒。

大椎

【标准定位】在脊柱区，第7颈椎棘突下凹陷中，后正中线上。

【适宜病证】热病，疟疾，咳嗽，喘逆，项强，肩背痛，腰脊强，角弓反张，小儿惊风，癫狂，痫证，疲劳，中暑，呕吐，风疹。

安眠

【标准定位】在项部，当翳风穴与风池连线中点。

【适宜病证】失眠，头痛，眩晕，心悸，癫狂。

天柱

【标准定位】在颈后区，斜方肌外缘凹陷中，横平第2颈椎棘突上际。

【适宜病证】后头痛，癔症，神经衰弱，失眠，慢性鼻炎，鼻出血，咽喉炎，颈椎病，腰扭伤，感冒等。

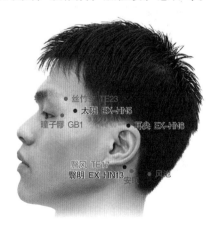

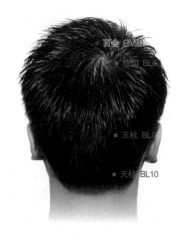

3. 肩背部

肩背部

【标准定位】在脊柱区，横平第7颈椎棘突下，后正中线旁开0.5寸。

【适宜病证】哮喘，咳嗽，肩背痛，落枕。

肩井

【标准定位】在肩胛区，第7颈椎棘突与肩峰最外侧点连线的中点。

【适宜病证】肩背痛，手臂不举，颈项强痛，乳痈，中风，疲劳。

肩髃

【标准定位】在三角肌区，肩峰外侧缘前端与肱骨大结节两骨间凹陷中。

【适宜病证】肩臂挛痛不遂，隐疹，瘰病。

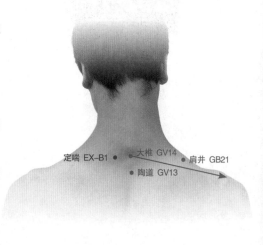

4. 上肢部

曲池

【标准定位】在肘区，肘横纹外侧端与肱骨外上髁连线的中点处。

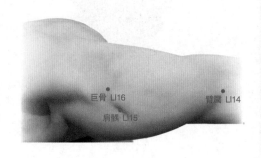

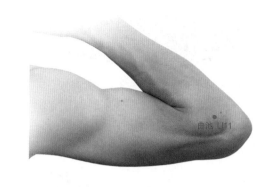

曲池 LI11

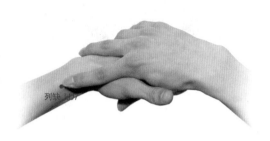

列缺 LU7

【适宜病证】咽喉肿痛，齿痛，目赤痛，隐疹，上肢不遂，手臂肿痛，腹痛吐泻，高血压，癫狂。

列缺

【标准定位】在前臂，腕掌侧远端横纹上 1.5 寸，拇短伸肌腱与拇长展肌腱之间，拇长展肌腱沟的凹陷中。

【适宜病证】伤风，头痛，项强，咳嗽，气喘，咽喉肿痛，口眼㖞斜，齿痛。

神门

【标准定位】在腕前区，腕掌侧远端横纹尺侧端，尺侧腕屈肌腱的桡侧缘。

【适宜病证】心病，心烦，惊悸，怔忡，健忘，失眠，癫狂痫证，胸胁痛。

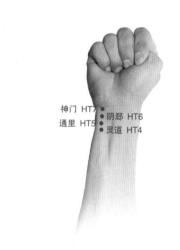

神门 HT7
通里 HT5
阴郄 HT6
灵道 HT4

内关

【标准定位】在前臂前区，腕掌侧远端横纹上 2 寸，掌长肌腱与桡侧腕屈肌腱之间。

【适宜病证】心痛，心悸，胸痛，胃痛，呕吐，呃逆，失眠，癫狂，痫证，郁证，眩晕，中风，偏瘫，哮喘，偏头痛，热病，产后血晕，肘臂挛痛。

外关

【标准定位】在前臂后区，腕背侧远端横纹上 2 寸，尺骨与桡骨间隙中点。

【适宜病证】热病，头痛，耳聋，耳鸣，目痛，胁痛，肩背痛，肘臂屈

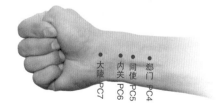

大陵 PC7
内关 PC6
间使 PC5
郄门 PC4

伸不利，手指疼痛，手颤。

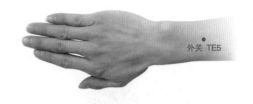

合谷

【标准定位】在手背，第2掌骨桡侧的中点处。

【适宜病证】头痛，目赤肿痛，鼻衄，齿痛，牙关紧闭，口眼㖞斜，耳聋，痄腮，咽喉肿痛，发热，腹痛，便秘，经闭，滞产。

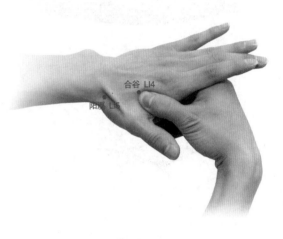

后溪

【标准定位】在手掌尺侧，第5指掌关节后尺侧的远端掌横纹头赤白肉际。

【适宜病证】目赤痛，耳鸣耳聋，心痛烦满，疟疾，小便赤黄，胃反，热病汗不出，腿痛，盗汗，黄疸，中风不语，手足麻木。

少商

【标准定位】在手拇指末节桡侧，距指甲角0.1寸，赤白肉际处。

【适宜病证】扁桃体炎，腮腺炎，感冒发烧，支气管炎，肺炎，咯血，癔症，失眠，黄疸，齿龈出血，盗汗，小儿惊风。

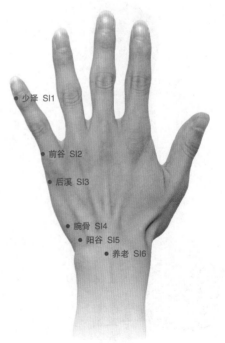

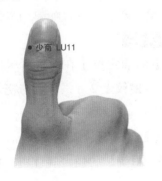

5. 胸部

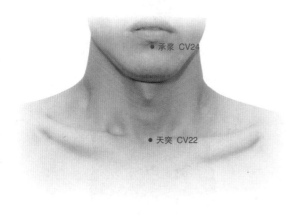

天突

【标准定位】在颈前区，胸骨上窝中央，前正中线上。

【适宜病证】咳嗽，哮喘，咽喉肿痛。

膻中

【标准定位】在胸部，横平第4肋间隙，前正中线上。

【适宜病证】咳嗽，气喘，胸痹心痛，心烦，产妇少乳。

6. 腹部

中脘

【标准定位】在上腹部，脐中上4寸，前正中线上。

【适宜病证】胃脘痛，腹胀，呕吐，呃逆，吞酸，饮食不化，肠鸣，泄泻，便秘，失眠，惊悸。

神阙

【标准定位】在脐区，脐中央。

【适宜病证】中风虚脱，四肢厥冷，尸厥，风痫，形惫体乏，绕脐腹痛，水肿鼓胀，脱肛，泄利，便秘，小便不禁，五淋，妇女不孕。

天枢

【标准定位】在腹部，横平脐中，前正中线旁开2寸。

【适宜病证】腹胀肠鸣，绕脐痛，便秘，泄泻，痢疾，月经不调。

承浆 CV24
天突 CV22

天突 CV22
璇玑 CV21
华盖 CV20
紫宫 CV19
玉堂 CV18
膻中 CV17
中庭 CV16
鸠尾 CV15
巨阙 CV14
上脘 CV13
中脘 CV12
建里 CV11
下脘 CV10
水分 CV9
神阙 CV8
阴交 CV7
气海 CV6
石门 CV5
关元 CV4
中极 CV3
曲骨 CV2

气海

【标准定位】在下腹部，脐中下 1.5 寸，前正中线上。

【适宜病证】腹痛，脘腹胀满，水谷不化，大便不通，泄泻，遗尿，遗精，阳痿，月经不调，痛经，经闭，崩漏，带下，疲劳。

关元

【标准定位】在下腹部，脐中下 3 寸，前正中线上。

【适宜病证】疲劳，泄泻，脱肛，疝气，尿频，尿闭，遗精，白浊，阳痿，早泄，月经不调，经闭，经痛，带下，崩漏，消渴，眩晕。

中极

【标准定位】在下腹部，脐中下 4 寸，前正中线上。

【适宜病证】小便不利，阳痿，早泄，遗精，月经不调，痛经，带下，崩漏，水肿。

7. 背腰部

风门

【标准定位】在脊柱区，第 2 胸椎棘突下，后正中线旁开 1.5 寸。

【适宜病证】咳嗽，气喘，哮喘，荨麻疹，破伤风，胸膜炎。

身柱

【标准定位】在脊柱区，第 3 胸椎棘突下凹陷处。

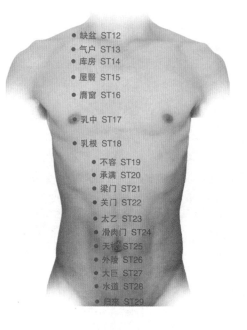

缺盆 ST12
气户 ST13
库房 ST14
屋翳 ST15
膺窗 ST16
乳中 ST17
乳根 ST18
不容 ST19
承满 ST20
梁门 ST21
关门 ST22
太乙 ST23
滑肉门 ST24
天枢 ST25
外陵 ST26
大巨 ST27
水道 ST28
归来 ST29

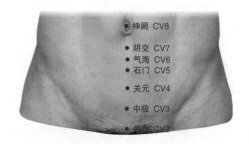

神阙 CV8
阴交 CV7
气海 CV6
石门 CV5
关元 CV4
中极 CV3
曲骨 CV2

大椎
大杼 BL11
风门 BL12   附分 BL41
肺俞 BL13   魄户 BL42
厥阴俞 BL14   膏肓 BL43
心俞 BL15   神堂 BL44
督俞 BL16   譩譆 BL45
膈俞 BL17   膈关 BL46

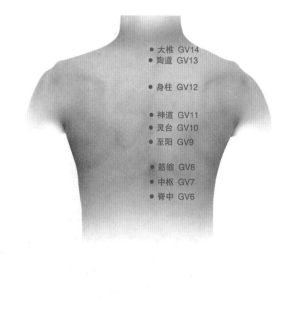

【适宜病证】喘息，身热，癫狂，小儿风痫，哮喘，神经衰弱。

肺俞

【标准定位】在脊柱区，第3胸椎棘突下，后正中线旁开1.5寸。

【适宜病证】咳嗽，气喘，吐血，骨蒸，潮热，盗汗，鼻塞。

肩贞

【标准定位】在肩胛区，肩关节后下方，腋后纹头直上1寸。

【适宜病证】肩痛，手臂不举，耳鸣，齿痛。

心俞

【标准定位】在脊柱区，第5胸椎棘突下，后正中线旁开1.5寸。

【适宜病证】心痛，惊悸，咳嗽，吐血，失眠，健忘，盗汗，梦遗，癫痫，胸痛，心悸，晕车，头痛，恶心，神经官能症等。

肝俞

【标准定位】在脊柱区，第9胸椎棘突下，后正中线旁开1.5寸。

【适宜病证】心痛，惊悸，咳嗽，吐血，失眠，健忘，盗汗，梦遗，癫痫。

胆俞

【标准定位】在脊柱区，第10胸椎棘突下，后正中线旁开1.5寸。

【适宜病证】黄疸，口苦，胁痛，肺痨，潮热。

脾俞

【标准定位】在脊柱区，第 11 胸椎棘突下，后正中线旁开 1.5 寸。

【适宜病证】腹胀，黄疸，呕吐，泄泻，痢疾，便血，水肿，背痛。

胃俞

【标准定位】在脊柱区，第 12 胸椎棘突下，后正中线旁开 1.5 寸。

【适宜病证】胸胁痛，胃脘痛，呕吐，腹胀，肠鸣。

命门

【标准定位】在脊柱区，第 2 腰椎棘突下凹陷中，后正中线上。

【适宜病证】腰痛，遗尿，尿频，泄泻，遗精，阳痿，早泄，带下，头晕耳鸣，惊恐，手足逆冷。

肾俞

【标准定位】在脊柱区，第 2 腰椎棘突下，后正中线旁开 1.5 寸。

【适宜病证】遗尿，遗精，阳痿，月经不调，白带，水肿，耳鸣，耳聋，腰痛。

腰阳关

【标准定位】在脊柱区，第 4 腰椎棘突下凹陷中取穴,约与髂嵴相平。

【适宜病证】腰痛，下肢萎痹，月经不调，赤白带下，遗精，阳痿，便血，坐骨神经痛，类风湿病，盆腔炎。

大肠俞

【标准定位】在脊柱区，第 4 腰椎棘突下，旁开 1.5 寸。

【适宜病证】腰痛，骶髂关节炎，消化不良，痢疾，便秘，阑

● 大椎
大杼 BL11 ●
风门 BL12 ● ● 附分 BL41
肺俞 BL13 ● ● 魄户 BL42
阙阴俞 BL14 ● ● 膏肓 BL43
心俞 BL15 ● ● 神堂 BL44
督俞 BL16 ● ● 譩譆 BL45
膈俞 BL17 ● ● 膈关 BL46

肝俞 BL18 ● ● 魂门 BL47
胆俞 BL19 ● ● 阳纲 BL48
脾俞 BL20 ● ● 意舍 BL49
胃俞 BL21 ● ● 胃仓 BL50
三焦俞 BL22 ● ● 盲门 BL51
肾俞 BL23 ● ● 志室 BL52
气海俞 BL24 ●
大肠俞 BL25 ●
关元俞 BL26 ●

● 大椎 GV14
● 陶道 GV13

● 身柱 GV12

● 神道 GV11
● 灵台 GV10
● 至阳 GV9

● 筋缩 GV8
● 中枢 GV7
● 脊中 GV6

● 悬枢 GV5

● 命门 GV4

● 腰阳关 GV3

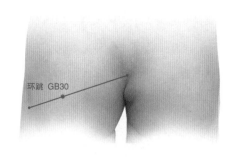

尾炎，坐骨神经痛，遗尿，淋病。

8. 下肢部

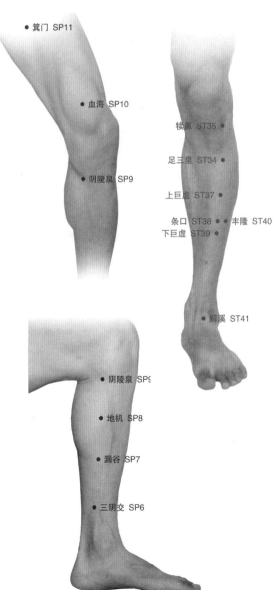

环跳

【标准定位】在臀区，股骨大转子最凸点与骶管裂孔连线的外 1/3 与内 2/3 交点处。

【适宜病证】腰痛，膝痛，半身不遂，下肢痿痹，风疹。

血海

【标准定位】在股前区，髌底内侧端上 2 寸，股内侧肌隆起处。

【适宜病证】月经不调，崩漏，经闭，隐疹，湿疹，丹毒。

足三里

【标准定位】在小腿外侧，犊鼻下 3 寸，犊鼻与解溪连线上。

【适宜病证】胃痛，呕吐，噎膈，腹胀，泄泻，痢疾，便秘，乳痈，肠痈，下肢痹痛，水肿，癫狂，脚气，虚劳瘦弱。

丰隆

【标准定位】在小腿外侧，外踝尖上 8 寸，胫骨前肌的外缘。

【适宜病证】头痛，眩晕，痰多咳嗽，呕吐，便秘，水肿，癫狂，下肢痿痹。

三阴交

【标准定位】在小腿内侧，内踝尖上 3 寸，胫骨内侧面后缘。

【适宜病证】肠鸣腹胀，泄泻，月经不调，带下，不孕，滞产，遗精，阳痿，遗尿，失眠，下肢痿痹，脚气。

委中

【标准定位】在膝后区，腘横纹中点。

【适宜病证】腰痛，下肢痿痹，腹痛，吐泻，小便不利，遗尿，丹毒。

承山

【标准定位】在小腿后区，腓肠肌两肌腹与肌腱交界处。

【适宜病证】痔疮，脚气，便秘，腰腿疼痛。

太冲

【标准定位】在足背，第1、2趾骨间，趾骨底结合部前方凹陷中，或触及动脉搏动。

【适宜病证】头痛，眩晕，疝气，月经不调，癃闭，遗尿，小儿惊风，癫狂，痫证，胁痛，腹胀，黄疸，呕逆，咽痛，目痛，膝痛，足肿，下肢痿痹。

太溪

【标准定位】在足内踝，在足内踝与跟腱之间的凹陷处取穴。

【适宜病证】遗精，遗尿，哮喘，口腔炎，耳鸣，下肢瘫痪，足跟痛，腰肌劳损，神经衰弱，乳腺炎，膈肌痉挛。

涌泉

【标准定位】在足底，足跖屈卷足

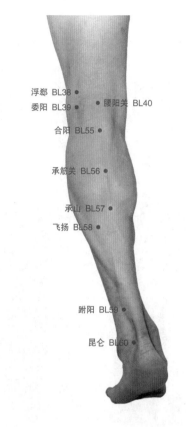

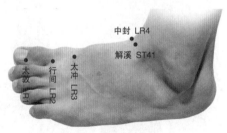

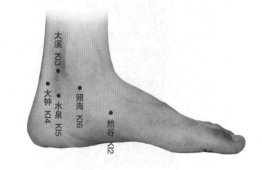

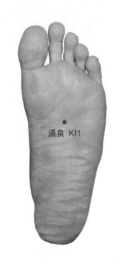

时，在足心前 1/3 的凹陷中。

【适宜病证】发热，呕吐，腹泻，五心烦热，失眠，便秘，昏厥，头痛，休克，中暑，偏瘫，耳鸣，肾炎，阳痿，遗精，各类妇科病和生殖类病。

阳陵泉

【标准定位】在小腿外侧，在腓骨头前下方凹陷处。

【适宜病证】半身不遂，下肢痿痹，麻木，膝髌肿痛，脚气，胁肋痛，口苦，呕吐，黄疸，小儿惊风。现多用于坐骨神经痛，肝炎，胆囊炎，胆道蛔虫症，膝关节炎，小儿舞蹈病等。

阴陵泉

【标准定位】在小腿内侧，当胫骨内侧踝后下方凹陷处。

【适宜病证】遗尿，尿潴留，尿失禁，尿路感染，肾炎，遗精，阳痿，消化不良，腹水，肠炎，痢疾，阴道炎，月经不调，失眠，膝关节炎，下肢麻痹。

照海

【标准定位】在足内侧，内踝尖下方凹陷处。

【适宜病证】急性扁桃体炎，急性咽喉炎，神经衰弱，癔症，癫痫，失眠，子宫脱垂，月经不调，便秘。

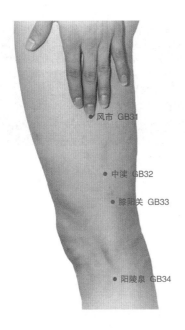

第七章

常见病证调理方法

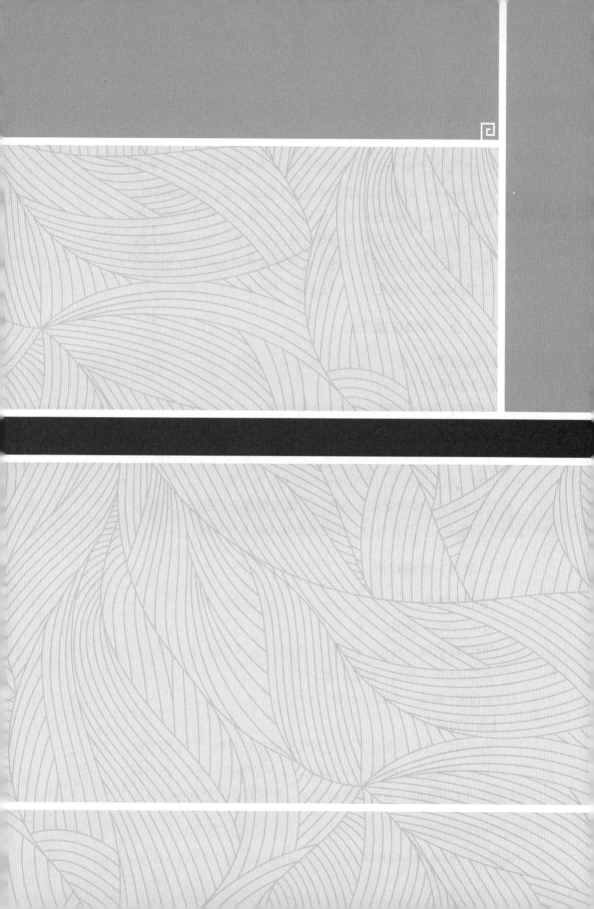

一、头痛

头痛是临床上最为常见的症状之一，可单独出现，亦可见于各类慢性疾病中。凡整个头部疼痛以及头的前、后、偏侧部疼痛，总称头痛。头痛是伤害性刺激（致病因素）作用于机体所产生的主观感受。头痛也可以是痛觉传导纤维或痛觉各级中枢或调节痛觉的镇痛结构发生病变所致，还可以是面部或颈部病变所引起的牵涉痛。排除器质性病变后，可以采用下列家庭治疗方案。

1. 穴位、经络按摩疗法

【穴位选择】

颈项部：风池。

头面部：印堂、太阳、百会。

【操作方法】

① 颈项部：推项部两侧肌肉上下往返3~5遍。然后点按风池穴。然后按揉、拿捏风池穴，并沿项部两侧上下3~5遍。

② 头面部：推印堂直上至发迹，推太阳直上至发迹，并按揉以上穴位数遍。然后点百会，并用五指从头顶拿至风池。

2. 刮痧、拔罐疗法

【部位选择】

头部：百会、风池。

颈肩部：大椎、肩井。

背部：大椎、肺俞、肝俞、肾俞。

上肢部：曲池、外关、合谷。

【操作方法】

① 头部：患者取坐位，首先刮拭头部左右双侧，自太阳穴由上向下经过风池穴，每侧刮10~20次，重手法刮拭风池穴；然后刮拭头部的正中部位，采用直线边刮法，刺激百会穴至前额，百会

穴至项后，一般前后各刮 10~20 次。

② 颈肩部：患者取坐位或俯卧位，取适量刮痧油涂抹于颈肩后背部，先刮颈肩部正中部位，采用直线边刮法，刮拭大椎穴，一般刮 15~20 次；然后刮颈肩部双侧，由上向下经风池穴至肩井穴，用重刮手法，每侧刮 20~30 次。

③ 背部：刮拭脊背及脊椎两侧的华佗夹脊穴，用直线重刮手法，各刮 15~20 次。

④ 上肢部：主要刮肘关节处的曲池穴，及其以下上肢前外侧部位的手三里穴，并向下刮拭外关穴、合谷穴等部位，两侧各刮 20~25 次，外关穴、合谷穴可用点压、按揉法。

⑤ 刮痧后，可在大椎、肩井、肺俞、肝俞、肾俞拔罐，一般留罐 5~10 分钟。

3. 足疗、足浴疗法

【部位选择】

足底反射区：肾上腺、肺、三叉神经、头颈淋巴结、腹腔神经丛、脑垂体等。

经穴：太冲、太溪、公孙、三阴交、涌泉等。

【操作方法】

可先采用艾叶、益母草、鸡血藤、石菖蒲、蜀椒适量煮水泡脚进行足浴，足浴后进行足底按摩，增强疗效。足底按摩方法如下。

① 依次点按肾上腺、肺、三叉神经、头颈淋巴结、腹腔神经丛、脑垂体各 100 次，按摩力度以局部胀痛为宜。

② 由足趾向足跟方向推按输尿管 100 次，推按速度以每分钟 30~50 次为宜。

③ 由足内侧向足外侧推按肺 100 次，推按速度以每分钟 30~50 次为宜。

④ 按揉太冲、太溪、公孙、三阴交、涌泉各 30 次，按摩力度以局部胀痛为宜。

⑤ 足底按摩每天 1 次，持续 3 个月为 1 个疗程。3 个月后如

基本恢复正常，可改为隔日1次，续做1个疗程，以巩固疗效。如仍未明显改善，应积极查明原因，在综合治疗的基础上，继续运用足底按摩配合治疗，以加强疗效。

4. 饮食疗法

① 注意咖啡因的用量，每天最多喝两杯咖啡，因为咖啡因可使血管扩张而引发头痛；少吃巧克力、核果及陈年的干酪，含有干酪胺，是引起头痛的主要可疑物。

② 少吃盐，摄取高量的盐可引发偏头痛。

③ 头痛日久者，饮食要清淡，禁烟酒及油腻生冷之品，配合食疗。如风寒头痛可用生姜3片，葱白5克，红糖适量，煮水喝；肝阳上亢型头痛可以泡菊花茶或决明子茶喝，或者多吃炒芹菜、天麻炖排骨；脾虚痰湿，消化不好，可以常喝莲子粥、茯苓陈皮粥、薏苡红枣粥。

5. 调神、心理疗法

头痛是一种自觉症状，对于没有器质性病变的人，可以采用心理疗法治疗。应学会放松自己，转移注意力，看淡周围的事物，培养幽默感，多听轻音乐，多散步，多交流。

6. 导引、运动疗法

选择适合自己的体育锻炼，如太极拳、八段锦、五禽戏、慢跑等，每天一次或者隔天一次，持之以恒。这样有助于增强体质，提高抵抗力。

二、颈痛

颈痛是以颈部酸痛、麻木、酸胀，连及头、肩部、上臂为主要表现的一个症状，常伴有相应的压痛点和感觉异常等，部分患者可伴有眩晕、耳鸣、头痛等。属于中医痹证的范畴。颈椎病、落枕等常会引发此症状。因长期低头，风寒侵袭，经脉不利所致。临床常见于中老年人、有颈椎病史以及长期伏案工作之人。此病发病缓慢，呈波浪式发展。在排除其他外伤等原因后，可配合采取下列家庭保健治疗方案。

1. 穴位、经络按摩疗法

【穴位选择】

颈项部：风池、风府、天柱、大椎。

肩背部：肩井。

上肢部：曲池、合谷。

【操作方法】

① 颈项部：患者取坐位，先用㨰法在项背部按揉 2 分钟放松，拿捏风池 20~30 次，双手轻轻向上拔伸颈椎，勿用蛮力。摇动头部，左右各 10 转，速度适中。左右扳动颈椎各 1 次，忌用暴力，不必强求听见声响。

② 肩背部：由前向后用五指拿头顶，至后头部改为三指拿，顺势从上向下拿捏颈肌 3~5 遍，重点拿捏风池、肩井各 10 次，以局部有较强的酸胀感为宜。手握空拳，以小鱼际叩击项背 1~2 分钟。

③ 上肢部：患者取坐位，先用一手拿捏上肢从肩膀至手指，放松上肢肌肉。然后点按曲池、合谷穴 2 分钟。最后用双手握住患者的手腕部，轻轻上下抖动 5 次，再轻轻向下牵拉 1~2 次。

2. 刮痧、拔罐疗法

【部位选择】

颈项部：大椎、风池、肩井、夹脊穴。

上肢部：曲池、合谷。

【操作方法】

① 颈项部：患者取坐位或俯卧位，取适量刮痧油涂抹于颈肩部，从风府刮至大椎穴。体丰者可用轻手法直线刮法。若体瘦棘突明显者，可用刮板棱角点压按揉椎间隙，自上而下，每个间隙

按压 10 秒左右,然后刮颈部两侧肌肉,从颈部风池刮至肩上肩井穴,每侧刮 20~30 次。

② 上肢部:由肩上的肩髃向下刮手外侧手阳明大肠经,经过曲池,直到合谷,每侧刮 20~30 次。

③ 刮痧后,可在颈后脊椎两侧走罐或颈夹脊、大椎、肩井穴处拔罐,一般留罐 5~10 分钟。

3. 足疗、足浴疗法

【部位选择】

足底反射区:颈椎、颈项、大脑、肩、斜方肌、肩胛骨、头颈淋巴结、臀部等。

经穴:委中、昆仑、阳陵泉、悬钟、承山、足三里等。

【操作方法】

可先采用艾叶、益母草、鸡血藤、石菖蒲、蜀椒各 20 克,布包,煮水泡脚进行足浴 20 分钟。足浴后涂抹适量润滑油再进行足底按摩,以增强疗效。足底按摩方法如下。

① 依次点压按揉委中、昆仑、阳陵泉、悬钟、承山、足三里各 30 次,按摩力度以局部胀痛为宜。

② 点按颈椎、颈项、大脑各 100 次,按摩力度以局部胀痛为宜。

③ 点按肩、斜方肌、头颈淋巴结、臀部各 50 次,按摩力度以局部胀痛为宜。

④ 向足跟方向依序推按颈椎 50 遍,推按速度以每分钟 30~50 次为宜。

足底按摩每天 1 次,10 次为 1 个疗程。配合适当的颈部功能锻炼,如颈部的前屈、后伸、左前伸、右前伸及环转等运动,每天早晚各 1 次,每次 10 分钟。患者可自用双手拿捏颈肩部的肌肉,以消除酸痛和紧张。

4. 饮食疗法

① 平日应多食舒筋活络之品,如丝瓜络酒、黄花菜根酒、胡

桃仁酒等。忌寒凉生冷之品，忌酗酒及大量饮用浓茶，忌食油腻、辛辣之品。

② 颈项部疼痛日久者，配合食用一些补肾的食物。如核桃黑芝麻糊、杜仲、羊肉或排骨熬汤；脾胃消化不好可以加莲子、茯苓、陈皮、生姜、红枣。

5. 导引、运动疗法

对于慢性颈项部疼痛者，平时可以适当选择适合自己的体育锻炼，如太极拳、八段锦、五禽戏、慢跑，有助于增强体质。

对于因平时看书或用电脑时间长了所致慢性颈项部疼痛者，不可长时间伏案工作，平时可以做一做如下颈部锻炼操：①前后屈伸：向前低头至最大位置，并保持3~5秒，然后缓慢抬起再向后背伸，到最大位置并保持3~5秒，然后回位。如此3~5遍。②侧向偏头：头颈部向左侧弯曲偏头到最大位置，并保存3~5秒，然后缓慢平稳地竖起头来，再向右侧，到最大位置并保持3~5秒，然后回位。如此3~5遍。③左右平旋：耸肩挺胸，双目平视，头部向左侧平稳旋转，到最大位置，保存3~5秒，然后缓慢平稳地成自然位；再向右侧平旋到最大位置并保持3~5秒，然后回位。如此3~5遍。④向前过伸：均匀用力，使头部向前过度伸直，如笼中小鸡伸出脖子食笼外小米状，当伸到最大位置，保持3~5秒，然后平稳缓慢缩回。如此3~5遍。⑤回头望月：头部由前下逐渐回头旋转向左侧后上远望，到最大位置，并保持3~5秒；缓慢回位，然后再向另一侧回头向上望到最大位置，并保持3~5秒，缓慢回位。如此3~5遍。⑥摇头晃脑：经过以上5个步骤，头颈肩部肌肉韧带已基本放松，这时方可进行摇头运动。首先顺时针方向旋转摇头3~5遍，然后逆时针方向同法旋转摇头3~5遍。⑦捏揉颈部：通过以上运动后，可用手捏揉颈部，尤其疼痛部位，使轻松舒适为度。⑧挺胸摇肩：挺起胸部，向前、后分别摇动肩部。

6. 贴敷、温熨等物理疗法

① 长期慢性颈项部疼痛患者，可采用热水袋或热毛巾外敷颈项部痛点，每天 1 次，30 次为 1 个疗程。

② 采用止痛膏、艾慈灸等膏药外敷颈项部痛点、大椎、肩井穴，每天 2 贴，穴位轮替使用，一般膏药贴 6~8 小时，10 次 1 个疗程；

③ 使用神灯（TDP）对颈项部腧穴进行照射，每个部位 20 分钟，每天 1~2 个部位，10 次 1 个疗程。

④ 使用微波短波透热电疗仪或便携式经皮神经电刺激仪等物理治疗仪，贴于颈项部痛点、大椎、肩井穴，一般每天治疗 20~30 分钟，10 次 1 个疗程。

三、肩痛

肩痛是以肩部长期固定疼痛、活动受限为主要表现的肢体痹证。临床主要表现为：肩部疼痛，渐进性加重，昼轻夜重，并可向颈、耳、肩胛及前臂和手放射。肩关节上举、后伸时疼痛加剧，肩部活动受限，严重者不能做穿衣、梳头、洗脸等动作，日久可见肩部肌肉萎缩；多见于 50 岁左右的中老年人，因此又称"五十肩"，女性多于男性，左肩多于右肩，常于肩部受寒后发病；本病常见于现代医学所指的肩周炎。多因体虚、劳损而风寒侵袭肩部，使经气不利而致。下列家庭治疗方案对本病具有一定的疗效。

1. 穴位、经络按摩疗法

【穴位选择】

颈部：大椎、风池。

肩背部：肩井、天宗、肩贞、肩髎、阿是穴。

上肢部：曲池、外关、合谷。

【操作方法】

① 背部：患者侧卧或俯卧，医者侧坐其床前，在脊柱两侧

膀胱经上施滚法，以患侧为重点并按揉两侧相应的背俞穴，得气为度。

②肩背部：患者侧卧，医者侧坐床边一手扶住肩胛骨，另一手扶肩前方，双手相对用力摇动肩关节，使肱骨和肩胛骨产生协同一致的运动，同时亦可使肩胛下肌、胸大肌、胸小肌均产生协调的运动。按揉肩关节周围软组织，重点点按大椎、风池、肩井、天宗、肩贞、肩髎、阿是穴。

③上肢部：拿揉患肢，然后施滚法或按揉法于上肢，重点点按曲池、外关、合谷，每穴半分钟。轻拍患侧肢体 2~3 遍，然后小幅度抖动患肢。

2. 刮痧、拔罐疗法

【部位选择】

颈项部：风池、大椎。

肩背部：肩井、天宗、肩贞、肩髎、阿是穴。

上肢部：外关、曲池、合谷。

【操作方法】

①颈项部：从风府刮至大椎穴。体丰者可用轻手法直线刮法。若体瘦，棘突明显者，可用刮板棱角点压按揉椎间隙，自上而下，每个间隙按压 10 秒左右。

②肩背部：先刮肩胛骨内侧（膀胱经），由上向下刮 20~30 次，然后依次刮肩胛骨上、下（冈上窝、冈下窝），分别从内向外刮，上下各刮 10~20 次；再刮腋后线、腋前线、肩头上下，从上向下沿腋后线方向刮 20~30 次，从上向下沿腋前线方向刮 20~30 次，亦可用弧线重手法刮拭，最后对肩关节因粘连所引起的痛点处加强刮痧，以提高效果。

③上肢部：刮肩前肩髃穴，沿三角肌向下刮至曲池、合谷穴，刮 10~20 次。

④刮痧后，可在肩前、肩后和肩头及天宗穴处进行拔罐，留罐 5~10 分钟。

3. 足疗、足浴疗法

【部位选择】

足底反射区:肩、肩胛骨、斜方肌、肾、颈项、上臂、颈椎、胸椎、肝、脾等。

经穴:阳陵泉、悬钟、足三里、昆仑。

【操作方法】

可先采用艾叶、益母草、鸡血藤、石菖蒲、蜀椒、柚子皮适量煮水泡脚进行足浴。足浴后进行足底按摩,增强疗效。足底按摩方法如下。

① 依次点按肾各 50 次,按摩力度以局部胀痛为宜。

② 按揉阳陵泉、悬钟、足三里、昆仑各 30 次,按摩力度以局部胀痛为宜。

③ 点按肩、肩胛骨、斜方肌各 100 次,按摩力度以局部胀痛为宜。

④ 点按颈项、上臂、颈椎、胸椎、肝、脾各 50 次,按摩力度以局部胀痛为宜。

4. 运动疗法

① 搭肩法:上肢上抬内收,手伸向对侧肩上,尽力触摸肩胛以下,肘关节做上下运动 20~30 次。

② 梳头划圈法:上肢手臂通过头顶触摸对侧肩部,手指绕头部做逆、顺时针划圈旋转各 20~30 次。粘连严重者,可从同侧触摸开始。

③ 甩臂法:前臂伸直,尽量上举,在最高处时用力将前臂甩向背脊部,锻炼背伸功能。一般 30~50 次。

④ 爬墙法:直立,双脚并拢,面对墙壁,胸腹贴墙,患侧前臂沿墙壁缓缓向上爬动,使上臂尽量高举,然后缓缓下回原处。坚持每天 3~5 次,每次锻炼 5~10 分钟。

⑤ 体后拉手法:双手向后,用健侧手拉住患侧腕部,渐渐向上

拉动，20~30 次。

以上运动疗法应当每日早、晚坚持，锻炼时必须缓慢持久，不可操之过急，否则有损无益。尽量减少使用痛手提举重物或过分活动肩关节；日常活动如穿衣、梳头等，可尽量使用痛手。

5. 贴敷、温熨等物理疗法

① 长期慢性肩痛患者，可采用热水袋或热毛巾外敷肩部痛点，每天 1 次，30 次 1 个疗程。

② 采用止痛膏、艾慈灸等膏药外敷肩部痛点、天宗、肩髃穴，每天 2 贴，穴位轮替使用，一般膏药贴 6~8 小时，10 次 1 个疗程；

③ 使用神灯（TDP）对肩部腧穴进行照射，每个部位 20 分钟，每天 1~2 个部位，10 次 1 个疗程；

④ 使用微波短波透热电疗仪或便携式经皮神经电刺激仪等物理治疗仪，贴于肩部痛点、天宗、肩髃穴，一般每天治疗 20~30 分钟，10 次 1 个疗程。

四、腰腿痛

腰腿痛包括腰痛及腿痛，常互有关联。腰痛是指自觉腰部脊柱或其两侧疼痛的症状，腿痛主要指大腿部疼痛，除肌肉韧带等软组织受伤外，多与腰痛同时发生。腰腿痛多因腰腿部外伤、劳损，或寒湿、湿热侵袭等所致。应排除淋病类疾病、妇科经带疾病、急性腰扭伤、腰椎间盘脱出、坐骨神经病变所致的腰痛。

1. 穴位、经络按摩疗法

【穴位选择】
腰部：肾俞、腰眼、命门。
下肢部：环跳、委中。
【操作方法】
腰部：患者取俯卧位，操作者站其床旁，先在腰腿部两侧膀胱经上施滚法、拿法、按揉法，放松腰腿部肌肉。然后两手握拳用屈曲的两拇指关节背侧放在两腰眼处用力揉按 50 次。用两拳轮流叩击腰骶部的命门穴处 50 次。再将两手摩擦发热，即刻放在肾俞处揉按，反复操作 80 次。再用肘尖在腰部最痛处顶按 3~5 分钟。然后再轻揉压痛点数遍。

下肢部：用两掌根或肘尖在臀部环跳穴处先按揉 2 分钟，再用掌根击打 30 次。再用中指或食指在腘窝委中穴处弹拨数次。轻拍患侧腰腿部 2~3 遍。然后牵拉下肢并小幅度抖动 5 次。

2. 刮痧、拔罐疗法

【部位选择】

背部：肾俞、志室、腰阳关、腰眼、秩边、环跳。

下肢部：委中、承山、太溪、昆仑。

【操作方法】

① 刮督脉：从脊中刮向长强。肌肉丰满者可用轻手法直线刮法；若肌肉薄弱，棘突明显者，可用刮板棱角点压按揉椎间隙，自上而下，每个间隙按压 3~5 秒。

② 刮膀胱经：从肾俞、志室，到次髎、秩边，沿脊柱双侧膀胱经自上而下，用重手法直线刮，各刮 15~20 次，然后轻刮 5~10 次。

③ 刮下肢后侧：从承扶过殷门，委中到承山，刮 15~20 次。凡穴位处可用重手法加强刮痧，以提高效果。

④ 刮下肢外侧：从环跳过风市，阳陵泉到悬钟，刮 15~20 次。

⑤ 下肢内侧：从血海到三阴交，刮 15~20 次。若腰部疼痛放射到下肢，并影响下蹲和行走困难，可刮血海穴处 15~20 次，以松解股四头肌的痉挛。

3. 足疗、足浴疗法

【部位选择】

足底反射区：肾、输尿管、膀胱、腰椎、骶骨、髋关节、坐骨神经、腹部淋巴结、盆腔淋巴结、臀部、股部等。

经穴：委中、阳陵泉、承山、悬钟、昆仑、足三里、太冲等。

【操作方法】

可先采用艾叶、益母草、鸡血藤、石菖蒲、蜀椒各 20 克，布包，煮水泡脚进行足浴 20 分钟。足浴后涂抹适量润滑油再进行足底按摩，以增强疗效。足底按摩方法如下。

① 依次点按肾、膀胱各 100 次，按摩力度以局部胀痛为宜。

② 由足趾向足跟方向推按输尿管 100 次，推按速度以每分钟 30~50 次为宜。

③ 按揉涌泉、太溪、照海、行间、太冲、足三里、丰隆、太白各 50 次。

④ 点按腰椎、骶骨各 100 次，要求同①。

⑤ 点按髋关节、坐骨神经、腹部淋巴结、盆腔淋巴结、臀部、股部、肩、上臂各 50 次。

4. 饮食疗法

① 宜选补肾壮腰食物，如核桃仁、栗子、里脊肉、虾、韭菜、枸杞菜、猪肾、羊肉、狗肉、牛肉等。多食活血、理气、通络、祛风湿的食物，如山楂、油菜、丝瓜、西瓜子、葵花子、芝麻、大米、面粉、蚕豆、乌豆、黄豆、鳝鱼、鳗鱼、薏苡仁、樱桃、菱角等。可饮少量低度酒、黄酒。忌食生冷、油腻、辛辣之品，戒烟。

② 腰腿疼痛日久者，配合食用一些药膳。如核桃黑芝麻糊，杜仲、当归、羊肉或排骨熬汤；脾胃消化不好可以加莲子、茯苓、陈皮、生姜、红枣。

5. 运动疗法

① 前屈后伸：双足分开，与肩同宽，身体向前倾，低头弯腰到最大限度后保持 3~5 秒。然后慢慢挺直，再向后背伸，双手自然下垂或叉腰，到最大限度后保持 3~5 秒。依次往返 3~5 次。

② 左右侧身：双手叉腰，当身体向右侧弯时，右手外展位举高，

并保持 3~5 秒。左右往返 3~5 次。

③ 平旋扭身：双手握拳屈肘置胸前，当身体向左侧平行旋转扭身时，上肢亦随着同方向运动。左右往返 5~10 次。

④ 交叉运动：双手平举，用左手摸右足，右手上举；右手摸左足，左手上举。依次交叉往返 5~10 次。

⑤ 旋转扭腰：双手叉腰，腰以上部位做顺或逆时针方向回旋转身扭腰运动，身体自然放松，幅度逐渐加大。依次顺逆各 5~10 次。

以上运动疗法应当每日早、晚坚持，锻炼时必须缓慢持久，不可操之过急。腰腿痛时以卧床休息为主，腰部要注意保暖。坐姿应正确，在"正襟危坐"的基础上，尽量将腰背紧贴并倚靠椅背，或使用靠背垫，这样可以降低腰椎间盘的内压，放松腰部肌肉。坐位工作 1 小时左右应站起来舒展一下身体，做一做上述腰部锻炼操。平时应睡卧硬板床，对腰部肌肉的松弛有帮助，有利于防治腰痛。还可以适当地做一些其他体育锻炼，如太极拳、八段锦、五禽戏、散步。

6. 贴敷、温熨等物理疗法

① 长期慢性腰腿痛患者可采用热水袋或热毛巾热敷，每天 1 次，30 次 1 个疗程。

② 采用止痛膏、艾慈灸等膏药外敷腰部肾俞、命门、委中穴，每天 2 贴，穴位轮替使用，一般膏药贴 6~8 小时。

③ 使用神灯（TDP）对腰腿部腧穴进行照射，每个部位 20 分钟，每天 1~2 个部位。

④ 使用微波短波透热电疗仪或便携式经皮神经电刺激仪等物理治疗仪，贴于痛点、肾俞、命门、委中穴，一般每天治疗 20~30 分钟。

五、膝关节痛

膝关节痛是以膝关节长期固定疼痛，活动时关节内有声响等为主要表现的肢体痹病类疾病。常发生在 45 岁以上或体重过重者。其病因可有外伤、姿势不正、内分泌紊乱及遗传等。特点为膝关节软骨变性及唇样骨质增生，产生骨赘以压迫膝关节周围组织而产生膝关节持续性钝痛或酸胀，晨起觉得疼痛较甚且关节僵硬，活动片刻则症状减轻，如关节活动过多则症状又加重，屈伸不便等。中医学认为此病因年高体弱，肝肾不足，复因膝部活动过多、负重损伤等，致膝部经气不利，气血运行不畅，骨节失却精血充养而成，相当于西医的骨性关节炎缓解期。排除膝关节炎急性期后，可以采用下列家庭治疗方案。

1. 穴位、经络按摩疗法

【穴位选择】

下肢部：梁丘、血海、犊鼻、委中、足三里、阳陵泉。

【操作方法】

① 膝关节内外侧：患者仰卧位，用掌根按揉髌骨 20~30 次，以膝部有轻微的酸胀感为宜。拿捏膝关节前侧上下的肌肉 2~3 分钟。按揉梁丘、血海、犊鼻、足三里、阳陵泉各 20~30 次。屈伸膝关节 10 次左右。

② 膝关节后侧：患者俯卧位，滚按或拿捏膝关节后侧及其上下肌肉约 5 分钟。按揉委中、承山、承筋、阳陵泉、昆仑各 20~30 次。

2. 刮痧、拔罐疗法

【穴位选择】

下肢部：梁丘、血海、犊鼻、委中、足三里。

【操作方法】

① 膝关节外侧：自膝关节上约 30cm 处，从上往下过膝关节沿足阳明胃经和足少阳胆经刮至外踝上。

② 膝关节内侧：自膝关节上约 30cm 处，从上往下过膝关节沿足太阴脾经刮至内踝上。

③ 膝关节后侧：取俯卧位，自膝关节上约 30cm 处开始，从上

向下刮拭后侧足太阳膀胱经，过委中、承山直至踝上。

④ 取坐位，屈膝，将刮板棱角放置在内外膝眼穴上，顺、逆时针方向各点压、按揉 3~5 次。重点点压、按揉内外膝眼、委中、承山穴。

3. 饮食疗法

饮食方面，宜选食活血祛风、化湿祛寒的食物，如韭菜、香菜、香葱、芹菜、油菜、胡萝卜、菊花茶、生姜、鳝鱼、白鸭、蛇肉、羊肉、牛肉、狗肉、葡萄酒、绍兴酒。忌食生冷、不易消化的食物，忌食刺激性食物。

4. 贴敷、温熨等物理疗法

① 长期慢性膝关节疼痛患者可采用热水袋或热毛巾外敷膝关节痛点，每天 1 次，30 次 1 个疗程。

② 采用止痛膏、艾慈灸等膏药外敷膝关节痛点、内外膝眼、委中穴，每天 2 贴，穴位轮替使用，一般膏药贴 6~8 小时，10 次 1 个疗程。

③ 使用神灯（TDP）对膝关节腧穴进行照射，每个部位 20 分钟，每天 1~2 个部位，10 次 1 个疗程。

④ 使用微波短波透热电疗仪或便携式经皮神经电刺激仪等物理治疗仪，贴于膝关节痛点、内外膝眼、委中穴，一般每天治疗 20~30 分钟，10 次 1 个疗程。

六、感冒

感冒是风邪侵袭人体卫表所致的外感疾病。临床以恶寒发热、鼻塞、咳嗽、咽喉疼痛、头痛、全身不适为主要表现。全年均可发病，尤以冬春季节最为多见。由于感邪性质不同、体质强弱不一，感冒证候主要表现为风寒、风热两大类，并有夹湿证，以及体虚感冒者。感冒的发生，主要与体虚抗病能力减弱，感受外邪有关。当气候剧变时，人体卫外功能不能适应，邪气乘虚由皮毛、口鼻侵入人体，从而出现一系列肺卫症状。配合下列家庭治疗方案，可以有效提高机体自身的抗病能力，减轻症状。

1. 穴位、经络按摩疗法

【穴位选择】

头面部：风池、风门、太阳。

腰背部：大椎、肺俞。

四肢部：合谷、鱼际。

【操作方法】

① 头面部：患者取坐位，用二、三、四、五指半弯曲成弓状，从太阳穴至风池穴，用四肢的指腹用力擦头侧部，来回 20 余次后，在风池和颈后肌群揉捻，约 2 分钟。如伴有鼻塞者，双手食指点揉迎香穴，操作 30 次。

② 腰背部：患者取坐位或俯卧位，医者两手拇指分别在患者大椎穴处揉捻（背部正中线上，第 7 颈椎棘突下凹陷中），约 2 分钟后，以同样手法揉捻肺俞穴（在背部，当第 3 胸椎棘突下，旁开 1.5 寸）。

③ 四肢部：用一手拇指分别按揉另一手的合谷、鱼际穴，酸胀为度，各 2 分钟。若体质虚弱者，如怕冷、自汗者，点揉足三里穴 30 次。

2. 刮痧、拔罐疗法

【部位选择】

头颈部：风池、天柱、大椎。

背部：肺俞。

上肢部：曲池、尺泽、鱼际。

【操作方法】

① 头颈部：用直线刮法刮拭颈部后正中线至第三胸椎及两侧膀胱经。

② 背部：取俯卧位，用直线泻刮法刮拭两侧膀胱经肺俞穴，每侧刮 15~20 次。

③ 上肢部：取坐位或仰卧位，刮拭上肢外侧手阳明大肠经曲池至合谷，上肢内侧前缘手太阴肺经尺泽至鱼际穴。

④ 刮痧后，可在项背部膀胱经走罐；并在肺俞、大椎穴进行拔罐，一般留罐 5~10 分钟。

3. 饮食疗法

① 对于感受风寒导致的风寒感冒，如流清涕、打喷嚏、恶寒重发热轻、咽喉不痛者，宜选食一些辛温发散的食物，如生姜、韭菜、花椒、紫苏、红枣、陈皮、薏苡仁、羊肉、狗肉、牛肉等。风寒感冒初期，可用生姜 10 克，紫苏 10 克，大枣 5 枚，红糖适量，煮水代茶饮，温服，以微汗为度。

② 对于感受风热导致的风热感冒，如流浊涕黄涕、咳嗽、恶寒轻发热重、咽喉疼痛、便秘者，宜选食一些辛凉发散的食物，如薄荷、菊花、金银花、决明子、山楂、薏苡仁、豆腐、苦瓜、丝瓜等绿色蔬菜。风热感冒初期，咽喉痛、便秘者，可用薄荷 5 克，菊花 10 克，决明子 10 克，胖大海 10 克，煮水代茶饮。

七、中暑

中暑是指在高温环境下劳动、生活或活动，因暑热侵袭，致邪热内郁，体温调节功能失常而发生的急性病变。根据不同临床表现可分为阴暑、阳暑。头昏头痛，心烦胸闷，口渴多饮，面红，为阳暑；精神疲惫，肢体困倦，胸闷不畅，为阴暑。重证者可见壮热无汗，肌肤灼热，面红目赤，口唇干燥，神志昏迷，手足痉挛或抽搐。中暑前一般会有全身软弱、乏力、头昏、头痛、恶心、出汗减少等症状。该病通常发生在夏季高温同时伴有高湿的天气。下面介绍一些家庭自我防治方案。

1. 穴位、经络按摩疗法

【穴位选择】

头面部：风池、人中、太阳。

腰背部：大椎、肺俞。

四肢部：曲池、内关、承山、足三里。

【操作方法】

① 头面部：将患者迅速转移到阴凉通风处休息，患者取仰卧位，解开衣扣，用凉毛巾外敷于额前，饮用凉盐水等饮料以补充丢失的盐和水分。神志不清者，用拇指掐人中穴 1 分钟，按揉内关穴 1~2 分钟。然后用二、三、四、五指半弯曲成弓状，从太阳穴至风池穴，用四肢的指腹用力擦头侧部，来回 20 余次后，在风池和颈后肌群揉捻，约 2 分钟。

② 四肢部：抽搐者，按揉上肢曲池、内关，下肢承山、阳陵泉、足三里穴，酸胀为度，每个穴位按揉 1 分钟。

③ 腰背部：患者取俯卧位，以手掌或拇指分别在患者大椎穴处揉捻（背部正中线上，第 7 颈椎棘突下凹陷中），约 2 分钟后，以同样手法揉捻肺俞穴（在背部，当第 3 胸椎棘突下，旁开 1.5 寸）。

2. 刮痧、拔罐疗法

【部位选择】

头颈部：风池、大椎、夹脊穴。

背部：肺俞、大椎。

上肢部：曲池、内关、曲泽。

【操作方法】

① 头颈部：用直线刮法刮拭颈部后正中线督脉及两侧夹脊穴和风池至肩井穴。

② 背部：取俯卧位，用直线泻刮法刮拭两侧膀胱经肺俞至脾俞穴，每侧刮 15~20 次。

③ 上肢部：取仰卧位，刮拭上肢外侧手阳明大肠经曲池至合

谷穴，上肢内侧手厥阴心包经曲泽至内关穴，每条线刮 15~20 次。

④ 刮痧后，可在项背部膀胱经走罐；并可在肺俞、大椎穴进行刺血拔罐以放痧，一般留罐 5~10 分钟。

3. 饮食疗法

① 中医对中暑的治疗重在预防，防患于未然，针对不同体质的人制定不同的食疗方法。对于阴虚体质易致阳暑的患者，如平时易头痛、心烦胸闷、口渴多饮、面红者，宜选食凉润多汁的食物，如鸭梨、西瓜、冬瓜、苦瓜、丝瓜、红豆、绿豆等；夏暑季可用西瓜皮、绿豆、冬瓜皮、鸭梨、冰糖适量，煮水代茶饮，或者饮用酸梅汤。

② 对于脾虚痰湿体质易导致阴暑的患者，如精神疲惫、肢体困倦、胸闷不畅者，宜选食一些辛温除湿的食物，如山楂、薏苡仁、红豆、生姜、西瓜皮等，取上述适量，煮水代茶饮。

八、眩晕

眩晕是以头晕、眼花为主要临床表现的一类病证。眩即眼花，晕是头晕，两者常同时并见，故统称为"眩晕"，其轻者闭目可止，重者如坐车船，旋转不定，不能站立，或伴有恶心、呕吐、汗出、面色苍白等症状。由于情志、饮食内伤、体虚久病、失血劳倦及外伤、手术等病因，引起风、火、痰、瘀上扰清空，或精亏血少，清窍失养，为基本病机。眩晕也是临床上的一个典型症状，心脑血管疾病、贫血、药物中毒、内分泌疾病及神经官能症等，几乎都有轻重不等的头晕症状。临床应先明确诊断，对于功能性的慢性眩晕症状可以配合家庭治疗方案。

1. 穴位、经络按摩疗法

【穴位选择】

头面部：风池、风府、太阳。

腰背部：心俞、肝俞、肾俞。

四肢部：曲池、内关、合谷。

【操作方法】

① 头面部：患者取仰卧位，术者用一指禅推印堂至发际，印堂沿眉弓至太阳；分推额部、眼眶部；抹太阳至头维；每条线10次。用拇指按揉攒竹、太阳、鱼腰、角孙，每穴约1分钟。用扫散法在头两侧胆经循行部位自前上方向后下方操作，每侧10~15遍。拿捏颈项部肌肉，按揉风池、风府，约5分钟。

② 腰背部：患者取俯卧位，术者用掌推法直推背部膀胱经6~8遍。用擦法横擦腰背部心俞、肝俞、肾俞、脾俞及膈俞，以透热为度。拍打放松整个后背。

③ 四肢部：用拇指按揉曲池、内关、合谷，每穴约1分钟。擦涌泉，以透热为度。拿捏上肢约3分钟。

2. 刮痧、拔罐疗法

【部位选择】

头颈部：风池、大椎、夹脊穴。

背部：心俞、肝俞、肾俞。

上肢部：曲池、内关、合谷。

【操作方法】

① 头颈部：先用直线刮法刮拭颈部后正中线督脉风府至大椎，然后用弧线刮法刮拭两侧夹脊穴和风池至肩井穴。

② 背部：取俯卧位，用直线泻刮法刮拭两侧膀胱经心俞至肾俞穴，每侧刮15~20次。

③ 上肢部：取仰卧位，刮拭上肢外侧手阳明大肠经曲池至合谷，上肢内侧手厥阴心包经曲泽至内关穴，每条线刮15~20次。

④ 刮痧后，可在项背部膀胱经走罐；并可在心俞、肝俞、肾俞、大椎穴进行拔罐，一般留罐5~10分钟。

3. 贴敷、温熨等物理疗法

① 对于长期间断性颈性眩晕患者，可采用止痛膏、艾慈灸等

膏药外敷颈项部痛点、大椎、肩井、肝俞、肾俞，穴位轮替使用，一般膏药贴 6~8 小时，10 次 1 个疗程。

②使用神灯（TDP）、微波短波透热电疗仪或便携式经皮神经电刺激仪等物理治疗仪，对上述腧穴进行治疗操作，每个部位 20 分钟，每天 1~2 个部位，10 次 1 个疗程。

九、音哑

音哑是指声带病变，如声带充血、水肿、肥厚、闭合不良、息肉、小结、麻痹或癔症导致的声音嘶哑，甚至失音。中医学认为，音哑与气血变化有关。气虚无力鼓动声门，而致声嘶音哑；血虚多滞，则声带易肿，久聚而致声带肥厚，亦成音哑；脾虚不运，气不化津，聚而生痰，痰湿结于喉间，也可使声带水肿，致声音不扬；肝郁气滞，郁而化火，木火刑金，金实不鸣，亦可致音哑之症。可在基础治疗中配合下列家庭治疗方案。

1. 穴位、经络按摩疗法

【穴位选择】

头颈部：人迎、廉泉、风池。

胸腹部：天突、中府、膻中。

背部：肺俞。

上肢部：合谷、列缺、太渊。

【操作方法】

①头颈部：患者取坐位或仰卧位，术者用拇食二指夹按喉结两侧的人迎穴，点按廉泉穴，各 5 分钟；手法轻柔和缓、深透有力，至病位温热，唾液分泌增多，咽干好转为度。医者用二、三、四、五指半弯曲成弓状，从太阳至风池穴，用双手指腹用力擦头侧部，来回 20 余次后，在风池和颈后肌群拿捏，约 2 分钟。

②胸腹部：医者双手食指点揉天突穴，持续用力，以有酸胀感为宜，约 1 分钟。然后，双手掌重叠，用掌根着力于膻中穴，

自膻中穴到剑突，来回摩擦、揉动约 30 次。用大鱼际紧贴中府穴（在胸壁外上部，平第一肋间隙，距胸骨正中 6 寸），上下来回擦动，约 2 分钟；继续以拇指指腹点揉中府穴约 30 次。

③ 背部：掌揉后背膀胱经，重点用双手食指按揉、拍打两侧肺俞约 2 分钟。

④ 上肢部：用一手拇、食二指分别拿捏另一手的合谷、列缺、太渊，各 2 分钟。

2. 刮痧、拔罐疗法

【部位选择】

颈项部：夹脊、风池。

胸腹部：中府、膻中。

腰背部：肺俞、风门。

上肢部：合谷、列缺、太渊。

【操作方法】

① 头颈部：先用直线刮法刮拭颈部后正中线督脉风府至大椎，然后用弧线刮法刮拭两侧夹脊穴和风池至肩井穴。

② 背部：取俯卧位，用直线泻刮法刮拭两侧膀胱经风门至肝俞穴，每侧刮 15~20 次。

③ 上肢部：取坐位或仰卧位，刮拭上肢内侧前缘手太阴肺经尺泽至列缺穴，每侧刮 15~20 次。

④ 刮痧后，可在背部膀胱经走罐；然后在肺俞、大椎、肝俞、膻中进行拔罐，一般留罐 5~10 分钟。

3. 贴敷、温熨等物理疗法

① 对于慢性音哑者可采用活血止痛膏、艾慈灸等膏药或热帖外敷肺俞、风门、天突、膻中穴，每帖 1 个穴位，每天 2 贴，穴位轮替使用，一般膏药贴 6~8 小时，10 次 1 个疗程。

② 使用神灯（TDP）、微波短波透热电疗仪或便携式经皮神经电刺激仪等物理治疗仪，对肺俞、风门、天突、膻中穴进行治疗操作，

每个部位 20 分钟，每天 1~2 个部位，10 次 1 个疗程。有心律失常和安装有心脏起搏器者禁用。

十、咳嗽

咳嗽是指六淫外邪侵袭肺系，或脏腑功能失调所引起的肺系疾病的一个主要症状。有声无痰为咳，有痰无声为嗽，临床二者常并见，故通称为咳嗽。根据病因不同，咳嗽可分为外感咳嗽和内伤咳嗽两大类。外感咳嗽又包括风寒、风热咳嗽，病程较短，起病较急，常兼有恶寒、脉浮等表证，治疗重在疏风解表；内伤咳嗽起病缓慢，病程较长，常兼见脾、肝、肾等脏器功能失调的表现，治疗以清肺降气化痰为主。治疗咳嗽，可在基础治疗中配合下列家庭治疗方案。

1. 穴位、经络按摩疗法

【穴位选择】

头颈部：太阳、风池。

胸腹部：缺盆、中府、膻中。

腰背部：肺俞。

上肢部：尺泽、列缺、太渊。

【操作方法】

① 头颈部：患者坐位，术者用二、三、四、五指半弯曲成弓状，从太阳至风池穴，用双手指腹用力擦头侧部，来回 20 余次后，在风池和颈后肌群拿捏约 2 分钟。

② 胸腹部：患者取坐位或仰卧位，术者双手食指点揉缺盆穴（在锁骨上窝中央，距前中线 4 寸）持续用力，以有酸胀感为宜，约 1 分钟。然后，双手掌重叠，用掌根着力于膻中穴，自膻中穴到剑突，来回摩擦、揉动约 30 次。然后用大鱼际紧贴中府穴（在胸壁外上部，平第一肋间隙，距胸骨正中 6 寸），上下来回擦动，约 2 分钟；继续以拇指指腹点揉中府穴约 30 次。

③ 腰背部：患者取俯卧位，术者用双手食指按揉、拍打两侧肺俞约 2 分钟。

④ 上肢部：用一手拇、食二指分别拿捏、点按另一手的尺泽、列缺、太渊，各 2 分钟。

2. 刮痧、拔罐疗法

【部位选择】

颈项部：夹脊、风池。

胸腹部：缺盆、中府、膻中。

腰背部：肺俞、定喘。

上肢部：尺泽、列缺、太渊。

【操作方法】

① 头颈部：先用直线刮法刮拭颈部后正中线督脉风府至大椎，然后用弧线刮法刮拭两侧夹脊穴和风池至肩井穴。

② 背部：取俯卧位，用直线泻刮法刮拭两侧膀胱经定喘至肺俞穴，每侧刮 15~20 次。

③ 上肢部：取坐位或仰卧位，刮拭上肢内侧前缘手太阴肺经尺泽至列缺穴，每侧刮 15~20 次。

④ 刮痧后，可在背部膀胱经走罐；然后在肺俞、大椎、中府、膻中进行拔罐，一般留罐 5~10 分钟。

3. 饮食疗法

① 对于感受风寒导致的咳嗽，如咳嗽、白痰、恶寒、咽喉不痛者，宜选食一些辛温发散的食物，如生姜、杏仁、百部、紫苏、红枣、陈皮、薏苡仁等。风寒咳嗽初期，可用生姜 10 克，百部 10 克，杏仁 5 枚，红糖适量，煮水代茶饮，温服，以微汗为度。

② 对于感受风热导致的咳嗽，如黄痰、咳嗽、恶寒轻发热重、咽喉疼痛、便秘者，宜选食一些辛凉宣散的食物，如桔梗、杏仁、金银花、鸭梨、薏苡仁、桑叶等。风热咳嗽初期，可用桑叶 10 克，桔梗 10 克，杏仁 10 克，鸭梨 1 个，煮水代茶饮。

③ 对于阴虚体质或风燥咳嗽者，表现为干咳无痰，甚至痰中带血，口渴，口干，宜选食一些凉润多汁之品，如雪梨、百合、百部、山药、莲子、川贝、白萝卜等，如雪梨莲子瘦肉粥、秋梨膏、川贝粥。

④ 对于痰湿咳嗽者，表现为痰多清稀、胸闷脘痞、神疲，可用生白萝卜适量，陈皮 10 克，生姜适量，花椒 5 克，气虚乏力者加黄芪 10 克，煮水代茶饮。

4. 贴敷、温熨等物理疗法

① 对于慢性咳嗽者，可采用活血止痛膏、艾慈灸等膏药或热帖外敷肺俞、大椎、中府、膻中穴，每帖 1 个穴位，每天 2 贴，穴位轮替使用，一般膏药贴 6~8 小时，10 次 1 个疗程。

② 使用神灯（TDP）对肺俞、大椎、中府、膻中穴进行照射，每个部位 20 分钟，每天 1~2 个部位，10 次 1 个疗程。

③ 使用微波短波透热电疗仪或便携式经皮神经电刺激仪等物理治疗仪，贴于肺俞、大椎、中府、膻中穴，一般每天治疗 20~30 分钟，10 次 1 个疗程。有心律失常和安装有心脏起搏器者禁用。

十一、胸闷

胸闷是一种自觉胸部满闷、胀满或者呼吸不畅的感觉，轻者可能是神经官能性的，即心脏、肺的功能失去调节引起的，或是某些心肺疾病的最早症状之一，一般无明显的器质性病变；重者为心肺疾病引起，如冠心病、心肌供血不足，或慢性支气管炎、肺气肿、肺心病等导致，经西医诊断有明显的器官性病变。因此对于有胸闷症状的患者必须重视，以免延误必要的治疗；应该到医院进行胸部透视、心电图、超声心动图、血液生化等检查以及肺功能的测定，以便进一步确诊。如排除心肺等器质性病变后，仍感觉胸闷不舒服，不妨配合下列家庭治疗方案。

1. 穴位、经络按摩疗法

【穴位选择】

背腰部：心俞、肺俞、肝俞。

头颈部：百会、风池。

胸腹部：膻中。

四肢部：曲池、内关、足三里。

【操作方法】

① 背腰部：患者俯卧位，医者站其旁，用双手掌，自肩背部向足跟方向做推法 3~5 次。然后再用双手掌揉背、腰及拿下肢后侧膀胱经 3~5 次。然后重点按压或掌揉心俞、肝俞、肺俞。

② 头颈部：患者仰卧位，医者站于患者头顶侧，用双手四指并拢按揉太阳穴，并沿着太阳穴向颈后风池穴按揉 3~5 次，拿捏颈项部肌肉，然后双手四指采用梳头法从太阳至百会按揉 2~3 次，随后重点按压百会、风池。

③ 胸腹部：体位同上，患者双手相对置于胸前膻中穴，上下按揉 20 次。

④ 四肢部：体位同上，医者用双手点按或弹拨上肢曲池、内关穴各 10 次，虚拳敲打下肢足三里穴 2 分钟。

2. 刮痧、拔罐疗法

【部位选择】

头颈部：百会、风池、太阳。

背腰部：心俞、肺俞、肝俞。

胸腹部：膻中。

四肢部：曲池、内关、足三里、太冲。

【操作方法】

① 头颈部：患者取坐位，首先刮拭头部左右双侧，从太阳穴，由上向下刮至风池穴，再从风池经过肩井穴刮至肩峰端，每侧刮 10~20 次。然后从额头刮至百会穴，再由百会穴向下刮拭颈部正中

线至大椎穴，每条线刮 20~30 次。

② 背腰部：患者取俯卧位，术者用刮痧板蘸取少量刮痧油涂于后背，然后刮拭背腰部正中线督脉及两侧的足太阳膀胱经，各刮 20~30 次。重点刮拭心俞、肝俞、肺俞穴，亦可用点压、按揉法。

③ 胸腹部：用直线刮痧法刮拭胸前正中线膻中穴。

④ 四肢部：用直线刮法刮拭上肢手阳明大肠经，下肢足阳明胃经循行区域，分别为从曲池至手三里，从足三里至丰隆，每侧刮 20~30 次；最后点压按揉足厥阴肝经太冲穴。

⑤ 刮痧后，可在背部膀胱经走罐；然后在心俞、肺俞、肝俞进行拔罐，一般留罐 5~10 分钟。

3. 饮食疗法

① 有胸闷症状的人应该采取低盐、低脂肪、低胆固醇饮食，多食蔬菜和水果，保证维生素和微量元素的补充，如豆类、大蒜、瓜类、玉米、胡萝卜、苹果、山楂、草莓、菠萝、番茄、菊花、海带、紫菜、木耳、黄豆、绿豆、海参等。

② 对于肝郁气滞容易郁闷或着急发脾气、便秘者，平时可以采用决明子 10 克，菊花 10 克，玫瑰花 10 克，代茶喝。老年人有动脉粥样硬化者，可以采用丹参 15 克，葛根 10 克，银杏叶 10 克，代茶喝；脾胃不好的加山楂 5 克，陈皮 5 克。

十二、纳呆

纳呆，又称食欲不振，是以长期不欲饮食、消瘦、疲乏为主要表现的脾胃病，多因娇生惯养导致脾胃气虚，或因情志不畅，或惧怕肥胖而节食等，日久而成。临床表现主要为：长期食欲不振，进食量少，甚至拒食，见食则恶心欲吐；一般无脘腹痞胀、疼痛等症；妇女可见闭经；形体多瘦弱，面色少华，多见于儿童及青年女性，起病缓慢，病程较长。在排除器质性病变后，可配合下列家庭治疗方案。

1. 穴位、经络按摩疗法

【穴位选择】

腹部：中脘、气海。

背腰部：肝俞、胆俞、脾俞、胃俞、大肠俞。

【操作方法】

① 腹部：患者取卧位，屈膝使腹部肌肉放松，术者用一手捏住腹部的肌肉（越多越好）由上到下进行提拿，约1分钟。两手掌相叠，以肚脐为圆心，在腹部沿顺时针方向摩动，操作时压力适中，移动缓慢，约3分钟。以一手的食中二指指腹，抵住中脘穴，用力下压（以忍耐为度），用颤法，约半分钟，再换气海穴操作半分钟。

② 背腰部：患者取俯卧位，一手蘸少许刮痧油，用大鱼际或掌根，由脊柱两侧从上向下推，经过肝、胆、脾、胃、大肠俞，约2分钟。小儿还可配合捏脊疗法，提捏脊柱上后正中线皮肤，约3分钟。

2. 刮痧、拔罐疗法

【部位选择】

背部：肝俞、脾俞、胃俞、大肠俞。

腹部：中脘、天枢。

下肢部：足三里。

【操作方法】

① 腹部：用直线补法刮拭任脉中脘，刮15~20次。然后刮拭任脉两侧的脾经、肾经，从肋弓缘下，由上向下刮到天枢穴下，两侧各刮15~20次。然后用摩擦法或按揉法顺时针绕脐做5~10次。

② 下肢：刮双下肢外侧足阳明胃经循行区域，从足三里刮至丰隆，各刮20~30次。

③ 背部：取俯卧位，用直线刮法刮背部两侧膀胱经，两侧各刮20~30次；重点刮拭肝俞、胆俞、脾俞、胃俞、肾俞、大肠俞。

④ 刮痧后，可在背部膀胱经走罐；然后在背俞穴进行拔罐，一般留罐5~10分钟。

3. 足疗、足浴疗法

【部位选择】

足底反射区：胃、十二指肠、小肠、横结肠、降结肠、直肠、甲状腺、心包区等。

经穴：解溪、内庭、公孙、商丘、然谷、厉兑等。

【操作方法】

可先采用艾叶、益母草、鸡血藤、石菖蒲、蜀椒各20克，布包，煮水泡脚进行足浴20分钟。足浴后涂抹适量润滑油再进行足底按摩，以增强疗效。足底按摩方法如下。

① 按揉足底胃、十二指肠、小肠、横结肠、降结肠、直肠、甲状腺反射区各3~5分钟，每日1~2次。

② 搓揉足第2、3趾各5~10分钟，按压心包区5分钟，每日2~3次。

③ 拇指按在解溪穴上，并上下挪动5分钟，最后用力一压，每日1~2次。

④ 点揉里内庭穴5分钟，揉按解溪、内庭、公孙、商丘、然谷穴各3~5分钟，每日2次。

⑤ 压揉厉兑穴3分钟，搓揉第二趾趾腹5分钟。

4. 饮食疗法

食欲不振者多因胃酸分泌不足或者胃蛋白酶分泌不足，因此平时应该多吃含有机酸的新鲜的水果、蔬菜，富含维生素B的食品如山楂、豆类、酵母、西红柿、生黄瓜、南瓜、生白萝卜、洋葱、菜花，粥品如疙瘩汤、莲子百合粥；还有清淡滑润的食品，如小豆、豆浆、蜜糖、麻油、花生、松子、甜杏仁等；易消化的食物，包括燕麦片、糙米、竹笋、白萝卜、白菜、蘑菇、黑白木耳等；忌食油腻、腥味、生冷、粗硬之食物。

5. 贴敷、温熨等物理疗法

① 长期食欲不振者可使用微波短波透热电疗仪或便携式经皮神经电刺激仪等物理治疗仪，贴于足三里、脾俞、胃俞、中脘、天枢、内关。一般每天治疗 20~30 分钟，30 次 1 个疗程。

② 采用丁桂儿脐贴、艾慈灸等膏药外敷中脘、天枢、脾俞、胃俞、神阙穴，每天 2 个穴位，穴位轮替使用，一般膏药贴 6~8 小时。

③ 使用神灯（TDP）对腹部中脘、天枢、神阙，后背部脾俞、胃俞进行照射，每个部位 20 分钟，每天 2~4 个穴位。

十三、呕吐

呕吐是指胃失和降，气逆上冲，迫使胃中之物从口中吐出的一种疾病。有声无物为呕，有物无声为吐。因两者常同时出现，故称呕吐。胃气以和降为顺，若气逆于上则发为呕吐。常因饮食不节，过食生冷肥甘，误食不洁之物，脾胃受损，胃气不顺降，反而上逆作呕；或恼怒伤肝，肝气犯胃，胃气上逆；或忧思伤脾，脾失健运，胃失和降亦可导致呕吐；此外，劳倦内伤，中气耗损，痰饮积聚，饮邪上逆，也可发生呕吐；但应注意排除妊娠恶阻所致的呕吐。可在基础治疗中配合下列家庭治疗方案。

1. 穴位、经络按摩疗法

【穴位选择】

上肢部：内关。

胸腹部：中脘、天枢。

下肢部：足三里、太冲、阳陵泉。

【操作方法】

① 上肢部：患者坐位或仰卧位，用一手拇、食二指分别拿捏于内关穴（腕横纹上 2 寸）上，以局部有酸胀感为宜，按揉 30 次，左右上肢各约 2 分钟。

② 胸腹部：患者取仰卧位，术者双手手掌搓热后，顺时针掌心摩按中脘穴（上腹部脐上 4 寸），以拇指指腹按揉天枢穴（腹部，距肚脐中心 2 寸），约 3 分钟。

③ 下肢部：以大拇指指腹按揉或虚拳拍打下肢足三里、太冲和阳陵泉，双下肢对称，各揉 30 次，局部酸胀感为佳，持续约 3 分钟。

2. 刮痧、拔罐疗法

【部位选择】

腹部：中脘、天枢、气海、关元。

下肢部：足三里、阳陵泉、丰隆。

背部：脾俞、胃俞、肾俞。

【操作方法】

① 腹部：用直线补法刮脐旁天枢穴上下，由上向下，两侧各刮 15~20 次。刮拭脐下任脉的气海、关元等穴位，从上向下刮 15~20 次。然后逆时针方向绕脐用摩擦法或弧线刮 5~10 圈，或用按揉的方法点压中脘穴。

② 下肢部：屈曲膝关节或取坐位，用直线补刮法或用点压、按揉弹拨法刮拭双下肢的胃经，从足三里刮至丰隆穴，每侧各 20~30 次。

③ 背部：取俯卧位，用直线刮法刮拭膀胱经，每侧 20~30 次；重点刮拭脾俞、胃俞、肾俞，各 3~5 次。

3. 饮食疗法

呕吐者容易丢失大量水、胃酸和电解质，容易导致脱水和电解质紊乱，因此建议多喝淡盐水或者生理盐水，适量进食，应该少量服用一些清淡易消化的食物，如生姜红糖水、莲子陈皮粥、酵母、西红柿、燕麦片、黑白木耳等；忌食油腻、腥味、生冷、粗硬之食物。

4. 贴敷、温熨等物理疗法

① 长期干呕或急性呕吐者可使用微波短波透热电疗仪或便携式经皮神经电刺激仪等物理治疗仪,贴于足三里、梁丘、脾俞、胃俞、中脘、天枢、内关。一般每天 4~6 个穴位,每次 20~30 分钟,10 次 1 个疗程。

② 采用丁桂儿脐贴、艾慈灸等膏药外敷足三里、梁丘、脾俞、胃俞、中脘、天枢、内关、神阙穴,每天 2 个穴位,穴位轮替使用,一般膏药贴 6~8 小时。

③ 使用神灯(TDP)对腹部中脘、天枢、神阙,后背部脾俞、胃俞进行照射,每个部位 20 分钟,每天 2~4 个穴位。

十四、胃痛

胃痛是以上腹胃脘近心窝处疼痛为主症的病证。胃痛常见的原因有寒邪客胃、饮食伤胃、肝气犯胃和脾胃虚弱等。寒邪客胃,寒凝不散,阻滞气机,可致胃气不和而疼痛;饮食不节,食滞不化,气机受阻,胃失和降,不通则痛;恼怒抑郁,肝失条达,横逆犯胃,亦可发生胃痛;劳倦内伤,脾胃虚弱,内寒渐生,中焦虚寒作痛。总之,胃痛发生的总病机分为虚实两端,实证为气机阻滞,不通则痛;虚证为胃腑失于温煦或濡养,失养则痛。可在基础治疗中配合下列家庭治疗方案。

1. 穴位、经络按摩疗法

【穴位选择】

上肢部:内关。

腹部:中脘、天枢、气海、关元。

腰背部:脾俞、胃俞。

下肢部:足三里、太冲、阳陵泉。

【操作方法】

① 腹部：患者取仰卧位，屈膝放松，术者以手掌按摩腹部，掌按、掌揉上腹部 5 分钟；点按、掌揉，中脘、天枢、气海、关元 3 分钟；然后再用一指禅推法推中脘至关元，30~50 遍；点、揉足三里 2 分钟。

② 背部：患者取俯卧位，掌按、掌揉脾俞、胃俞 2 分钟；然后按、揉腰骶部；用掌跟自下而上擦脊背部两侧，每侧各 50 次。

③ 四肢：按、揉上肢内关穴 2 分钟；按、揉下肢穴位，足三里、阳陵泉、太冲各 2 分钟。

2. 刮痧、拔罐疗法

【部位选择】

腹部：中脘、天枢、气海、关元。

下肢部：足三里、阳陵泉。

背部：脾俞、胃俞。

【操作方法】

① 腹部：用直线补法刮脐旁天枢穴上下，由上向下，两侧各刮 15~20 次；刮拭脐下任脉的气海、关元等穴位，从上向下刮 15~20 次；然后逆时针方向绕脐用摩擦法或弧线刮 5~10 圈，或用按揉的方法点压脐周痛点。

② 下肢部：屈曲膝关节或取坐位，用直线补法刮拭双下肢的胃经循行区域，主要从足三里刮至丰隆穴，每侧各 20~30 次。

③ 背部：取俯卧位，用直线刮法刮拭膀胱经，每侧 20~30 次；重点刮拭脾俞、胃俞，各 3~5 秒。

④ 刮痧后，可在背部膀胱经走罐；然后在脾俞、胃俞，或天枢、气海、关元、中脘进行拔罐，一般留罐 5~10 分钟。

3. 饮食疗法

① 慢性胃痛患者禁食腌制食品，腌制食品含有的亚硝酸盐，很容易导致胃癌的发生。

② 不宜吃太多酸、甜的食物，甜食最容易产生过多的胃酸，伤害到胃黏膜。

③ 忌刺激性因素，忌烟、酒、浓茶、咖啡、辣椒、芥末等刺激性强的调味品。

④ 平时饮食应清淡、不油腻、少纤维素、质软。如水果、青菜、豆腐、绿豆粥、鲜奶、馒头、各类蛋、瘦肉、鸡、鱼、肝肾等内脏以及番茄、茄子、红枣等。

⑤ 慢性胃痛患者可以用蜂蜜、红糖、生姜、红枣适量,红花5克,将红花、生姜、红枣放在保温杯中,沸水冲泡,盖好,经泡10分钟后,调入蜂蜜、红糖,趁热饮服。此茶具有和胃利肠、止痛祛疡效果。

⑥ 胃寒所致胃痛食疗菜：鲫鱼1条（约250克），去鳞、鳃及内脏，洗净；生姜30克洗净，切片，橘皮10克，胡椒5克，共包扎在纱布内填入鲫鱼肚中；加水适量，文火煨熟，加食盐少许，空腹吃鱼喝汤，几次后效果很好。

4. 贴敷、温熨等物理疗法

① 慢性胃痛者可使用微波短波透热电疗仪或便携式经皮神经电刺激仪等物理治疗仪，贴于足三里、胃俞、中脘、天枢、内关。一般每天4~6个穴位，每次20~30分钟，10次1个疗程。

② 采用丁桂儿脐贴、艾慈灸等膏药外敷中脘、天枢、神阙穴，每天2个穴位，穴位轮替使用，一般膏药贴6~8小时。

③ 使用神灯（TDP）对腹部中脘、天枢、神阙，后背部脾俞、胃俞、进行照射，每个部位20分钟，每天2~4个穴位。

十五、便秘

便秘是指大便秘结不通，排便时间延长，或时间虽不延长但排便困难。胃肠积热，或阳虚寒凝，或气血阴津亏损，或腹内包块阻结等，均可导致便秘。便秘除常见于肠道病变外，肛门部的病变、肌痿、肠外肿块压迫、温热病过程中、过服止泻药或温燥之品、腹部手术之后、全身衰惫状态等，均可出现便秘。对于功能性的便秘，可以采取下列家庭治疗方案。

1. 穴位、经络按摩疗法

【穴位选择】

腹部：中脘、气海、天枢。

腰骶部：大肠俞。

【操作方法】

① 腹部：患者取平卧位，屈膝使腹部肌肉放松，术者用一手捏住患者腹部的肌肉（越多越好）由上到下进行提拿，约1分钟；然后两手掌相叠，以肚脐为圆心，在腹部沿顺时针方向摩动，操作时压力要大，移动要快，约2分钟；再以一手的食中二指指腹，抵住中脘穴，用力下压（以忍耐为度），做颤法，约半分钟，再换气海穴，操作半分钟。

② 腰骶部：术者一手蘸少许润滑剂，用大鱼际或掌根，从腰部肾俞下推至尾骨尖，以局部红润、发热为宜，约2分钟。

2. 刮痧、拔罐疗法

【部位选择】

背部：脾俞、胃俞、肾俞、大肠俞。

腹部：天枢、气海、关元。

下肢部：足三里、上巨虚、下巨虚。

【操作方法】

① 腹部：取仰卧位，首先用手按揉腹部，用直线刮法刮拭脐下正中部位任脉的气海、关元等穴位，一般刮15~20次；刮任脉两侧肾、胃和脾经在小腹的循行部位，由上向下，每侧刮20~30次，重点刮拭天枢穴；然后在脐下顺时针摩擦或按揉腹部5~10圈。

② 下肢：取坐位，用直线刮法刮拭下肢足阳明胃经的足三里、上巨虚、下巨虚穴，对重点穴位可进行点压、按揉。

③ 背部：取俯卧位，刮脊柱两侧，用直线泻刮法刮拭双侧膀胱经的脾俞、胃俞、肾俞、腰骶部，各刮 10~20 次。

④ 刮痧后，可在背部膀胱经走罐；然后在脾俞、胃俞、肾俞、大肠俞进行拔罐，一般留罐 5~10 分钟。

3. 足疗、足浴疗法

【部位选择】

足底反射区：肾、输尿管、膀胱、肺、胃、小肠、升结肠、横结肠、降结肠、乙状结肠、直肠等。

经穴：足三里、上巨虚、下巨虚、行间等。

【操作方法】

可先采用艾叶、益母草、鸡血藤、石菖蒲、蜀椒各 20 克，布包，煮水泡脚进行足浴 20 分钟。足浴后涂抹适量润滑油再进行足底按摩，以增强疗效。足底按摩方法如下。

① 依次点按肾、膀胱各 50 次，按摩力度以局部胀痛为宜。

② 由足趾向足跟方向推按输尿管 50 次，推按速度以每分钟 30~50 次为宜。

③ 由足内侧向足外侧推按肺 50 次，推按速度以每分钟 30~50 次为宜。

④ 按揉足三里、上巨虚、下巨虚、行间各 50 次，按摩力度以局部胀痛为宜。

⑤ 点按胃、小肠各 100 次，按摩力度以局部胀痛为宜。

⑥ 由足跟向足趾方向推按升结肠 100 次，从右向左推按横结肠 100 次，从足趾向足跟方向推按降结肠 100 次，从足外侧向足内侧推按乙状结肠、直肠 100 次，依次进行，推按速度以每分钟 30~50 次为宜。

足底按摩对便秘治疗效果较好，一般按摩两三次后就可恢复正常。按揉或点压经穴以酸胀为宜，反射区以酸痛较好。每天可早晚各做 1 次，恢复正常后，可在晚上睡觉前按摩 1 次以巩固疗效。

4. 饮食疗法

① 长期便秘者平时应该多吃新鲜的水果、蔬菜；富含维生素 B 的食品，如豆类、酵母、粗粮等；清淡滑润的食品，如小豆、豆浆、蜜糖、麻油、花生、松子、甜杏仁等；富含粗纤维的食物，如燕麦片、糙米、竹笋、苋菜、白萝卜、白菜、蘑菇、黑白木耳、杏、桃和香蕉等；平时多食花生、瓜子、核桃仁、芝麻等油脂性食物。

② 忌食辛辣温燥的刺激性食物；忌食爆炒煎炸烘烤食物，如辣椒、花椒、爆米花、炒花生、大蒜、栗子、豇豆、浓茶、咖啡、烟酒、牛肉、羊肉、烤大饼等。

5. 运动疗法

① 平时适当选择适合自己的体育锻炼可以增强胃肠蠕动，如太极拳、八段锦、五禽戏、慢跑、散步等。每天 1 次或者隔天 1 次，持之以恒，这样有助于增强体质，提高抵抗力。

② 习惯性便秘应保持心情舒畅，适度增加体力活动，不宜久坐办公，并养成每日按时如厕的习惯。

十六、腹泻

腹泻是指由于各种原因引起肠管运动亢进，分泌旺盛，消化功能障碍，肠内容物通过迅速，水分和营养物质不能充分吸收而致的排便次数增多，粪便稀薄，甚至呈水样便。如仅有排便次数增加，但粪便成形者，并非腹泻。腹泻分急、慢性两种。急性腹泻发病急，次数多，多伴有腹痛和发热、厌食、恶心等，常见的是急性肠道感染和食物中毒；慢性腹泻时间长、难愈，往往形成营养不良、维生素缺乏和低蛋白血症，多见于胃酸缺乏症、吸收不良综合征、慢性菌痢、肠结核等。可在基础治疗中配合下列家庭治疗方案。

1. 穴位、经络按摩疗法

【穴位选择】

腹部：中脘、天枢、气海、关元。

腰背部：脾俞、胃俞。

下肢部：足三里。

【操作方法】

① 腹部：患者取仰卧位，屈膝放松，术者以手掌按摩腹部，掌按、掌揉上腹部 5 分钟；点按、掌揉中脘、天枢、气海、关元 3 分钟；然后再用一指禅推法推中脘至关元，30~50 遍；点、揉足三里 2 分钟。

② 背部：患者取俯卧位，掌按、掌揉，脾俞、胃俞 2 分钟；然后按、揉腰骶部，最后用掌跟自下而上擦脊背部，每侧各 50 次。

③ 下肢部：按揉或用虚拳敲打下肢足三里穴位 2 分钟。

2. 刮痧、拔罐疗法

【部位选择】

腹部：天枢、气海、关元。

下肢部：足三里、阳陵泉、丰隆。

背部：脾俞、胃俞、肾俞、腰骶部。

【操作方法】

① 腹部：用直线补法刮脐旁天枢穴上下，由上向下，两侧各刮 15~20 次；刮拭脐下任脉的气海、关元等穴位，从上向下刮 15~20 次；然后逆时针方向绕脐用摩擦法或弧线刮 5~10 圈，或用按揉的方法点压脐周痛点。

② 下肢部：屈曲膝关节或取坐位，用直线补法刮拭双下肢的胃经循行区域，主要从足三里刮至丰隆穴，每侧各 20~30 次。重点点压、按揉上巨虚穴 10~20 次。

③ 背部：取俯卧位，用直线刮法刮拭膀胱经，每侧 20~30 次；重点刮拭脾俞、胃俞、肾俞，各 3~5 秒。

④ 刮痧后，可在背部膀胱经走罐；然后在脾俞、胃俞、肾俞、腰骶部进行拔罐，一般留罐 5~10 分钟。

3. 足疗、足浴疗法

【部位选择】

足底反射区：肾、输尿管、膀胱、肺、脾、胃、小肠、大肠各区、十二指肠、肝、胆、腹部淋巴结、盆腔淋巴结等。

经穴：足三里、上巨虚、下巨虚、太冲、涌泉、太白、三阴交等。

【操作方法】

可先采用艾叶、益母草、鸡血藤、石菖蒲、蜀椒各 20 克，布包，煮水泡脚进行足浴 20 分钟。足浴后涂抹适量润滑油再进行足底按摩，以增强疗效。足底按摩方法如下。

① 依次点按肾、膀胱各 100 次，按摩力度以局部胀痛为宜。

② 由足趾向足跟方向推按输尿管 100 次，推按速度以每分钟 30~50 次为宜。

③ 由足内侧向足外侧推按肺 100 次，推按速度以每分钟 30~50 次为宜。

④ 按揉脾、胃、十二指肠各 100 次，按摩力度以局部胀痛为宜。

⑤ 按揉足三里、上巨虚、下巨虚、太冲、涌泉、太白、三阴交各 50 次，按摩力度以局部胀痛为宜。

⑥ 从足趾向足跟方向推按小肠 50 次，由足跟向足趾方向推按升结肠 50 次，从右向左推按横结肠 50 次，从足趾向足跟方向推按降结肠 50 次，从足外侧向足内侧推按乙状结肠、直肠 50 次，依次进行，推按速度以每分钟 30~50 次为宜。

⑦ 点按肝、胆、腹部淋巴结、盆腔淋巴结各 50 次，按摩力度以局部胀痛为宜。

4. 饮食疗法

慢性腹泻易使各种营养物质丢失，故应该多食用一些营养丰富的食物。但由于胃肠道尚处于病变之中，所以饮食补养不能操之过急，应少量、清淡、低脂肪、易消化饮食。如藕粉、瘦肉粥、豆腐、苹果泥、土豆泥等。汤粥类食品推荐如下几种。

马齿苋绿豆汤：新鲜马齿苋 120 克，绿豆 60 克，煎汤服食，每日 1~2 次，连服 3 日。本品具有清利湿热、解毒消肿功效，对急性期患者尤为适宜。

山药粥：鲜山药 120 克，粳米 60 克，同煮为粥，早晚食之。本品具有健脾祛湿、滋肾固精的功效，慢性反复发作患者可以经常服用。

白术猪肚粥：白术 30 克，猪肚 1 个，槟榔 10 克，生姜 2 克，花椒 5 克，粳米 60 克。洗净猪肚，切成小块，同白术等同煮，至肚炖熟，取汁，以汤入粳米煮粥。以麻油、酱油拌猪肚，佐餐成粥。本品具有健脾益气、消食止泻的作用。

十七、痛经

痛经是指月经来潮及行经前后出现的下腹部疼痛或伴有腹胀、乳房不适、腰酸、全身无力等症状。大多于月经第一、二天出现，常为下腹部阵发性隐痛或绞痛，腹痛剧烈时面色苍白、手足冰冷、出冷汗，甚至昏厥，有时也放射至外阴、肛门及腰部，可伴有恶心、呕吐、疲乏、精神不安、乳房胀痛、尿频、便秘或腹泻，有时腹痛持续数小时，当经血外流通畅后逐渐消失。也有部分患者在月经前两天有下腹疼痛，接近月经来潮时加剧。根据疼痛发生的时间、疼痛的性质，可以辨别其寒、热、虚、实的属性。一般绞痛、冷痛属寒；若绵绵作痛或隐痛，则为虚证；疼痛剧烈者属实证。痛经分为原发性和继发性两种。原发性痛经以未婚女青年多见，为先天因素，如子宫过度前倾、后屈，子宫发育不良等造成。继发性痛经以已婚妇女为多见，多因子宫炎症，盆腔有器质性病变如子宫内膜异位症、盆腔及子宫黏膜下肿瘤、息肉等后天因素所致。因此，痛经患者应先进行相关检查，排除继发性因素之后，不妨配合下列家庭治疗方案。

1. 穴位、经络按摩疗法

【穴位选择】

腹部：气海、关元、子宫。

腰骶部：肾俞、次髎。

下肢部：血海、地机、三阴交。

【操作方法】

① 腹部：患者仰卧位，顺时针摩小腹至微微发热，一指禅推、揉、点按气海、关元、子宫穴。

② 下肢部：拿捏足太阴脾经地机至三阴交，重点按揉血海、地机、三阴交穴。

③ 腰骶部：患者俯卧位，取润滑剂适量，按揉、拍打肾俞，掌推腰骶部次髎穴。

2. 刮痧、拔罐疗法

【部位选择】

下腹部：气海、关元。

下肢部：血海、三阴交、地机、太冲。

背部：肝俞、脾俞、肾俞、次髎。

【操作方法】

① 下腹部：取仰卧位，用直线边刮法先刮脐下正中任脉循行区域，从脐下气海向下经过关元穴，刮至耻骨联合处，一般刮拭20~30次；重点刮拭关元、气海穴，亦可用摩擦法、按揉法。

② 下肢部：取坐位，用直线刮法自上而下刮拭脾经的血海至三阴交穴，点按肝经的太冲穴，每侧刮15~20次。

③ 背腰部：取俯卧位，用直线刮法刮拭脊柱两侧的肝俞至肾俞、次髎穴，两侧各刮20~30次。

④ 刮痧后，可先在背部膀胱经走罐；然后在肝俞、脾俞、肾俞、次髎穴进行拔罐，留罐5~10分钟。

3. 足疗、足浴疗法

【部位选择】

足底反射区：生殖腺、子宫、脑垂体、肾脏。

经穴：三阴交、大敦、太冲、涌泉、然谷。

【操作方法】

可先采用艾叶、益母草、鸡血藤、石菖蒲、蜀椒各20克，布包，煮水泡脚进行足浴20分钟。足浴后涂抹适量润滑油再进行足底按摩，以增强疗效。足底按摩方法如下。

① 用拇指按揉足反射区生殖腺、子宫，每侧5分钟；脑垂体、肾脏反射区各3分钟，下腹部反射区5分钟。每次月经前1周开始按揉。

② 用拇指按揉三阴交穴5分钟，拇、食两指压揉脚第二趾1分钟，再用食指按压脚后跟两侧1分钟。

③ 按揉大敦、太冲穴各5分钟，拇、食两指按揉足小趾1分钟，按压涌泉、然谷穴各3分钟。

以上手法每日1次，30次为1个疗程。

4. 饮食疗法

① 行经期间，应禁食生冷及不易消化和刺激性食物，如辣椒、葱、蒜、胡椒、烈性酒、各类冷饮、寒性水产品、梨、柿子、西瓜、柚、橙子等。

② 忌食酸涩食物，如醋、泡菜、石榴、梅子、草莓、猕猴桃、杏、李子、柠檬等，因为酸性食物味酸性寒，具有固涩收敛作用，易使血管收缩、血液涩滞，不利于经血的排出。

③ 长期痛经者平时应食用一些具有理气活血作用的蔬菜水果，如荠菜、香菜、各类萝卜、佛手、生姜等。若身体虚弱、气血不足痛经者，日常可采用乌鸡1斤，炮姜10克，红枣10克，当归10克，黄芪10克煮汤喝。

5. 运动疗法

平时可以选择适合自己的体育锻炼，如太极拳、八段锦、五禽戏、慢跑、瑜伽等，每天1次或者隔天1次，持之以恒，这样有助于增强体质，提高抵抗力。另有痛经保健操如下。

① 仰卧剪腿：仰卧，双腿探出床沿，两腿向斜上方向伸直做交叉剪腿动作，左右腿共做20~30次。

② 坐位，屈膝，双臂抱住双腿于胸前，同时收腹、提肛，然后放松。重复6~8次。

③ 直立侧弯：双手叉腰或一手扶墙，身体直立然后侧弯，侧弯幅度由小到大，左右共进行20~30次。

④ 腰髋回环：身体直立，双手叉腰，腰髋向左、向右做360度回环，左右共做8~10周。幅度由小到大。

以上活动较轻松简单，对于改善盆腔血液循环，增加腹肌力量，减轻疼痛有明显疗效。

6. 贴敷、温熨等物理疗法

① 慢性痛经者可使用微波短波透热电疗仪或便携式经皮神经电刺激仪等物理治疗仪，贴于血海、地机、三阴交、子宫、关元、气海、次髎穴。一般每天4~6个穴位，每次20~30分钟，10次1个疗程。

② 采用膏药或者发热贴外敷血海、地机、三阴交、子宫、关元、气海、次髎、神阙，每天2个穴位，穴位轮替使用，一般膏药贴6~8小时。

③ 使用神灯（TDP）对腹部关元、气海、神阙，腰骶部肾俞、次髎穴位进行照射，每个部位20分钟，每天2~4个穴位。

十八、痤疮

痤疮又称"青春痘"，是一种毛囊皮脂腺引起的慢性炎症性皮肤病，多发于青少年，发病率高。与内分泌功能失调有关，好发于颜面、胸、背等富含皮脂腺的部位。根据其临床表现可分为丘疹性痤疮、脓疱性痤疮、硬结性痤疮、囊肿性痤疮、萎缩性痤疮等。开始时是毛孔堵塞，里面的油脂排出不畅，越积越多就形成一个个小丘疹状肿物，容易滋生细菌。中医称之为肺风粉刺、酒刺、风刺等。是由多种因素导致，如神经精神因素、饮食因素、大便、睡眠等个人行为因素，烟、酒等嗜好因素，药物因素，化妆品及皮肤护理因素等。本病容易反复发作，因此在平时缓解期时可以配合下列家庭治疗方案巩固治疗，减少复发，安全度过青春期后，本病可以自愈。

1. 穴位、经络按摩疗法

【穴位选择】

头面部：风池、四白、下关、太阳。

腰背部：大椎、肺俞。

四肢部：合谷、鱼际、足三里、内庭。

【操作方法】

① 头面部：患者取坐位，用二、三、四、五指半弯曲成弓状，从太阳穴至风池穴，用四肢的指腹用力擦头侧部，来回 20 余次后，在风池和颈后肌群揉捻，约 2 分钟，双手食指点揉四白、下关穴，操作 30 次后。

② 腰背部：患者取坐位或俯卧位，医者两手拇指分别在患者大椎穴处揉捻（背部正中线上，第 7 颈椎棘突下凹陷中），约 2 分钟后，以同样手法揉捻肺俞穴（在背部，当第 3 胸椎棘突下，旁开 1.5 寸）。

③ 四肢部：用一手拇指分别按揉另一手的合谷、鱼际穴，酸胀为度，各 2 分钟。虚拳拍打足三里穴，点按内庭各 30 次。

2. 刮痧、拔罐疗法

【部位选择】

头颈部：风池、肩井、大椎。

背部：肺俞。

上肢部：曲池、合谷、尺泽、鱼际。

【操作方法】

① 头颈部：用直线刮法刮拭颈部后正中线至第三胸椎，用弧线刮法刮拭颈部两侧夹脊穴风池至肩井，每条线 20 次。

② 背部：取俯卧位，用直线泻刮法刮拭两侧膀胱经肺俞穴，每侧 15~20 次。

③ 上肢部：取坐位或仰卧位，刮拭上肢外侧手阳明大肠经曲池至合谷穴，上肢内侧前缘手太阴肺经尺泽至鱼际穴，每条线 20 次。

④ 刮痧后，可在项背部膀胱经走罐；并在肺俞、大椎穴进行拔罐，一般留罐 5~10 分钟。

3. 饮食疗法

① 对于肺热导致的丘疹性痤疮、脓疱性痤疮，如皮损以脓疱、炎症丘疹为主，伴有便秘者，宜选食一些辛凉发散的食物，如薄荷、菊花、金银花、决明子、山楂、薏苡仁、豆腐、苦瓜、丝瓜等；可用薄荷 5 克，菊花 5 克，金银花 5 克，决明子 10 克代茶喝。

② 对于后期阳气不足导致的硬结性痤疮、囊肿性痤疮、萎缩性痤疮，应该服用一些扶助阳气、软坚散结的食物，如生姜、韭菜、海带、花椒、紫苏、红枣、陈皮、薏苡仁、羊肉、狗肉、牛肉、丹参、黄芪等。可用生姜 10 克，丹参 30 克，黄芪 15 克，大枣 5 枚，海带、花椒、排骨适量，煮汤喝，温服，以微汗为度。

十九、肥胖

肥胖是以形体发胖、嗜睡、困倦乏力等为主要表现的形体疾病。一般体重超过标准体重 10%~19.9% 为超重，≥ 20% 为肥胖。肥胖度（%）=（实际体重 − 标准体重）/ 标准体重 × 100，其中标准体重（kg）多采用 Broca 改良公式［= 身高（cm）−105］进行估算。肥胖患者一般会有家族遗传史，初期由于胃火亢盛，会有易饥多食、嗜食肥甘，加之活动过少、熬夜等不良的生活习惯耗损人体阳气，继而发胖，然后出现阳气亏虚、痰湿壅盛的表现，如体力下降，稍事活动或劳动即感疲乏无力、气短、心悸、胸闷、咯痰，嗜睡，懒言，性功能低下，女性常有闭经不育、多毛或男性化，男性阳痿不育。最后食少而肥，容易便秘腹胀，腰背痛，关节痛，多汗怕热等。在排除继发性因素导致的肥胖后，可以配合下列家庭治疗方案，通过对经络穴位的刺激、运动、节食等综合调理，降低机体对肥甘厚味的偏嗜，减轻饥饿感，提高新陈代谢等，达到减肥的目的。

1. 穴位、经络按摩疗法

【穴位选择】

头颈部：百会、风池、肩井。

背部：脾俞、胃俞、肝俞。

腹部：中脘、天枢。

四肢部：足三里、丰隆、曲池。

【操作方法】

① 头部：取坐位，点按百会穴 2 分钟，用力拿捏风池、肩井及颈项部肌肉 20~30 次，以局部酸胀为佳。

② 四肢部：拿捏上肢肌肉，重点按揉曲池穴 30 次；拿捏下肢肌肉，重点点按或虚拳敲打足阳明胃经足三里、丰隆穴 50~80 次。

③ 背部：取俯卧位，取适量红花油或者风油精等润滑油抹于后背，用掌根推后背两侧膀胱经脾俞至肝俞，上下往返 15 遍。用拇指或掌根按揉脾俞、胃俞、肝俞各 50 次，以局部酸胀为宜。

④ 腹部：取仰卧位，取适量红花油或者风油精等润滑油抹于腹部，双手掌逆时针摩腹约 5 分钟，拿捏肚脐周围的重点穴位中脘、天枢穴 50 次。

2. 刮痧、拔罐疗法

【部位选择】

背部：肺俞、肝俞、脾俞、肾俞。

腹部：中脘、天枢、关元。

四肢部：足三里、丰隆、曲池。

【操作方法】

① 腹部：取仰卧位，用直线补法刮拭腹正中线及腹部两侧，重点刮拭任脉的中脘、关元、天枢等穴位。

② 四肢部：取仰卧位，用直线刮法刮拭手阳明大肠经的曲池穴；下肢足阳明胃经的足三里、丰隆穴，各刮 20~30 次。

③ 背部：取俯卧位，取适量刮痧油、红花油或者食用油等润滑油抹于后背，用直线刮法刮拭背部两侧膀胱经，从肺俞经肝俞、脾俞刮至肾俞，每侧刮 20~30 次。

④ 刮痧后，可在背部膀胱经走罐；然后在肺俞、肝俞、脾俞、肾俞进行拔罐，留罐 5~10 分钟。

3. 足疗、足浴疗法

【部位选择】

足底反射区：肾、输尿管、膀胱、肺、甲状腺、垂体、肾上腺、胃、十二指肠、小肠等。

经穴：三阴交、涌泉、丰隆、足三里、上巨虚、下巨虚、内庭等。

【操作方法】

可先采用艾叶、益母草、鸡血藤、石菖蒲、蜀椒各 20 克，布包，煮水泡脚进行足浴 20 分钟。足浴后涂抹适量润滑油再进行足底按摩，以增强疗效。足底按摩方法如下。

① 依次点按足底反射区肾、膀胱各 100 次，按摩力度以局部胀痛为宜。

② 由足趾向足跟方向推按输尿管 100 次，推按速度以每分钟 30~50 次为宜。

③ 由足内侧向足外侧推按肺50次，推按速度以每分钟30~50次为宜。

④ 按揉三阴交、涌泉、足三里、丰隆、上巨虚、下巨虚、内庭各30次，按摩力度以局部胀痛为宜。

⑤ 点按垂体、肾上腺各100次，按摩力度以局部胀痛为宜。

⑥ 由足跟向足趾方向推按甲状腺100次，推按速度以每分钟30~50次为宜。

⑦ 点按胃、小肠各50次，向足趾方向推按小肠50次，按摩力度以局部胀痛为宜。

4. 饮食疗法

① 肥胖患者一定要控制饮食，尽量减少摄入量，少量多餐，每餐五成饱，逐渐减量，按时吃饭，晚餐尽量少吃。

② 饮食原则是：低热量、低脂肪、低碳水化合物、低盐，摄取一定量的蛋白质、无机盐和食物纤维。

③ 多吃蛋白质丰富而热量少的食物，如大豆、大豆粉、淡奶粉、肉松、精肉、心、肝、胰、蛋、豆腐、禽肉、肚、肺、黄豆芽、乳类、鱼虾、蟹等。

④ 禁止吃冰淇淋、巧克力、奶油、坚果、煎炸食品、糖果、糕点、饼干等，同时戒烟、戒酒。

⑤ 多吃低热量、高维生素和矿物质的食品，如蒜苗、胡萝卜、黄瓜、洋葱、蒜头、茭白、空心菜、冬瓜、白菜等蔬菜。

5. 运动疗法

肥胖者平时应该适当加大运动量，可以增加新陈代谢，加速糖原分解，减少脂肪堆积。选择适合自己的体育锻炼方式，如太极拳、八段锦、五禽戏、慢跑、散步、游泳等，每天2次，每次半小时以上，持之以恒，循序渐进；同时注意自身的耐受能力，运动不能过于激烈，避免膝关节损伤。

6. 贴敷、温熨等物理疗法

① 肥胖者可使用微波短波透热电疗仪或便携式经皮神经电刺激仪等物理治疗仪，贴于中脘、天枢、关元、气海、足三里、丰隆、曲池。一般每天 4~6 个穴位，每次 20~30 分钟，10 次 1 个疗程。

② 采用膏药或者发热贴外敷中脘、天枢、关元、神阙穴，每天 2 个穴位，穴位轮替使用，一般膏药贴 6~8 小时。

③ 使用神灯（TDP）对腹部关元、气海、神阙、肺俞、肝俞、脾俞、肾俞穴位进行照射，每个部位 20 分钟，每天 2~4 个穴位。

二十、疲劳

疲劳是主观上的一种疲乏无力的不适感，可以是一种疾病如疲劳综合征，也可以是其他疾病的一个症状，或是亚健康状态。近年来，容易疲劳的人群比例陡增，这类人群中多有"六高一低"的倾向，即存在着接近疾病水平的高体力或心理负荷、高血压、高血脂、高血糖、高血黏度、高体重以及免疫功能偏低，甚至"过劳死"。疲劳多是因为生活作息不规律，过量的体力或脑力劳动消耗超过了本身机体的承受能力；或者过于安逸，活动量少，导致身体各组织器官的功能下降，血液循环减缓，新陈代谢减弱等，由此造成机体热能和营养物质转化减少，而体内产生的有害代谢产物如乳酸等增多，毒素堆积所致。配合下列家庭治疗方案，通过对经络穴位的刺激、运动、药膳等综合调理，可以明显提高新陈代谢，缓解疲劳。

1. 穴位、经络按摩疗法

【部位选择】

头部：太阳、印堂、百会。

背部：肺俞、肝俞、脾俞、心俞、肾俞。

上肢部：曲池、内关、合谷。

下肢部：足三里、三阴交

【操作方法】

① 头部：患者取仰卧位，术者双手四指抱头，用拇指先从前额正中印堂开始，向两侧推擦到颞部太阳穴，做 10 遍。然后用大鱼际或拇指按揉印堂、太阳穴，每个穴位做 3~5 次，每次按压半分钟，然后松开。再将四指并拢，轻轻地按揉两侧颞部，并缓慢地向头顶百会移动，以扩大按揉的范围，做 10 遍。最后拿捏颈部肌肉 10 遍，点按风池穴，5~10 分钟。

② 上肢部：患者取仰卧位，先用一手拿捏上肢从肩膀至手指，放松上肢肌肉，然后点按曲池、内关、合谷穴，每穴半分钟。用双手握住患者的手腕部，轻轻上下抖动 5 次，再轻轻向下牵拉 1~2 次；再将患者手臂平举和向上举，做向外侧和向上方向的牵拉各 1~2 次。牵拉过程中辅以震颤抖动，则效果更佳。

③ 下肢部：患者取仰卧位，术者用双手在患者下肢后侧从上向下进行拿捏，以放松下肢肌群。重点点按或按揉足三里、三阴交穴，然后用双手分别握住患者的一侧踝关节，向下牵拉 20 次，并上下轻轻抖动。双掌虚拳拍打下肢内外侧。

④ 背部：患者俯卧位，术者用手掌的背侧掌指关节处滚揉后背两侧膀胱经，做 1~3 分钟，要求力量达到深层，重点点按、掌揉或拍打膀胱经肺俞、肝俞、脾俞、心俞、肾俞。

2. 刮痧、拔罐疗法

【部位选择】

头颈部：太阳、百会。

背部：脾俞、心俞、肾俞。

上肢部：合谷、曲池、内关。

下肢部：足三里、血海、三阴交。

【操作方法】

① 头颈部：取坐位，用按揉法刮拭太阳穴、百会穴。用梳头法从额头向脑后及颈部正中线及两侧肌肉方向刮拭。

② 背部：取俯卧位，用直线刮法刮拭足太阳膀胱经循行区域，重点刮拭心俞、脾俞、胃俞、肾俞，每侧刮 20~30 次。

③ 四肢部：取坐位或仰卧位，刮拭上肢外侧大肠经的合谷、曲池、手三里，心包经的内关；刮拭下肢外侧胃经的足三里，脾经的血海、三阴交，每侧刮 20~30 次。

④ 刮痧后，可在背部膀胱经走罐；然后在心俞、脾俞、胃俞、肾俞进行拔罐，一般留罐 5~10 分钟。

3. 足疗、足浴疗法

【部位选择】

足底反射区：肾、垂体、肾上腺、输尿管、膀胱、肺、脑反射区。

经穴：三阴交、涌泉、足三里。

【操作方法】

可先采用艾叶、益母草、鸡血藤、石菖蒲、蜀椒各 20 克，布包，煮水泡脚进行足浴 20 分钟。足浴后涂抹适量润滑油再进行足底按摩，以增强疗效。足底按摩方法如下。

① 依次点按足底反射区肾、膀胱各 100 次，按摩力度以局部胀痛为宜。

② 由足趾向足跟方向推按输尿管 100 次，推按速度以每分钟 30~50 次为宜。

③ 由足内侧向足外侧推按肺 50 次，推按速度以每分钟 30~50 次为宜。

④ 按揉三阴交、涌泉、足三里各 30 次，按摩力度以局部胀痛为宜。

⑤ 点按垂体、肾上腺各 100 次，按摩力度以局部胀痛为宜。

⑥ 点按大脑、小脑、脑干各 50 次，按摩力度以局部胀痛为宜。

4. 饮食疗法

① 喝热茶：白天易疲乏者可以在上午喝热茶，因茶中含有咖啡因，具有提神的功效；但避免下午或晚上服用而影响睡眠。咖啡、

巧克力也有类似作用。

② 补充维生素：维生素 B_1、维生素 B_2 和维生素 C 等是人体新陈代谢中酶活性的重要成分，可以提高细胞的新陈代谢水平。最好食用富含以上成分的食物而非药物，如胡萝卜、西红柿、猕猴桃等蔬菜或水果。

③ 药膳：对于偏瘦的老人、女性、小孩属气阴两虚的可以采用人参、银耳、田七、灵芝、五味子、黄芪、红枣煮排骨汤喝。多吃富含蛋白的食物，如豆腐、牛奶、猪肉、牛肉、鱼、蛋等。对于胃寒肥胖者，可以用黄芪、陈皮、生姜、羊肉、大枣、花椒煮汤或做菜食用。

二十一、失眠

失眠是指因大脑兴奋性提高，造成睡眠时间不足，或是睡眠的不深熟。中医认为本病属"不寐""不得眠""不得卧""目不瞑"范畴，多因思虑劳神太过，气血亏虚，或因情志所伤，气机不舒，以及火热内扰、痰浊阻滞等，使阳不入阴，神不归舍所致。

失眠临床可分为三大类：第一种起始失眠，即入睡困难，不容易入睡和入睡慢，到后半夜或将近天亮的时候才睡着，大都由于生活紧张、忧虑、焦急和恐惧等所引起。第二种间断失眠，时睡时醒，常有噩梦和梦魇发生，多见于中年人有消化不良者或受惊吓者。第三种终点失眠或早醒失眠，后半夜醒后即不能再行入睡，是高年龄的必然现象，多见于血管硬化和高血压的老年人或精神忧郁者。失眠者常伴有头痛、头重、头晕、目眩、记忆力减退、注意力不集中、心跳、手颤、身体疲乏和精神衰弱等自诉。

配合下列家庭治疗方案，通过对经络穴位的刺激、运动、药膳、减压等综合调理，恢复机体阴阳的平衡，养成合理的作息规律，来达到提高睡眠质量的目的。

1. 穴位、经络按摩疗法

【穴位选择】

头颈部：印堂、百会、安眠。

背部：肝俞、心俞、肾俞。

上肢部：内关。

下肢部：足三里、三阴交

【操作方法】

① 头颈部：患者取仰卧位，术者双手四指抱头，用拇指先从前额正中印堂开始，向两侧推擦到颞部太阳穴，做 10 遍。然后用大鱼际或拇指按揉印堂 3~5 次，每次按压半分钟，然后松开。后将四指并拢，轻轻地按揉两侧颞部，并缓慢地向头顶百会移动，以扩大按揉的范围，做 10 遍。后拿捏颈部肌肉 10 遍，点按安眠穴，5~10 分钟。

② 上肢部：患者取仰卧位，先用一手拿捏上肢从肩膀至手指，放松上肢肌肉，然后点按内关穴 2 分钟。用双手握住患者的手腕部，轻轻上下抖动 5 次，再轻轻向下牵拉 1~2 次。

③ 下肢部：患者取仰卧位，术者用双手在患者下肢后侧从上向下进行拿捏，以放松下肢肌群。重点点按或按揉足三里、三阴交穴，再双掌虚拳拍打下肢内外侧。

④ 背部：患者俯卧位，术者站于一侧，在患者背部、腰部督脉及膀胱经路线以掌揉法和肘臂滚法往返施术多遍，做 1~3 分钟。要求力量达到深层，重点点按、掌揉或拍打膀胱经肝俞、心俞、肾俞。手法宜轻不宜重，使患者舒适为宜。

2. 刮痧、拔罐疗法

【部位选择】

头颈部：印堂、百会、安眠。

背部：肝俞、心俞、脾俞、肾俞、胃俞。

四肢部：神门、内关、血海、三阴交。

【刮拭方法】

① 头颈部：取坐位。首先刮拭头部两侧，从太阳穴附近开始，绕耳上、耳后的乳突和安眠穴方向刮拭，每侧刮拭 10~20 次。然后刮拭头部正中，以头顶正中百会穴为起点，分别向前、后发际刮 10~20 次。最后点压、按揉头部双侧安眠穴 3~5 秒。

② 背部：取坐位或俯卧位。用直线刮法、从上向下刮脊柱两侧的足太阳膀胱经，每侧刮 20~30 次。重点刮拭心俞、肝俞、胃俞、脾俞、肾俞，或者每穴点压、按揉 3~5 秒。

③ 四肢部：取坐位或仰卧位。首先刮拭前臂内中后侧的手厥阴心包经、手少阴心经循行区域，从肘横纹内侧端刮至腕横纹内侧处的神门、内关穴，重点刮拭神门、内关穴。然后刮拭小腿内侧的足太阴脾经循行区域，从膝盖上的血海穴刮至内踝上的三阴交穴，每一侧刮拭 10~20 次；重点刮拭三阴交穴，或点压按揉 3~5 秒即可。

3. 足疗、足浴疗法

【部位选择】

足底反射区：肾、垂体、肾上腺、输尿管、膀胱、心、脑反射区。

经穴：三阴交、涌泉、照海。

【操作方法】

可先采用艾叶、益母草、鸡血藤、石菖蒲、蜀椒各 20 克，布包，煮水泡脚进行足浴 20 分钟。足浴后涂抹适量润滑油再进行足底按摩，以增强疗效。足底按摩方法如下。

① 依次点按足底反射区肾、膀胱各 100 次，按摩力度以局部胀痛为宜。

② 由足趾向足跟方向推按输尿管 100 次，推按速度以每分钟 30~50 次为宜。

③ 由足内侧向足外侧推按肺 50 次，推按速度以每分钟 30~50 次为宜。

④ 按揉三阴交、涌泉、照海各 30 次，按摩力度以局部胀痛为宜。

⑤ 点按垂体、肾上腺各 100 次，按摩力度以局部胀痛为宜。

⑥ 点按大脑、小脑、脑干、心各 50 次，按摩力度以局部胀痛为宜。

4. 饮食疗法

① 禁止喝热茶、咖啡：因茶、咖啡等食品中含有咖啡因，具有兴奋作用，因此下午或晚上禁止服用茶、咖啡、巧克力。

② 补充维生素：维生素是人体神经系统发挥正常功能的重要物质，最好食用富含维生素的食物而非药物，如胡萝卜、西红柿、猕猴桃等蔬菜或水果。

③ 药膳：对于偏瘦的中老人、女性、小孩属阴虚阳亢的，可以采用西洋参、银耳、田七、灵芝、五味子、黄芪、红枣煮排骨汤喝；脾胃不好的加少量山楂、陈皮、生姜。

二十二、牙痛

牙痛是牙科疾病的常见症状。无论是牙齿或牙齿周围的疾病，如龋齿、急慢性牙髓炎、急慢性牙根尖周炎、牙周病等，都可引起牙痛。其临床表现为：牙龈红肿，遇冷热刺激作痛，面颊部肿胀，甚至牙痛发作时疼痛难忍。中医认为牙痛通常为胃肠积热，火邪上炎引起，或者肾阴不足，虚火上扰所致。在经脉循行路线来看，手、足阳明经分别进入下齿、上齿，与牙痛的关系密切。在牙科积极治疗的同时可以配合下列家庭治疗方案，通过对经络穴位的刺激，提高自身对疼痛的抵抗，调动自身的本能产生止痛物质，可以明显缓解疼痛感。

1. 穴位、经络按摩疗法

【穴位选择】

头面部：颊车、下关。

上肢部：二间、合谷。

下肢部：内庭、太溪。

【操作方法】

① 头面部：患者坐位，用大拇指指腹点按颊车（开口取穴，在下颌角前上方1横指凹陷中）、下关（闭口取穴，在颧弓下缘凹陷处），各点按至有酸胀感，每个穴位持续1~2分钟；急性期疼痛剧烈者每1~2小时重复一次。

② 上肢部：患者取坐位，用一手拇、食二指分别按揉合谷穴（拇指、食指合拢，在肌肉的最高点）、二间穴（微握拳，在第二掌指关节前缘桡侧，当赤白肉际处）至有酸胀感，每个穴位持续1~2分钟；急性期疼痛剧烈者每1~2小时重复一次。

③ 下肢部：以筷子点按内庭穴（第二跖趾关节前方，二三趾间的纹头处），或用手指弹拨太溪（足内侧和跟腱的凹陷处），至有胀麻感，各20次。

2. 刮痧、拔罐疗法

【部位选择】

背部：心俞、脾俞、胃俞。

四肢部：合谷、曲池、内庭。

【刮拭方法】

① 背部：取坐位或俯卧位。用直线重刮法，从上向下刮脊柱两侧的足太阳膀胱经，每侧刮20~30次。重点刮拭心俞、胃俞、脾俞，或者每穴点压、按揉3~5秒。

② 四肢部：取坐位或仰卧位。首先刮拭前臂外侧的手阳明大肠经曲池至合谷循行区域，重点刮拭曲池、合谷穴；然后刮拭小腿外侧的足阳明胃经循行区域，点按内庭穴3~5秒，每一条线刮拭20次即可。

③ 刮痧后，可在背部膀胱经走罐；并在心俞、脾俞、胃俞处留罐约10分钟。

3. 饮食疗法

① 平时要保持口腔卫生，餐前餐后刷牙、淡盐水漱口，禁止吃甜食，有食物卡在牙缝里一定要清除干净，养成早晚刷牙的良好习惯。

② 牙痛发作疼痛难忍时，可用牙膏、花椒、牛黄解毒片、六神丸1至2粒或云南白药加水一滴，调成糊状，塞到牙疼的地方；或者取新鲜芦荟，剥除外皮，把含黏液的果肉含在疼痛处；或含大蒜汁。10~30分钟疼痛可缓解，严重者每2小时含一次。

③ 药膳：对于胃火亢盛者，平时应少吃易上火的油炸食品，保持大便通畅，多吃香蕉、大蒜、雪梨、西瓜、苦瓜、绿叶蔬菜。对于中老人属阴虚火旺的，可以采用银耳、田七、生地、五味子、麦冬、红枣煮排骨汤喝；脾胃不好的加少量山楂、陈皮。平时上火时喝点菊花金银花茶。

二十三、耳鸣

耳鸣是指患者自觉耳中或头颅鸣响，而周围环境中并无相应的声源。耳鸣是一种常见的临床症状，约17％的个体有过耳鸣的感觉，特别是老年人更容易发病。耳鸣通常伴有烦恼、睡眠困难、注意力不集中，严重者可影响工作、娱乐和社会交往，或者并发其他疾病如抑郁、焦虑、烦躁等心理障碍，而心理障碍反过来又可加重耳鸣，形成恶性循环。严重者完全无法睡眠和工作。耳鸣因其病因不同而有不同的临床表现，其声响有高低、音调有多样，或如蝉鸣，或如风声，或如流水声夹杂蟋蟀的叫声。耳鸣可为阵发，亦可为持续性，有的耳鸣伴有耳聋，也有的单有耳鸣而无耳聋。由于现代人的生活方式和饮食结构均发生变化，情绪疾病和环境噪声污染的增加，耳鸣的发病率有上升的趋势。由于耳鸣的发病机理尚不明确，因此并无特效药。中医采用整体辨证治疗的方法，具有一定的优势。中医认为耳鸣是因外邪或脏腑实火上扰耳窍,瘀血、痰湿蒙蔽耳窍;或脏腑虚损,耳窍失养所致。耳鸣与肝、胆、心、肾有关,胆经、胃经、小肠经、膀胱经等经脉均上通于耳。中医强调疏通经络,活血化瘀,改善微循环,恢复气血的正常运行,提高自身的抗病能力。在排除器质性病变后,均可采取下列家庭治疗方案。

1. 穴位、经络按摩疗法

【穴位选择】

头颈部:太阳、听宫、耳门、翳风、风池。

四肢部:外关、中渚、内关、足三里、太冲。

背腰部:心俞、肝俞、肾俞。

【操作方法】

① 头颈部:患者仰卧位,医者站于患者头顶侧,用双手四指并拢按揉太阳穴,并沿着太阳穴向颈后风池穴按揉 3~5 次,拿捏颈项部肌肉。然后双手四指按揉耳前听宫、耳门、翳风穴各 30 次。拿捏耳郭至发红发烫感;后做鸣天鼓法治疗,两手掌心紧按两耳,使外耳道口暂时处于封闭状态,两手的中指放于枕部,食指叠放中指上,食指从中指上滑下,轻轻叩于脑后枕部,这时耳中有放炮样声响,如此连续开闭放响 20~30 次,每天可做 3~4 次。

② 四肢部:体位同上,医者用双手先拿捏四肢肌肉,拍打放松,然后点按或弹拨上肢外关、中渚、内关穴 10 次;虚拳敲打下肢足三里穴 2 分钟;点按肝经太冲穴至酸胀感,20 次。

③ 背腰部:患者俯卧位,医者站其旁,用双手掌,自肩背部向足跟方向做推法 3~5 次,然后再用双手掌揉背、腰及拿下肢后侧膀胱经 3~5 次。重点按压或掌揉心俞、肝俞、肾俞。

2. 刮痧、拔罐疗法

【部位选择】

头颈部:太阳、百会、风池、听宫、耳门、翳风。

四肢部:外关、中渚、足三里、太冲。

背腰部：心俞、肝俞、肾俞

【操作方法】

① 头部：患者取坐位，首先刮拭头部左右双侧，从听宫、耳门向上刮至太阳穴，再由上向下刮至风池穴，点按翳风穴 10 下，再从风池经过肩井穴刮至肩峰端，每侧刮 10~20 次。然后从额头刮至百会穴，再由百会穴向下刮拭颈部正中线至大椎穴，每条线刮 20~30 次。

② 背腰部：患者取俯卧位，刮拭背腰部正中线督脉及两侧的足太阳膀胱经，各刮 20~30 次。重点刮拭心俞、肝俞、肾俞穴，亦可用点压、按揉法。

③ 四肢部：患者取仰卧位，用直线刮法刮拭上肢手少阳三焦经、下肢足阳明胃经和足厥阴肝经循行区域，分别为从外关至中渚，从足三里至下巨虚，每侧刮 20~30 次。最后点压按揉足厥阴肝经太冲穴 20 次，至酸胀为宜。

④ 刮痧后，可在背部膀胱经走罐；然后在心俞、肝俞、肾俞进行拔罐，一般留罐 5~10 分钟。

3. 足疗、足浴疗法

【部位选择】

足底反射区：肾、肾上腺、输尿管、膀胱、肝、大脑、脑干、三叉神经、头颈淋巴结、垂体、颈项、腹腔神经丛、心、甲状腺等。

经穴：涌泉、太溪、太冲、足三里、丰隆。

【操作方法】

可先采用艾叶、益母草、鸡血藤、石菖蒲、蜀椒各 20 克，布包，煮水泡脚进行足浴 20 分钟。足浴后涂抹适量润滑油再进行足底按摩，以增强疗效。足底按摩方法如下。

① 依次点按肾、肝、肾上腺、膀胱各 100 次，按摩力度以局部胀痛为宜。

② 由足趾向足跟方向推按输尿管 100 次，推按速度以每分钟 30~50 次为宜。

③ 由足内侧向足外侧推按肺 100 次，推按速度以每分钟 30~50 次为宜。

④ 按揉涌泉、太溪、太冲、足三里、丰隆各 30 次，按摩力度以局部胀痛为宜。

⑤ 点按大脑、脑干、三叉神经、头颈淋巴结、垂体、颈项、腹腔神经丛、心各 50 次，按摩力度以局部胀痛为宜。

⑥ 由足跟向足趾方向推按甲状腺 50 次，推按速度以每分钟 30~50 次为宜。

4. 饮食疗法

① 有耳鸣的人应保证维生素和微量元素的补充，多食蔬菜和水果，如海蜇、蜂王浆、黑木耳、香蕉、西瓜、苹果、山楂、草莓、菠萝、紫菜、黄豆、黑豆、海参、白菜、苋菜、菠菜、番茄、冬瓜、土豆、苦瓜等。

② 药膳：耳鸣患者需辨证分清虚实。肝火亢盛容易着急上火，发脾气，耳鸣持续，耳鸣声音高亢，伴有便秘等脏腑实火或瘀血、痰湿蒙蔽耳窍导致的，多见于青壮年，平时可以采用决明子 10 克，菊花 10 克，薄荷 5 克，葛根 10 克代茶喝；肥胖者加陈皮 5 克。对于老年人耳鸣，耳鸣如蝉，伴形体偏瘦，气短乏力，因脏腑虚损，耳窍失养所致的，平时可以采用黄芪 10 克，丹参 15 克，葛根 10 克，银杏叶 10 克代茶喝；或者采用党参 30 克，乌鸡或排骨或牛羊肉适量，葛根 30 克，花椒适量，黑木耳适量，熬汤喝，脾胃不好的加少量山楂、陈皮。

二十四、高血压

高血压是指动脉血压高于正常范围而言，一般血压大于或等于 140/90mmHg，即为高血压。当然，血压随年龄增长而略有增高，而且在不同的生理情况下有一定的波动是正常现象，如精神紧张、熬夜失眠、情绪激动等。但如果监测血压连续 3 天以上大于 140/90mmHg 则需要去医院检查治疗，血压大于 160/95mmHg 应考虑给予降压药治疗。《中国高血压防治指南》特别强调非药物治疗在高血压中的重要性，非药物治疗包括改善生活方式的家庭治疗方案，如戒烟、戒酒、控制盐的摄入、运动减肥等。

高血压一般以中老年多见，但如今因为工作生活压力导致高血压的发病越来越年轻化。高血压的临床表现多样，常见的症状有头痛、头昏、头胀、晕眩、心悸、烦躁、失眠、多梦、耳鸣、面赤；还可有颈背部僵感，以及记忆力减退等。高血压后期，常并发心、脑、肾、眼等器官病变，因此应控制血压在正常范围内，防止并发症的发生和发展。本病多因交感神经兴奋性过高，或因精神过度紧张，或内分泌紊乱，或长期烟、酒、浓茶及饮食口味重等原因导致血容量增多，血管内皮功能受损，血管硬化，弹性减弱而导致。

中医认为高血压属眩晕范畴，是因肝肾阳亢阴亏，风阳上扰，气血逆乱所致，以眩晕、头痛、血压增高、脉弦等为主要表现。中医强调疏通经络，活血化瘀，改善微循环，恢复气血的正常运行，挖掘自身的抗病能力，因此不论是否服用降压药，均可采取下列家庭治疗方案。

1. 穴位、经络按摩疗法

【穴位选择】

背腰部：心俞、肝俞、肾俞。

头颈部：百会、风池。

四肢部：曲池、内关、足三里。

【操作方法】

① 背腰部：患者俯卧位，医者站其旁，用双手掌，自肩背部向足跟方向做推法 3~5 次。然后再用双手掌揉背、腰及拿下肢后侧膀胱经 3~5 次；重点按压或掌揉心俞、肝俞、肾俞。

② 头颈部：患者仰卧位，医者站于患者头顶侧，用双手四指并拢按揉太阳穴，并沿着太阳穴向颈后风池穴按揉 3~5 次，拿捏

颈项部肌肉，然后双手四指采用梳头法从太阳至百会按揉 2~3 次，随后重点按压百会、风池。

③ 四肢部：体位同上，医者用双手点按或弹拨上肢曲池、内关穴 10 次，虚拳敲打下肢足三里穴 2 分钟。

2. 刮痧、拔罐疗法

【部位选择】

头颈部：太阳、百会、风池、肩井、大椎。

四肢部：曲池、内关、足三里、丰隆、太冲。

背腰部：心俞、肝俞、肾俞

【操作方法】

① 头部：首先刮拭头部左右双侧，从太阳穴，由上向下刮至风池穴，再从风池经过肩井穴刮至肩峰端，每侧刮 10~20 次。然后从额头刮至百会穴，再由百会穴向下刮拭颈部正中线至大椎穴，每条线刮 20~30 次。

② 背腰部：刮拭背腰部正中线督脉及两侧的足太阳膀胱经，各刮 20~30 次。重点刮拭心俞、肝俞、肾俞穴，亦可用点压、按揉法。

③ 四肢部：用直线刮法刮拭上肢手阳明大肠经、下肢足阳明胃经循行区域，分别为从曲池至手三里，从足三里至丰隆，每侧刮 20~30 次。最后点压按揉足厥阴肝经太冲穴。

④ 刮痧后，可在背部膀胱经走罐；然后在心俞、肝俞、肾俞进行拔罐，一般留罐 5~10 分钟。

3. 足疗、足浴疗法

【部位选择】

足底反射区：肾、肝、肾上腺、输尿管、膀胱、肺、大脑、垂体、颈项、腹腔神经丛、心、甲状腺、血压点等。

经穴：涌泉、太溪、太冲、足三里、丰隆。

【操作方法】

可先采用艾叶、益母草、鸡血藤、石菖蒲、蜀椒各 20 克，布包，煮水泡脚进行足浴 20 分钟。足浴后涂抹适量润滑油再进行足底按摩，以增强疗效。足底按摩方法如下。

① 依次点按肾、肝、肾上腺、膀胱各 100 次，按摩力度以局部胀痛为宜。

② 由足趾向足跟方向推按输尿管 100 次，推按速度以每分钟 30~50 次为宜。

③ 由足内侧向足外侧推按肺 100 次，推按速度以每分钟 30~50 次为宜。

④ 按揉涌泉、太溪、太冲、足三里、丰隆各 30 次，按摩力度以局部胀痛为宜。

⑤ 点按大脑、垂体、颈项、腹腔神经丛、心、血压点各 50 次，按摩力度以局部胀痛为宜。

⑥ 由足跟向足趾方向推按甲状腺 50 次，推按速度以每分钟 30~50 次为宜。

4. 饮食疗法

① 有高血压的人一定注意清淡饮食，控制每天盐的摄入量，最好采取低盐、低脂肪、低胆固醇饮食；多食蔬菜和水果，保证维生素 B 和维生素 C 的补充，如海带、紫菜、木耳、黄豆、绿豆、海参、白菜、苋菜、菠菜、番茄、洋白菜、冬瓜、土豆、苦瓜等。控制饮食能使血压下降 5~10mmHg。

② 尽量食用植物油，因为动物油含有饱和脂肪酸，易导致血管硬化。食物烹调应该用煮、炖、蒸等方法。进食最好少量多餐。

③ 多食用一些具有降压作用的食物，如大蒜、芹菜、荠菜、马兰头、茭白、地瓜、绿豆、玉米、胡萝卜、菊花、海参、海带、海蜇、蜂王浆、黑木耳、香蕉、柿子、西瓜、苹果、山楂、草莓、菠萝、番茄等。同时注意大便通畅。

④ 对于肝火亢盛容易着急上火，发脾气，便秘的，平时可以采用决明子 10 克，菊花 10 克，夏枯草 10 克代茶喝。对于有动脉粥样硬化的，可以采用丹参 15 克，葛根 10 克，银杏叶 10 代茶喝；

脾胃不好的加少量山楂、陈皮；

5. 运动疗法

高血压者平时应该加强运动，可以增加新陈代谢，增加血液循环，提高机体自身抗病能力和血管的弹性，从而降低血压至正常范围。选择适合自己的体育锻炼方式，如太极拳、八段锦、五禽戏、慢跑、散步等，每天 2 次，每次半小时以上。高血压患者在进行运动时，要动静结合，注意自身的耐受能力，适可而止，运动不能过于激烈，避免膝盖损伤。

6. 贴敷、温熨等物理疗法

① 可使用微波短波透热电疗仪或便携式经皮神经电刺激仪等物理治疗仪，贴于心俞、肝俞、太冲、关元、足三里、曲池。一般每天 4~6 个穴位，每次 20~30 分钟，10 次 1 个疗程。

② 采用膏药或者发热贴外敷心俞、肝俞、关元、神阙穴，每天 2 个穴位，穴位轮替使用，一般膏药贴 6~8 小时。

③ 使用神灯（TDP）对腹部关元、神阙穴，背腰部肺俞、肝俞、脾俞、肾俞穴位进行照射，每个部位 20 分钟，每天 2~4 个穴位。

二十五、高脂血症

高脂血症是指血液中的甘油三酯、总胆固醇高于正常范围而言。膏脂虽为人体的营养物质，但人体摄入膏脂过多，以及膏脂转输、利用、排泄失常等因素均可使血脂升高。临床分为原发性高脂血症和继发性高脂血症。原发性高脂血症是指脂质和脂蛋白代谢障碍，或先天性缺陷（家族性）以及某些环境因素如饮食过度而运动过少，或年老脾胃运化能力减弱导致脂质堆积。长期的高脂血症容易导致动脉粥样硬化及血液黏稠度增加而并发其他疾病。研究表明，控制甘油三酯、总胆固醇等血脂在正常范围内，可以有效降低冠心病、中风等心脑血管疾病的发生。继发性高脂血症系指由于其他原发疾病所引起者，如糖尿病、肝病、甲状腺疾病、肾脏疾病等，需积极治疗原发病。对于原发性高脂血症患者，可以通过改善生活方式的家庭治疗方案治疗，如戒烟、戒酒、控制食物的摄入、运动减肥等。

1. 穴位、经络按摩疗法

【穴位选择】

背部：脾俞、肝俞、胃俞。

腹部：中脘、天枢、气海、关元。

四肢部：曲池、内关、足三里、丰隆。

【操作方法】

① 背腰部：患者俯卧位，医者站其旁，用双手掌或虚拳拍打整个后背。然后再用双手掌揉背部腧穴，重点按压或掌揉脾俞、肝俞、胃俞各 30 次。

② 腹部：取仰卧位，取适量红花油或者风油精、刮痧油等润滑油抹于腹部，双手掌逆时针摩腹约 5 分钟，拿捏肚脐周围的重点穴位中脘、天枢、气海、关元穴各 50 次。

③ 四肢部：体位同上，医者用双手拿捏上下肢肌肉，点按或弹拨上肢曲池、内关穴 10 次，虚拳敲打下肢足三里、丰隆穴 2 分钟。

2. 刮痧、拔罐疗法

【部位选择】

腹部：中脘、天枢、气海、关元。

四肢部：曲池、足三里、丰隆。

背部：脾俞、肝俞、胃俞、大肠俞。

【操作方法】

① 腹部：取仰卧位，首先用手按揉腹部，用直线刮法刮拭腹部正中线中脘至脐下气海、关元等穴位，一般刮 15~20 次。刮任脉两侧肾、胃和脾经在小腹的循行部位，由上向下，每侧刮 20~30 次，重点刮拭中脘、天枢、气海、关元穴。然后在脐下顺时针摩

擦或按揉腹部 5~10 圈。

② 四肢部：用直线刮法刮拭上肢手阳明大肠经、下肢足阳明胃经循行区域，分别为从曲池至手三里，从足三里至丰隆，每侧刮 20~30 次。

③ 背部：取俯卧位，刮脊柱两侧，用直线泻刮法刮拭双侧膀胱经的脾俞、胃俞、肝俞、大肠俞，各刮 10~20 次。

④ 刮痧后，可在背部膀胱经走罐；然后在脾俞、胃俞、肝俞、大肠俞进行拔罐，一般留罐 5~10 分钟。

3. 足疗、足浴疗法

【部位选择】

足底反射区：肾、输尿管、膀胱、肺、甲状腺、垂体、肾上腺、胃、十二指肠、小肠等。

经穴：三阴交、涌泉、丰隆、足三里、上巨虚、下巨虚、内庭等。

【操作方法】

可先采用艾叶、益母草、鸡血藤、石菖蒲、蜀椒各 20 克，布包，煮水泡脚进行足浴 20 分钟。足浴后涂抹适量润滑油再进行足底按摩，以增强疗效。足底按摩方法如下。

① 依次点按足底反射区肾、膀胱各 100 次，按摩力度以局部胀痛为宜。

② 由足趾向足跟方向推按输尿管 100 次，推按速度以每分钟 30~50 次为宜。

③ 由足内侧向足外侧推按肺 50 次，推按速度以每分钟 30~50 次为宜。

④ 按揉三阴交、涌泉、足三里、丰隆、上巨虚、下巨虚、内庭各 30 次，按摩力度以局部胀痛为宜。

⑤ 点按垂体、肾上腺各 100 次，按摩力度以局部胀痛为宜。

⑥ 由足跟向足趾方向推按甲状腺 100 次，推按速度以每分钟 30~50 次为宜。

⑦ 点按胃、小肠各 50 次，向足趾方向推按小肠 50 次，按摩

力度以局部胀痛为宜。

4. 饮食疗法

① 高脂血症的人一定要控制饮食，尽量减少摄入量，每餐五成饱，逐渐减量，按时吃饭，晚餐尽量少吃。

② 饮食原则是：低热量、低脂肪、低碳水化合物、低盐，摄取一定量的蛋白质、无机盐和食物纤维。

③ 多吃蛋白质丰富而热量少的食物，如大豆、大豆粉、淡奶粉、肉松、精肉、心、肝、胰、蛋、豆腐、禽肉、肚、肺、黄豆芽、乳类、鱼虾、蟹等。

④ 禁止吃冰淇淋、巧克力、奶油、坚果、煎炸食品、糖果、糕点、饼干等，同时戒烟、戒酒。

⑤ 多吃低热量、高维生素和矿物质的食品，如蒜苗、胡萝卜、黄瓜、洋葱、蒜头、茭白、空心菜、冬瓜、白菜等蔬菜。

⑥ 对于血脂偏高伴便秘上火的人，可以采用草决明 10 克，制何首乌 10 克，山楂 10 克，银杏叶 10 克，陈皮 5 克代茶喝。

5. 运动疗法

高脂血症的人平时应该适当加大运动量，可以增加新陈代谢。选择适合自己的体育锻炼方式，如太极拳、八段锦、五禽戏、慢跑、散步、游泳等。每天 2 次，每次半小时以上，持之以恒，循序渐进。同时注意自身的耐受能力，运动不能过于激烈，避免膝盖损伤。

6. 贴敷、温熨等物理疗法

① 高脂血症者可使用微波短波透热电疗仪或便携式经皮神经电刺激仪等物理治疗仪，贴于中脘、天枢、关元、气海、足三里、丰隆。一般每天 4~6 个穴位，每次 20~30 分钟，10 次 1 个疗程。

② 采用膏药或者发热贴外敷中脘、天枢、关元、神阙穴，每天 2 个穴位，穴位轮替使用，一般膏药贴 6~8 小时。

③ 使用神灯（TDP）对腹部关元、气海、神阙穴，背腰部肺俞、

肝俞、脾俞、肾俞穴进行照射，每个部位 20 分钟，每天 2~4 个穴位。

二十六、糖尿病

糖尿病又称消渴，以口渴多饮、多食而瘦、尿多而甜为主要临床表现，多发于 40 岁以后，形体肥胖之人。起病多缓慢，病程较长。初起症状可不明显。主要以口渴为主，随后多饮，每日总尿量 3~5 升以上，食欲亢进，体重减轻，面容憔悴，神疲乏力，皮肤瘙痒；可有四肢麻木、酸痛，腰酸，性欲减退，男子阳痿，女子月经失调，以及视力减退，腹泻等症。本病多因恣食肥甘、辛辣香燥之品，或情志过极、郁怒失节，或房事不节、热病之后等，郁热内蕴，气化失常，津液精微不能正常输布而下泄，阴虚燥热而成。临床上以口渴引饮为主，称之为上消，病机以肺燥为主；善食易饥为中消，病机以胃热为主；饮一溲一为下消，病机以肾虚为主；以上统称消渴（三消）。中医强调疏通经络，改善微循环，提高机体自身对葡萄糖的利用，促进胰岛的分泌，提高人体本能的抗病能力，因此均可配合采取下列家庭治疗方案。

1. 穴位、经络按摩疗法

【穴位选择】

背腰部：肺俞、脾俞、胃俞、肾俞、命门。

胸腹部：中脘、关元。

四肢部：曲池、合谷、足三里。

【操作方法】

① 背腰部：取俯卧位，先按揉、掌推背腰部督脉及膀胱经腧穴 8~10 分钟，重点按揉肺俞、脾俞、胃俞、肾俞、命门，以发热为度。

② 胸腹部：取平卧位，术者用一手全掌抚摩腹部 2~3 分钟；重点按揉腹部任脉的中脘、关元穴，2~3 分钟。

③ 四肢部：取平卧位，术者先拿捏上肢，按揉曲池、合谷穴

2~3 分钟，然后再虚拳敲打或拍打足三里穴 2~3 分钟，酸胀为度。

2. 刮痧、拔罐疗法

【部位选择】

背腰部：肺俞、肝俞、脾俞、胃俞、肾俞。

腹部：中脘、气海。

下肢部：三阴交、足三里。

【操作方法】

① 背腰部：取俯卧位，用直线刮法刮拭两侧膀胱经（脊柱两侧），每侧刮 20~30 次；再用点压法或角刮法刮拭肺俞、肝俞、脾俞、胃俞、肾俞，各 3~5 秒。

② 腹部：取仰卧位，用直线刮法刮拭腹部正中任脉循行区域；重点刮拭中脘、气海穴，各 3~5 秒。

③ 上肢部：取坐位，用直线刮法刮拭上肢阳明经，从曲池刮至合谷穴，刮拭 10~20 次。点压按揉曲池、合谷穴 3~5 秒。

④ 下肢部：取坐位，用直线刮法刮拭下肢胃经循行区域，从足三里刮至丰隆穴，每侧 20~30 次。点压按揉足三里、三阴交、太溪、太冲穴，各 3~5 秒。

⑤ 刮痧后，可在背部膀胱经走罐；然后在肺俞、肝俞、脾俞、胃俞、肾俞进行拔罐，一般留罐 5~10 分钟。

3. 足疗、足浴疗法

【部位选择】

足底反射区：胰腺、胃、十二指肠、大肠各区、小肠、垂体、肾、输尿管、肺、肾上腺、膀胱、甲状腺、腹腔神经丛等。

经穴：足三里、上巨虚、下巨虚、三阴交、太溪、太冲等。

【操作方法】

可先采用艾叶、益母草、鸡血藤、石菖蒲、蜀椒各 20 克，布包，煮水泡脚进行足浴 20 分钟。足浴后涂抹适量润滑油再进行足底按摩，以增强疗效。足底按摩方法如下。

① 依次点按胰腺、胃、垂体、肾、腹腔神经丛各50次，点按力度以患者稍觉疼痛为最佳。

② 依次按揉十二指肠、大肠、小肠、肾上腺、输尿管、肺、膀胱、甲状腺各50次，按揉力度以酸胀为宜。

③ 依次按揉足三里、上巨虚、下巨虚、三阴交、太溪、太冲各20次。

④ 上消加按心、颈各2分钟；中消加按肝、胰各2分钟；下消加按肾上腺、生殖器各3分钟。

足底按摩每天1次，持续3个月为1个疗程。3个月后如基本恢复正常，足底按摩可改为每周2~3次。足部有破溃者禁止进行足疗，防止感染。

4. 饮食疗法

① 糖尿病饮食，一般是少量多餐，防止饭后的血糖过高。烹调方法最好用炒、炖、煮、蒸、烧等，以保持食物营养，烹调油最好用植物油。

② 糖尿病早期应严格控制糖的摄入，减轻胰岛负担，逐渐恢复胰岛功能。通过饮食调节，纠正代谢紊乱，预防并发症，并供给患者足够的营养维持身体健康。肥胖应减轻体重，控制主食的摄入，并逐渐减少主食，但应该保持足够的蛋白质、脂肪，以及丰富的维生素和无机盐。可以选择猪、牛、鸡、鸭、鱼的瘦肉部分，以及虾、兔肉、甲鱼、海参等含脂肪少的动物性食物。进食适量的豆制品，蔬菜应选用含糖量较少者。

③ 适量补充蛋白质、脂肪、维生素、电解质。由于糖尿患者对糖原分解降低，只能对蛋白质、脂肪进行分解代谢从而释放能量，故对消瘦的患者应注意补充含高蛋白质和脂肪的食物。但脂肪酸和葡萄糖的比值不应该超过1.5，否则膳食本身就可能导致酮体的产生，脂肪量要低于糖量，以免诱发酮症酸中毒。由于维生素缺乏会影响患者的正常代谢，甚至还会引起各种并发症。如维生素 B_1，对糖代谢起很重要的作用；维生素 C 能维

持血管的正常通透性，并且能够减少胆固醇在血管壁上的沉积，对预防大血管及微血管病变较为有利。另外，长期注射胰岛素的患者，可促使钾和磷进入细胞，从而引起血钾和血磷的降低，所以应当在膳食中注意补充富含钾、磷的食物，如虾米、大枣、鸡蛋、水果、蔬菜等。

④ 糖尿病患者需要养成良好的饮食、睡眠等生活习惯，戒烟戒酒，控制高血压、高血脂及血液高凝状态，并定期复查血糖及相关检查，预防和及早发现并发症并给予治疗；同时注意保持皮肤清洁，适当进行体育运动，以改善血液循环。

5. 运动疗法

糖尿病患者平时应该加强体育运动，可以增加新陈代谢，增加血液循环，提高机体自身对血糖的敏感性，增强胰岛的分泌功能，增强机体对葡糖糖的利用，从而控制血糖在正常范围。选择适合自己的体育锻炼方式，如太极拳、八段锦、五禽戏、慢跑、散步、打乒乓球、羽毛球，以及做保健操等。每天 2 次，每次半小时以上。运动时要动静结合，注意自身的耐受能力，适可而止；运动不能过于激烈，不宜空腹运动，最好运动时随身携带糖果、饼干等，防止低血糖昏迷。生命在于运动，适当的、持之以恒的运动对老年糖尿病患者后期的生活质量具有重大意义。

二十七、动脉硬化

动脉硬化又称动脉粥样硬化，多见于 40 岁以上的中老年人，是指动脉血管的一种非炎性、退行性与增生性病变，可使动脉管壁增厚变硬，失去弹性及管腔狭窄。其临床表现因主要病变部位而异。冠状动脉粥样硬化可引起心绞痛、心肌梗死等。脑动脉粥样硬化导致脑缺血，可产生头痛、眩晕、昏厥等症状；导致血栓形成或动脉破裂出血，可引起脑血管意外，出现一侧肢体瘫痪、口角㖞斜、言语不利，甚至意识丧失；导致脑萎缩可引起脑动脉硬化性痴呆，记忆力减退等。其发病机理有：过度摄入富含胆固醇和脂肪性的食物，缺少体力劳动和身体锻炼，精神紧张，吸烟，肥胖，高血压，内分泌障碍等。由于本病是一个慢性退行性病变，发病缓慢，因此在基础治疗的同时配合下列家庭治疗方案，能够有效地改善微循环，提高血管弹性，延缓血管老化或硬化。

1. 穴位、经络按摩疗法

【穴位选择】

头颈部：百会、印堂、太阳、风池。

胸腹部：膻中、气海、关元、天枢。

背腰部：心俞、肝俞、膈俞。

上肢部：曲池、合谷。

下肢部：足三里、太冲。

【操作方法】

① 头颈部：患者取仰卧位，术者双手四指抱头，用拇指先从前额正中印堂开始，向两侧推擦到颞部太阳穴，做10遍。然后用大鱼际或拇指按揉印堂3~5次，每次按压半分钟，然后松开。后将四指并拢，轻轻地按揉两侧颞部，并缓慢地向头顶百会移动，以扩大按揉的范围，做10遍。最后拿捏颈部肌肉10遍，点按风池穴，5~10分钟。

② 胸腹部：患者取仰卧位，术者掌揉胸前膻中穴2分钟。然后患者屈膝放松腹部，术者拿捏、按揉腹部，重点按揉气海、关元、天枢，持续2分钟。

③ 上肢部：患者取仰卧位，先用一手拿捏上肢从肩膀至手指，放松上肢肌肉，然后点按曲池、合谷穴2分钟。后用双手握住患者的手腕部，轻轻上下抖动5次，再轻轻向下牵拉1~2次。

④ 下肢部：患者取仰卧位，术者用双手在患者下肢后侧从上向下进行拿捏，以放松下肢肌群。重点点按或按揉足三里、太冲穴。再双掌虚拳拍打下肢内外侧。

⑤ 背腰部：患者俯卧位，术者站于一侧，在患者背部、腰

部督脉及膀胱经路线以掌揉法和肘臂㨰法往返施术多遍，做1~3分钟，要求力量达到深层；重点点按、掌揉或拍打膀胱经心俞、肝俞、膈俞。手法宜轻不宜重，使患者舒适为宜。

2. 刮痧、拔罐疗法

【部位选择】

头颈部：百会、风池。

胸部：膻中。

背腰部：心俞、肝俞、膈俞。

四肢部：曲池、合谷、足三里。

【操作方法】

① 胸部：取仰卧位，蘸取少量刮痧油刮拭胸前正中线膻中穴，然后再从正中向外刮，两侧各刮 15~20 次。

② 四肢部：取仰卧位，刮拭上肢手阳明大肠经曲池至合谷，刮拭下肢足阳明胃经足三里，每条线刮 15~20 次。

③ 头颈部：取俯卧位，可先在颈项及后背涂抹刮痧油，采用梳头式从百会向后项风池、大椎方向刮拭，一般刮 15~20 次。

④ 背腰部：取俯卧位，用直线刮法刮拭背腰部膀胱经，从心俞向膈俞、肝俞刮，一般 15~20 次。

⑤ 刮痧后，可在背部膀胱经走罐；然后在心俞、肝俞、膈俞进行拔罐，一般留罐 5~10 分钟。

3. 足疗、足浴疗法

【部位选择】

足底反射区：肾、输尿管、膀胱、肺、肾上腺、垂体、甲状腺、甲状旁腺、生殖腺 1、生殖腺 2、大脑、颈项、颈椎、腹腔神经丛、心等。

经穴：涌泉、太溪、三阴交、太冲、足三里。

【操作方法】

可先采用艾叶、益母草、鸡血藤、石菖蒲、蜀椒各 20 克，布包，煮水泡脚进行足浴20分钟。足浴后涂抹适量润滑油再进行足底按摩，以增强疗效。足底按摩方法如下。

① 依次点按肾、肾上腺、膀胱各80次，按摩力度以局部胀痛为宜。

② 由足趾向足跟方向推按输尿管80次，推按速度以每分钟25~50次为宜。

③ 由足内侧向足外侧推按肺80次，推按速度以每分钟25~50次为宜。

④ 按揉涌泉、太溪、三阴交、太冲、足三里各30次，按摩力度以局部胀痛为宜。

⑤ 点按大脑、垂体、甲状旁腺、生殖腺1、生殖腺2、颈项、腹腔神经丛、心、颈椎各50次，按摩力度以局部胀痛为宜。

⑥ 由足跟向足趾方向推按甲状腺50次，推按速度以每分钟30~50次为宜。

足底按摩每天1次，长期坚持有利无害，能有效改善睡眠，放松身心，排出毒素。但应在基础药物治疗的基础上配合足疗。

4. 饮食疗法

有动脉硬化的人常伴高血脂，因此应注意控制饮食，结合饮食疗法。

① 适当节食，一般吃五六成饱，禁止饮食肥甘厚腻，平时做菜应该使用含不饱和脂肪酸的植物油，如葵花子油、大豆油、芝麻油、玉米油、棉籽油、米糠油、菜籽油等。

② 适当补充植物蛋白质，如豆类蛋白，可以提高抵抗力，防止动脉硬化。

③ 补充维生素：维生素是维持营养和脂类的正常代谢的重要物质，如维生素C具有加强血管弹性、韧性，减少脆性和防止血管出血等作用。而绿叶蔬菜和水果是含维生素C高的食物，如红枣、猕猴桃、山楂以及柑橘类。维生素B6与亚油酸同时供给就能够降低血脂，其他维生素B类则可以防治心血管病，含量较多的食物

是酵母、肝、糙米、肉、鱼、蛋、牛奶、豆类、花生等。

④ 补充微量元素：碘，有防止脂质在动脉壁沉着的作用，海带含碘较高，对防治动脉硬化十分有益；锌，可以抑制微量元素铜对心血管的伤害，谷类、豆类、坚果、海味、茶叶等锌的含量比较高；铬、锰缺乏是动脉硬化的因素之一，粗制的糖和红糖中含较多的铬，糙米和小麦、黄豆、萝卜、茄子、大白菜、扁豆等食物中含有较多的锰。补充维生素和微量元素最好的方法是食疗药膳。

⑤ 药膳：对于肥胖，痰湿壅盛者，可以用陈皮、生姜、大枣、花椒、海带、黄豆煮排骨汤；对于偏瘦的，属阴虚火旺的动脉硬化患者，可以采用黄芪、银耳、田七、灵芝、豆腐、生姜、海带、百合、麦冬、红枣煮排骨汤喝。

5. 运动疗法

动脉硬化患者平时应该加强运动，可以增加血液循环，增加脂质代谢，提高机体自身抗病能力和血管的弹性。选择适合自己的体育锻炼方式，如太极拳、八段锦、五禽戏、慢跑、散步、游泳等，每天 1~2 次，每次半小时左右。运动时，要动静结合，注意自身的耐受能力，适可而止，运动不能过于激烈，避免膝盖损伤。也可采用下列舒经活络保健操。

预备：患者自然放松坐在椅子上，头部正直，下颌内收，目视前方，两臂自然下垂。动作：①两臂侧平举做 4 个 8 拍，然后两臂前平举做 4 个 8 拍。②两手握拳，然后再张开手指，做 20~40 次。③向前抬举小腿，做 20~40 次。④两足踝绕旋，做 20~40 次。⑤两手抱颈，左右扭腰转体 20 次，转动要缓慢柔和，有头昏者转动次数适当减少。⑥捶双臂，右手握拳，从上到下捶击左臂；然后，左手握拳，从上到下捶击右臂。⑦用两手掌从上到下拍击大腿、小腿。

二十八、下肢静脉曲张

在日常生活中，大家时时会看到一些老年人腿部一条条隆起的青筋，这就是我们常说的静脉曲张。下肢静脉曲张是指下肢皮下迂曲扩张的血管，随病变程度不同而范围不同，主要为大隐静脉及其属支曲张。临床表现为肿胀、疼痛、酸胀、沉重感，症状严重者出现内踝周围色素沉着、湿疹、皮炎，甚至溃疡。好发于长期从事久站久坐工作者、孕妇、老年人。其发病原因，西医认为是因逆向重力作用增强，使瓣膜游离缘松弛、下垂，引起下肢深、浅静脉的瓣膜关闭不全或静脉管壁强度减弱等。西医以手术治疗为主，也可配合药物或硬化剂注射，但术后还会复发或者有其他并发症。

中医认为，下肢静脉曲张是因患者先天禀赋不足，筋脉薄弱，加之久行久立，过度劳累，或涉水淋雨，遭受寒湿等因素，导致气血运行不畅，血壅于下，瘀血阻滞脉络，以致脉络扩张充盈，日久交错盘曲而成。临床可分为气虚血瘀型、湿热下注型、寒凝瘀阻型。中医治疗下肢静脉曲张具有一定优势，对于下肢静脉曲张早期不具备手术指征的，不妨配合下列家庭治疗方案以延缓病情发展。

1. 穴位、经络按摩疗法

【穴位选择】

下肢部：梁丘、血海、委中、足三里、三阴交、阳陵泉、阴陵泉、承山、风市、承扶、承筋。

【操作方法】

① 下肢内外侧：患者仰卧位，充分暴露下肢，取适量刮痧油或橄榄油等润滑油抹于下肢，术者双手从足跟向大腿方向拿捏推按下肢内外侧的足太阴脾经、足少阴肾经、足阳明胃经、足少阳胆经，以促进静脉回流，每条经脉推按 2~3 分钟；重点按揉三阴交、足三里、梁丘、血海、阳陵泉、阴陵泉、风市各 20~30 次；屈伸膝关节 10 次左右。

② 下肢后侧：患者俯卧位，术者双手从足跟向大腿方向拿捏推按或滚按下肢后侧足太阳膀胱经约 5 分钟；按揉委中、承山、承

筋、承扶各 20~30 次。

2. 刮痧、拔罐疗法

【穴位选择】

下肢部：梁丘、血海、委中、足三里、三阴交、阳陵泉、阴陵泉、承山、风市、承扶、承筋。

【操作方法】

① 下肢内外侧：患者仰卧位，充分暴露下肢，取适量刮痧油或橄榄油等润滑油抹于下肢内外侧，术者用刮痧板从足跟向大腿方向刮拭下肢内外侧的足太阴脾经、足少阴肾经、足阳明胃经、足少阳胆经，以促进静脉回流，每条经脉刮拭 10~20 次；重点刮拭三阴交、足三里、梁丘、血海、阳陵泉、阴陵泉、风市各 10~20 次。

② 下肢后侧：患者俯卧位，取适量刮痧油或橄榄油等润滑油抹于下肢后侧，术者用刮痧板从足跟向大腿方向刮拭下肢后侧足太阳膀胱经 20~30 次，重点刮拭委中、承山、承筋、承扶各 10~20 次。

③ 刮痧后可在委中、阳陵泉、阴陵泉、承山、风市、承扶、承筋拔罐，留罐 5 分钟。

3. 足疗、足浴疗法

【部位选择】

足底反射区：肾、输尿管、膀胱、肺、坐骨神经、腹部淋巴结、盆腔淋巴结、臀部、股部、肩、上臂等。

经穴：涌泉、太溪、委中、阳陵泉、承山、昆仑、足三里、三阴交、太冲。

【操作方法】

可先采用艾叶、益母草、鸡血藤、石菖蒲、蜀椒各 20 克，布包，煮水泡脚进行足浴 15 分钟，注意足浴时间不宜过长。足浴后涂抹适量润滑油再进行足底按摩，以增强疗效。足部适当抬高以促进静脉血液回流。足疗方法如下。

① 依次点按肾、膀胱各 100 次，按摩力度以局部酸胀或微痛

为宜。

② 由足趾向足跟方向推按输尿管 100 次，推按速度以每分钟 30 次为宜。

③ 由足内侧向足外侧推按肺 50 次，推按速度以每分钟 30 次为宜。

④ 按揉涌泉、太溪、委中、阳陵泉、承山、昆仑、足三里、三阴交、太冲各 50 次，按摩力度以局部酸胀或微痛为宜。

⑤ 点按坐骨神经、腹部淋巴结、盆腔淋巴结、臀部、股部、肩、上臂各 50 次，按摩力度以局部酸胀或微痛为宜。

一般每天 1 次，30 次为 1 个疗程。一般 1~3 个疗程就可好转。治疗期间患者要卧床休息时宜稍微抬高下肢，平时穿具有弹性的静脉曲张袜子，能有效延缓病情发展，提高生活质量。

4. 饮食疗法

① 对于气虚血瘀型或寒凝瘀阻型静脉曲张患者，久站久行或劳累时瘤体增大，下坠不适感加重，伴形寒肢冷或气短乏力者，可以平时采用丹参 30 克，黄芪 50 克，排骨适量，生姜、大枣、花椒适量，党参 20 克，银耳适量，熬汤喝；瘀血甚者可每天兑服三七粉 3 克；有痰湿或脾胃不好的，加少量山楂、陈皮。

② 湿热下注型或肝火亢盛者，如小腿青筋怒张，局部发痒，红肿疼痛，便秘，或有溃破者，在西药治疗的基础上采用菊花、决明子、茯苓各 5 克代茶喝，还可以采用薏苡仁、莲子煮粥喝。

二十九、老年痴呆

老年性痴呆是一种慢性的大脑退行性变性疾病。本病发病缓慢，常不知不觉中发病，最开始表现为记忆力减退，对近事记忆力的减退尤其突出。例如记得童年的事，但却忘了早餐吃的是什么。在日常生活中经常遗失物品，外出后找不到回家的路，更有甚者连自己的名字和年龄都会忘记。精力日益衰退，兴趣狭窄，情绪不稳，主观、自私、急躁、固执、多疑，难于和家人和睦相处，常为一点小事而吵闹不休，喜怒无常，蛮横无理；还有的会失去道德观念和缺乏羞耻感，随着病情的发展，最后表现为严重的痴呆。其病因至今不明，具有特征性神经病理和神经化学改变。本病多发于65岁后，与遗传、老化、病毒感染及脑组织中铝离子增多等多种因素有关。

中医认为本病与肾精亏虚，髓海不足有关，多由于先天禀赋不足，后天脾胃不足，气血运化吸收功能减弱，气滞血瘀，大脑供血不足等导致。通过对穴位经络的推拿、刮痧、拔罐及配合适当的运动食疗等，能够有效地改善大脑供血，提高脾胃的运化吸收能力，提高机体的新陈代谢，延缓神经细胞的凋亡。由于本病是一个慢性退行性病变，发病缓慢，因此对于老年人应该及早防治,延缓衰老。平时可根据下列家庭治疗方案选择适合自己的方案，及早防治。

1. 穴位、经络按摩疗法

【穴位选择】

头颈部：百会、人中、印堂、太阳、风池。

上肢部：内关、合谷。

下肢部：足三里、太冲。

【操作方法】

① 头颈部：患者取仰卧位，术者坐于患者头后正上方，用双手拇指桡侧缘交替推印堂至前发迹25遍；再用双手拇指螺纹面分推眼眉部，至两侧太阳穴25遍；双手大鱼际按揉太阳穴25次；按揉百会、印堂各25次；点按人中50次；中指指端叩击头部2~3分钟。由前向后用五指拿头顶，至后头部改为三指拿，顺势从上向下拿捏项肌3~5遍。重点按揉风池穴10次，以局部有轻微的酸胀感为佳。最后双手大鱼际从前额正中线抹向两侧，在太阳穴处按揉3~5下，再推向耳后、并顺势向下推至颈部，做3遍。

② 上肢部：患者取仰卧位，先用一手拿捏上肢从肩膀至手指，

放松上肢肌肉，然后点按内关、合谷穴 2 分钟。后用双手握住患者的手腕部，轻轻上下抖动 5 次，再轻轻向下牵拉 1~2 次。

③ 下肢部：患者取仰卧位，术者用双手在患者下肢后侧从上向下进行拿捏，以放松下肢肌群。重点点按或按揉足三里、太冲穴。再双掌、虚拳拍打下肢内外侧。

2. 刮痧、拔罐疗法

【部位选择】

颈部：大椎。

背腰部：心俞、肝俞、脾俞、肾俞。

胸腹部：膻中、中脘、关元。

四肢部：曲泽、劳宫、足三里、三阴交、太冲。

【操作方法】

① 颈部：患者取坐位或俯卧位，采用直线边刮法刮拭头部的正中部位及两侧颈夹脊穴，重点点按刮拭大椎穴，每条线刮 20~30 次。

② 背部：患者取俯卧位，刮拭脊背后正中线及两侧的华佗夹脊穴和膀胱经，用直线重刮手法，各刮 15~20 次，重点刮拭心俞、肝俞、脾俞、肾俞。

③ 胸腹部：患者取仰卧位，可用摩擦法刮拭任脉膻中至中脘穴，中脘至关元穴，各刮 15~20 次；避开肚脐刮拭。

④ 四肢部：患者取仰卧位，主要刮拭前臂内侧肘心曲泽至手心劳宫，20~25 次；刮拭下肢足三里、三阴交、太冲等重点穴位；可用点压、按揉法。

⑤ 刮痧后，可在背部膀胱经走罐；然后在心俞、肝俞、脾俞、胃俞、肾俞进行拔罐，一般留罐 5~10 分钟。

3. 足疗、足浴疗法

【部位选择】

足底反射区：肾、肾上腺、输尿管、膀胱、甲状腺、甲状旁腺、心、脾、肝、胰、生殖腺、大脑（头部）、小脑及脑干、脑垂体、颈项、腹腔神经丛、颈项、足内侧线（各脊柱反射区）。

经穴：涌泉、太溪、三阴交、太冲、足三里。

【操作方法】

可先采用艾叶、益母草、鸡血藤、石菖蒲、蜀椒各20克，布包，煮水泡脚进行足浴20分钟。足浴后涂抹适量润滑油再进行足底按摩，以增强疗效。足底按摩方法如下。

① 依次点按肾、肾上腺、膀胱各80次，按摩力度以局部胀痛为宜。

② 由足趾向足跟方向推按输尿管80次，推按速度以每分钟25~50次为宜。

③ 由足内侧向足外侧推按脾、肝、胰各80次，推按速度以每分钟25~50次为宜。

④ 按揉涌泉、太溪、三阴交、太冲、足三里各30次，按摩力度以局部胀痛为宜。

⑤ 点按大脑、垂体、甲状旁腺、生殖腺、颈项、腹腔神经丛、心各50次，按摩力度以局部胀痛为宜。

⑥ 由足跟向足趾方向推按甲状腺50次，推按速度以每分钟30~50次为宜。

足底按摩可以每天1次，长期坚持有益无害。同时配合其他疗法，养成良好的生活作息规律，能够有效地提高机体的新陈代谢和自我修复能力，延缓神经细胞的凋亡。

4. 饮食疗法

① 预防老年痴呆症，从中青年开始就应注意多食用些富含维生素或微量元素的食物，因为富含维生素C、维生素E、胡萝卜素及微量元素硒的食品，具有抗氧化，延缓衰老的功能。含维生素C较多的食物，有绿花椰菜、猕猴桃、柑橘、柚子、香瓜、鲜枣等水果；含维生素E较多的食品，有生麦芽、葵花子油、甜杏仁等；含胡萝卜素多的食品有胡萝卜、甘蓝、菠菜等；含硒较多的食品如卷心菜、

洋葱、海鲜等。

② 老年痴呆与神经递质乙酰胆碱缺乏有关，乙酰胆碱是神经细胞传递信息重要媒介，因此适当补充卵磷脂，有助于神经功能修复。可以食用一些富含卵磷脂的食物，如坚果仁、豆制品等。

③ 药膳：平时可以食用下列药膳，取动物心脏或脑髓或排骨、花生、银耳、陈皮、杜仲、核桃仁、生姜、肉桂皮、山药、大枣熬汤喝。

三十、中风后遗症

中风后遗症又称"偏瘫""半身不遂"，临床以单侧肢瘫痪无力、口舌歪斜、言语不利等为主要表现。初期患者肢体软弱无力、皮肤发凉、知觉迟钝或肢体稍微强硬、四肢功能活动略受限制，以后逐渐发展成强直拘紧，患侧肢体功能姿势常发生变形等。本病为临床常见病证，患病之前，患者往往有高血压、动脉硬化及糖尿病等病史，甚至一过性的短暂性脑缺血。发病以老年人多见，因此在发病之前就应该及早预防。患者患病后，由于独立生活能力如起居、坐卧、行走及语言能力，以及劳动和就业等均受到不同程度的影响，因此需要家人的精心护理。同时由于患者上神经元（大脑）损伤后，不能抑制下神经元控制的肌肉收缩反应，因此患者易进行性的四肢挛缩，此时可以给予下列家庭治疗方案，尽量延缓肌肉的挛缩，提高生活质量。

1. 穴位、经络按摩疗法

【穴位选择】

头颈部：百会、风池、太阳、肩井、承浆。

胸腹部：膻中、中脘、天枢、关元、气海、神阙。

上肢部：肩髃、曲池、合谷及肩肘关节局部。

下肢部：环跳、风市、足三里、丰隆、委中，以及髋、膝、踝关节局部。

背腰部：背腰部督脉、膀胱经。

【操作方法】

① 头颈部：患者取仰卧位，术者用抹法自印堂至太阳往返4~5次，同时配合按揉太阳；用扫散法在头两侧胆经循行部位自前上方至后下方20~30次。按揉拿捏颈项两侧肌肉，重点点按风池、肩井穴20次；言语不利者点按承浆穴30次。

② 胸腹部：患者取仰卧位，术者用掌揉膻中穴30次。掌摩按揉腹部中脘、天枢、关元、气海、神阙，配合摩小腹，透热为度。

③ 上肢部：拿捏上肢肌肉，按揉曲池、合谷、肩髃20次。活动肩、肘、腕、指关节的屈伸运动，配合手指关节捻法，尽量使肘关节伸屈，在肩关节后垫一垫子防止肩关节脱位疼痛。

④ 下肢部：拿捏下肢肌肉。虚拳拍打下肢环跳、风市、足三里、丰隆穴。活动下肢髋、膝、踝关节的屈伸运动，活动后在踝关节外侧垫一个脚垫固定，防治足外翻。

⑤ 背腰部：患者俯卧位，先在背部、腰部做按法、滚法，重点在肝俞、胆俞、肾俞。向下至臀部、大腿后部、小腿后部、跟腱部，以环跳、委中为重点，配合使用拍法、击法、捏脊疗法和腰后伸、患侧髋后伸被动活动。

2. 刮痧、拔罐疗法

【部位选择】

头面部：百会、太阳、风池、下关、颊车、承浆。

背腰部：肝俞、胆俞、膈俞、肾俞。

上肢部：曲池、合谷。

下肢部：足三里、环跳、阳陵泉、委中。

【操作方法】

① 头面部：患者取坐位，术者以百会穴为起点，分别向左右前后四个方向刮拭，各方向刮拭10~20次。点压按揉或短距离刮拭百会、太阳、风池穴，各10~20次。有口角㖞斜、眼睑闭合不全者，先刮前额部，以面中线印堂为起点，分别向左右两侧刮拭，与前

额发际平行，轻刮 10~20 次。然后从鼻翼两侧沿眶骨下缘分别向左右两侧刮拭，刮至耳前下关穴，轻刮拭 10~20 次，并用刮痧板厚边角点按下关穴 3~5 次。再沿下颌骨边缘颊车穴向耳垂方向刮拭约 20 次，并用刮痧板厚边角点按承浆穴、颊车穴各 1~3 分钟。

② 背腰部：患者取俯卧位，刮拭脊柱正中旁开 2~4 指的膀胱经区域，每侧刮 20~30 次即可。再用点压法或角刮法重点刮拭肝俞、胆俞、膈俞、肾俞穴，每穴按揉 10~20 次。

③ 上肢部：用刮痧板的角刮拭前臂外侧的手阳明大肠经循行区域，从曲池刮至合谷穴，每侧刮 10~20 次。重点刮拭肩关节周围及肘关节周围的尺泽、肩髃、曲池各 3~5 次。

④ 下肢部：用刮痧板的角刮拭小腿外侧的足阳明胃经、足少阳胆经以及后侧的足太阳膀胱经的循行区域，即自膝盖下的足三里刮至脚踝处，自膝盖外的阳陵泉刮至外踝，自腘窝处的委中刮至腿肚处，每侧刮拭 20~30 次。最后重点刮拭髋关节、膝关节周围，点压按揉环跳、阳陵泉、委中、承山等穴，每穴点按 10~20 次。

3. 足疗、足浴疗法

【部位选择】

足底反射区：肾、输尿管、膀胱、肺、肾上腺、大脑、垂体、脾、胃、各淋巴结区、小肠、大肠各区、肩、肘、膝、髋关节、脊柱各穴、甲状腺等。

经穴：足三里、解溪、三阴交、太溪、涌泉、太冲、阳陵泉、申脉、照海。

【操作方法】

① 依次点按肾、肾上腺、膀胱各 100 次，按摩力度以局部胀痛为宜。

② 由足趾向足跟方向推按输尿管 100 次，推按速度以每分钟 30~50 次为宜。

③ 由足内侧向足外侧推按肺 100 次，推按速度以每分钟 30~50 次为宜。

④ 按揉足三里、解溪、三阴交、太溪、涌泉、太冲、阳陵泉、申脉、照海各 30 次，按摩力度以局部胀痛为宜。

⑤ 点按大脑、垂体、脾、胃、头颈淋巴结、胸部淋巴结、腹部淋巴结、盆腔淋巴结各 50 次，按摩力度以局部胀痛为宜。

⑥ 从足趾向足跟方向推按小肠 50 次，由足跟向足趾方向推按升结肠 50 次，从右向左推按横结肠 50 次，从足趾向足跟方向推按降结肠 50 次，从足外侧向足内侧推按乙状结肠、直肠 50 次，依次进行，推按速度以每分钟 30~50 次为宜。

⑦ 依次点按肩、肘、膝、髋各 30 次，按摩力度以局部胀痛为宜。

⑧ 向足跟方向依序推按颈椎、胸椎、腰椎、骶椎、内尾骨、外尾骨 30 遍，各穴连起来推按 1 次为 1 遍，推按速度以每分钟 30~50 次为宜。

⑨ 由足跟向足趾方向推按甲状腺 50 次，推按速度以每分钟 30~50 次为宜。

足底按摩每天 1 次，持续 3 个月为 1 个疗程，多数患者要持续 3~4 个疗程。按压患侧时力量要大些。治疗中配合关节功能锻炼，有利于瘫痪状态的改善。行动不便者，要定期翻身或按摩揉捏受压的部位，以防褥疮。

4. 饮食疗法

① 中风后遗症患者应多饮水，忌饱餐，忌过食高脂肪、高胆固醇食物，防止血液黏稠。应多食用一些富含维生素或微量元素的食物，如绿花椰菜、胡萝卜、甘蓝、菠菜、西红柿等蔬菜，猕猴桃、柑橘、柚子、香瓜、鲜枣等水果，核桃仁、甜杏仁等坚果仁。应定时定量，少量多餐，每天 4 餐，晚餐应清淡易消化，以保证充足的营养供应。

② 药膳：平时可以配合食用下列药膳以增强抵抗力和血液循环，排骨、羊肉或牛肉、花生、银耳、陈皮、杜仲、丹参、生姜、肉桂皮、花椒、山药、大枣熬汤喝。

4. 心理疗法

中风后遗症患者心理上常承受着巨大的压力，容易得中风后抑郁症，或者烦躁易怒，精神压抑，这些情绪变化为中风后遗症的康复造成巨大的障碍。现代医学研究认为，心理疗法和功能锻炼以及语言康复是中风病康复的重要内容，如果心理上的障碍不能及时消除，就会延误病情，不能调动患者对治疗的积极性。因此应该积极治疗患者心理问题，树立战胜疾病的信心。

常用的心理疗法，有解释、疏泄、暗示和鼓励等，是通过医患及患者家属的谈话沟通，从而树立患者乐观积极的心态，而达到控制患者的病态情绪，促进身心健康的目的。让患者了解到中风后遗症的发病原因、治疗方法和康复预后，使患者相信瘫痪以及各种功能障碍是暂时的，中风后遗症是可以康复的，从而积极配合治疗。

5. 运动疗法

中风后遗症患者恢复缓慢，应有计划、有步骤、循序渐进地进行适当的运动。每次锻炼强度不宜过大，慢慢加大锻炼强度，使患者看到希望。每次运动后以无疲劳感或微疲劳感为宜。在运动时如出现任何不适，应立即中止运动。同时，中风后遗症患者的功能锻炼应注意动与静相结合，主动与被动相结合，床上锻炼与床下锻炼相结合，上肢锻炼与下肢锻炼相结合，功能锻炼与日常生活活动相结合。研究表明，进行日常活动比长期卧床活动量少的人，生活质量和生存时间明显增高。而且日常活动不仅是一种良好的锻炼方法，还可通过日常活动使患者增强信心和体会独立生活的乐趣，激发患者强烈的康复欲望。

附：

中国的传统医药非遗项目

我国的传统医药包含中医药、民族医药和其他民间医药三个部分，传统医药作为中华民族优秀文化的瑰宝，为中华民族医学的发展做出了重要贡献，对世界文明的进步产生了积极深远的影响。传统医药兼具医学、科学、文化三重属性，既承担着造福人类的使命，又诠释着生命本质的规律，也是世界各国了解中华传统文化的窗口。为了更好地继承中华民族优秀传统文化，弘扬传统医药，国务院分别于 2006 年、2008 年、2011 和 2014 年命名了 4 批《国家级非物质文化遗产名录》，其中传统医药列入第 1 批第 9 大类《国家级非物质文化遗产名录》，至今已经有 128 项传统医药代表作入选。

表附 -1　国家级传统医药非物质文化遗产项目简表

项目编码	项目名称	申报地区或单位	批次
IX-1	中医生命与疾病认知方法	中国中医科学院	一
IX-2	中医诊法	中国中医科学院	一
	中医诊法（葛氏捏筋拍打疗法、王氏脊椎疗法、道虎壁王氏中医妇科、朱氏推拿疗法、张一帖内科疗法）	北京市海淀区、西城区，山西省平遥县，上海市，安徽省黄山市	二扩
	中医诊疗法（清华池传统修脚术，中医络病诊疗方法，脏腑推拿疗法，顾氏外科疗法，古本易筋经十二势导引法，丁氏痔科医术，扬州传统修脚术，董氏儿科医术，西园喉科医术，买氏中医外治法，毛氏济世堂脱骨疽疗法，镇氏风湿病马钱子疗法，一指禅推拿，贾氏点穴疗法）	北京市西城区、河北省石家庄市、保定市，上海市，江苏省南京市秦淮区、扬州市，浙江省宁波市海曙区，安徽省歙县，河南省周口市川汇区、新蔡县，湖北省咸宁市咸安区，广东省珠海市、深圳市	三扩
IX-3	中药炮制技术	中国中医科学院、中国中药协会	一
	中药炮制技术（四大怀药种植与炮制、中药炮制技艺）	河南省焦作市、四川省成都市	一扩
	中药炮制技艺（人参炮制技艺，武义寿仙谷中药炮制技艺，樟树中药炮制技艺）	吉林省集安市、通化市，浙江省武义县，江西省樟树市	三扩
IX-4	中医传统制剂方法	中国中医科学院、中国中药协会	一
	中医传统制剂方法（龟龄集传统制作技艺，雷允上六神丸制作技艺，东阿阿胶制作技艺，廖氏化风丹制作技艺）	江苏省苏州市，山东省东阿县、平阴县，贵州省遵义市红花岗区、汇川区	一扩
	中医传统制剂方法（达仁堂清宫寿桃丸传统制作技艺，定坤丹制作技艺，六神丸制作技艺，致和堂膏滋药制作技艺，季德胜蛇药制作技艺，朱养心传统膏药制作技艺，漳州片仔癀制作技艺，夏氏丹药制作技艺，马应龙眼药制作技艺，罗浮山百草油制作技艺，保滋堂保婴丹制作技艺，桐君阁传统丸剂制作技艺）	天津中新药业集团股份有限公司达仁堂制药厂，山西省太谷县，上海市黄浦区，江苏省江阴市，江苏省南通市，浙江省杭州市，福建省漳州市，湖北省京山县，湖北省武汉市武昌区，广东省博罗县，广东省医药行业协会，重庆市南岸区	二扩

项目编码	项目名称	申报地区或单位	批次
IX-4	中医传统制剂方法（安宫牛黄丸制作技艺，隆顺榕卫药制作技艺，益德成闻药制作技艺，京万红软膏组方与制作技艺，金牛眼药制作技艺，点舌丸制作技艺，鸿茅药酒配制技艺，平氏浸膏制作技艺，枇杷露传统制剂，老王麻子膏药制作技艺，方回春堂传统膏方制作技艺，二仙膏制作技艺，太安堂麒麟丸制作技艺，昆中药传统中药制剂，马明仁膏药制作技艺）	北京市东城区，天津市南开区，山西省太谷县，天津市南开区、红桥区、西青区，河北省定州市，山西省新绛县，内蒙古自治区凉城县，吉林省长春市九台区，黑龙江省哈尔滨市南岗区、道外区，浙江省杭州市上城区，山东省济宁市任城区，广东省汕头市，云南省昆明市，陕西省西安市碑林区	三扩
IX-5	针灸	中国中医科学院，中国针灸学会	一
	针灸（刘氏刺熨疗法）	重庆市渝中区	一扩
	针灸（陆氏针灸疗法）	上海市	二扩
	针灸（杨继洲针灸）	浙江省衢州市	三扩
IX-6	中医正骨疗法	中国中医科学院	一
	中医正骨疗法（宫廷正骨，罗氏正骨法，石氏伤科疗法，平乐郭氏正骨法）	北京市护国寺中医医院，北京市朝阳区，上海市黄浦区，河南省洛阳市，广东省深圳市	一扩
	中医正骨疗法（武氏正骨疗法，张氏骨伤疗法，章氏骨伤疗法，林氏骨伤疗法）	山西省高平市，浙江省富阳市，浙江省台州市，福建省福州市仓山区	二扩
	中医正骨疗法（海城苏氏正骨，上海石氏伤科疗法，新泰孟氏正骨疗法，新邵孙氏正骨术）	辽宁省海城市，上海市，山东省新泰市，湖南省新邵县	三扩
IX-7	同仁堂中医药文化	北京同仁堂（集团）有限责任公司	一
IX-8	胡庆余堂中药文化	浙江省杭州市	一

项目编码	项目名称	申报地区或单位	批次
IX-9	藏医药（甘孜州南派藏医药，拉萨北派藏医水银洗炼法，藏药仁青常觉配伍技艺）	四川省甘孜藏族自治州，西藏自治区	一
	藏医药（藏医外治法，藏医尿诊法，藏医药浴疗法，甘南藏医药，藏药炮制技艺，藏药七十味珍珠丸配伍技艺，藏药珊瑚七十味丸配伍技艺，藏药阿可拉炮制技艺，七十味珍珠丸赛太炮制技艺）	西藏自治区藏医学院，西藏自治区山南地区藏医院，青海省藏医院，甘肃省碌曲县，西藏自治区藏医院，西藏自治区藏药厂，西藏自治区雄巴拉曲神水藏药厂，青海省金诃藏药药业股份有限公司	一扩
	藏医药（藏医骨伤疗法）	云南省迪庆藏族自治州	三扩
IX-10	中医养生（药膳八珍汤，灵源万应永定万应茶）	山西省太原市，福建省晋江市、永定县	二
IX-11	传统中医药文化（鹤年堂中医药养生文化，九芝堂传统中药文化，潘高寿传统中药文化，陈李济传统中药文化，同济堂传统中药文化）	北京鹤年堂医药有限责任公司，湖南省九芝堂股份有限公司，广东省广州潘高寿药业股份有限公司，广州陈李济制药厂，贵州省同济堂制药有限公司	二
IX-12	蒙医药（赞巴拉道尔吉温针、火针疗法）	内蒙古自治区	二
	蒙医药（蒙医传统正骨术，蒙医正骨疗法，血衰症疗法）	内蒙古自治区中蒙医医院、科尔沁左翼后旗，辽宁省阜新蒙古族自治县	二扩
	蒙医药（科尔沁蒙医药浴疗法）	内蒙古自治区科尔沁右翼中旗	三扩
IX-13	畲族医药（痧症疗法，六神经络骨通药制作技艺）	浙江省丽水市，福建省罗源县	二
IX-14	瑶族医药（药浴疗法）	贵州省从江县	二
IX-15	苗医药（骨伤蛇伤疗法，九节茶药制作工艺）	贵州省雷山县、黔东南苗族侗族自治州	二
	苗医药（癫痫症疗法，钻节风疗法）	湖南省凤凰县、花垣县	二扩

项目编码	项目名称	申报地区或单位	批次
IX-16	侗医药（过路黄药制作工艺）	贵州省黔东南苗族侗族自治州	二
IX-17	回族医药（张氏回医正骨疗法，回族汤瓶八诊疗法）	宁夏回族自治区吴忠市、银川市	二
	回族医药（陈氏回族医技十法）	宁夏回族自治区吴忠市	三扩
IX-18	壮医药（壮医药线点灸疗法）	广西中医学院	三
IX-19	彝医药（彝医水膏药疗法）	云南省楚雄彝族自治州	三
	彝医药（拨云锭制作技艺）	云南省楚雄市	三扩
IX-20	傣医药（睡药疗法）	云南省西双版纳傣族自治州、德宏傣族景颇族自治州	三
IX-21	维吾尔医药（维药传统炮制技艺，木尼孜其·木斯力汤药制作技艺，食物疗法，库西台法）	新疆维吾尔医学高等专科学校，新疆维吾尔自治区和田地区，新疆维吾尔自治区莎车县，新疆维吾尔自治区维吾尔医药研究所	三
	维吾尔医药（沙疗）	新疆维吾尔自治区吐鲁番市	三扩
IX-22	布依族医药（益肝草制作技艺）	贵州省贵定县	四
IX-23	哈萨克族医药（布拉吾药浴熏蒸疗法，卧塔什正骨术，冻伤疗法）	新疆维吾尔自治区阿勒泰地区	四

一、中医生命与疾病认知方法

中医对生命与疾病的认知是基于中华民族传统文化产生的对人体生命现象和疾病规律的认识。中医关于生命与疾病的知识起源于传说中的远古黄帝、岐伯时代，以《黄帝内经》为标志的中医生命与疾病知识体系的形成至今已有两千多年的历史。中医生命与疾病知识主要包括阴阳、五行、藏象、经络、疾病与证候、病因病机、辨证、治则治法、五运六气等内容。

中医学运用阴阳对立统一的观念来阐述人体生命活动，以及人与自然、社会等外界环境之间相互依存的关系。阴阳平衡是维持和保证人体生命活动的基础，阴阳失调则导致疾病的发生、发展、变化。中医学运用五行学说阐述人体与自然界、人体各部分之间的联系以及疾病发生发展的机理，并用以指导疾病的治疗。藏象是人体重要的生命现象，主要包括五脏、六腑、奇恒之府，以及精、气、血、津液的生理功能和病理变化。经络是人体运行气血的通道，有联络全身的作用。经络系统包括十二经脉、奇经八脉以及络脉等，是中医诊断和治疗疾病的基础，也是针灸、推拿等疗法的重要理论依据。病因是研究疾病发生原因和条件的学说，包括外感六淫、内伤七情和饮食劳倦等。病机学说是研究疾病发生发展规律的学说。辨证论治是运用望、闻、问、切等方法诊察疾病，将诊察结果加以分析、综合，得出结论，确立治疗的原则。治则治法是治疗疾病必须遵守的基本原则与方法，是中医在长期临床实践中总结出的治疗规律，主要有调整阴阳、扶正祛邪、标本缓急，以及因人、因时、因地制宜等。五运六气是研究、探索自然界天文、气象、物候变化对人体健康和疾病影响的系统知识。

对疾病、证候的认识，中医学有着独特的理论与方法。中医学认为，疾病的发生是正邪消长的表现。《黄帝内经》提出"正气存内，邪不可干""邪之所凑，其气必虚"的疾病观。《伤寒杂病论》等早期文献中记载了大量对疾病的认识。隋代的《诸病源候论》中记载了 67 门 1720 种病证。

中医生命与疾病的认知是构成中医学知识的核心，对中医养生、诊法、疗法、方剂、中药、针灸及临床实践的各个环节发挥指导作用。

二、中医诊法

中医诊法是中医学的组成部分。中医诊法是以中医理论为指导，主要运用"四诊"的方法诊察疾病，探求病因、病位、病性及病势，辨别证候，对疾病做出诊断，为治疗提供依据。中医学在长期医疗实践中形成了一套完备的诊断疾病的理论、方法、技术以及实物，体现了鲜明的中国传统文化和地域特征。

中医诊法有着悠久的历史。战国时期名医秦越人（扁鹊）擅长"切脉、望色、听声、写形，言病之所在"。《黄帝内经》根据阴阳五行、藏象、经络理论，对诸多诊法做了具体描述，并阐述其综合运用的原则，在方法上奠定了"四诊"的基础。西晋·王叔和撰集《脉经》，承前启后，确立中医脉诊的方法。历代医家在临床实践中不断继承完善着中医的诊法，形成了大量有关诊法的典籍，如宋代的《三因极一病证方论》、明代《敖氏伤寒金镜录》、清代的《望诊遵经》等，累积存世的诊法著作有近百种。

望诊是医生运用视觉，观察患者身体有关部位及其分泌和排泄物等以了解病情的诊断方法。包括望舌、望神、望色、望五官、望形态、望络脉等。其中望舌即舌诊，指观察患者舌质和舌苔变化，以判定病情、推测预后，是望诊的重要内容。

闻诊是医生通过听患者声音、嗅其气味以了解病情的诊断方法。听声音指通过声音了解患者语言、呼吸、咳嗽、呕吐、呃逆等声音变化；嗅气味则是凭嗅觉嗅患者口气、体气和排泄物等异常气味。

问诊是医生对患者或陪诊人进行系统而有针对性的询问，是全面了解病情的一种诊断方法。

切诊是医生运用手的触觉，对患者寸口脉及体表特定的部位进行触摸、按压、体验，从而了解病情的一种诊断方法。主要包括切寸口脉和按诊两部分。寸口是人体脏腑气血交会之处，独取寸口的方法，在汉代成书的《八十一难经》中就已经形成。

中医诊法是中医学独具特色的诊断疾病的方法，其潜在的科技与人文文化内涵，随着医学科学的发展和中外文化的广泛交流，发挥着越来越大的作用。

三、中药炮制技术

中药炮制是指在中医理论的指导下，按中医用药要求将中药材加工成中药饮片的传统方法和技术，古时又称"炮炙""修事""修治"。药物经炮制后，不仅可以提高药效、降低药物的毒副作用，而且方便存储，是中医临床用药的必备工序。几千年来，不仅积累了丰富的炮制方法与技术，而且也形成了一套传统的炮制加工工具。炮制是中药传统制药技术的集中体现和核心，"饮片入药，生熟异治"是中药的鲜明特色和一大优势。中药饮片炮制技术是中国所特有的，是中国几千年传统文化的结晶，是中华文化的瑰宝。

中药炮制历史久远，相传起源于神农时代。汉代的《神农本草经》、梁代陶弘景的《本草经集注》对中药炮制已有详细的记述。东汉张仲景的《伤寒杂病论》记述了一百余种药物的炮制。南北朝时期雷敩的炮制专著《雷公炮炙论》记载了288种药物的炮制方法与技术。唐代的《新修本草》是中国的第一部国家药典，标示有药物炮制的方法，是炮制技术受到政府保护的开端。明代李时珍的《本草纲目》设有炮制专项，缪希雍的《炮炙大法》总结中药炮制大法17种。清代张睿的《修事指南》，详细记载了232种炮制方法。

目前，全国专门从事炮制工作的只有近百人，中药炮制技术处于极度萎缩的濒危状况。由于"现代"用药方法趋于"常规化"，传统的"一方一法"的用药模式已不复存在，许多特殊而又可产生特效的传统炮制技术将逐渐遗失。此外，现存为数不多的身怀绝技的老药工对于自己经过长期工作总结出来的炮制方法秘而不宣，传统的炮制技术面临衰退甚至失传的局面。所以，中药的炮制技术亟待保护与传承。

四、中医传统制剂方法

中医传统制剂是在中医药理论指导下，以中药为原料，加工制成具有一定规格，可直接用于防病、治病的药品形式。最具代表性的传统剂型有丸、散、膏、丹。千百年来，中医传统制剂在历代医家的医疗实践中，积累了丰富的经验，形成了独特的制剂技术，是中国传统医学宝库的重要组成部分。

远在夏禹时代，祖先们由酿酒而发现了酒的药用价值，并制成药酒，同时发现了曲剂。至商代，汤剂已广泛应用。东汉时期对制药理论和制备法则已有认识，指出"药性有宜丸者，宜散者，宜水煎者，宜酒渍者，亦有一物兼宜者，亦有不宜入汤酒者，并随药性，不得违越"，强调根据药性选择剂型。张仲景在汤、丸、散、膏、酒的基础上，又创制了坐剂、导剂、洗剂、滴耳剂、糖浆剂及脏器制剂等十余种剂型，而且制备方法较完备，用法用量、适应证明确。晋代葛洪创造了利用药物本身的黏合力制丸，以及铅硬膏、蜡丸、浓缩丸、锭、条、灸等剂型。金元时代发明丸剂包衣，明代则有"朱砂为衣"的新工艺。明代李时珍是集大成者，总结了16世纪以前药物制剂的方法，记录了四十余种药物剂型。

随着现代科学技术的进步，中药新剂型、新工艺、新技术不断涌现，丰富了中药制剂的剂型。但是，传统的制剂技术受到了前所未有的挑战和冲击，除汤剂仍然是中医临床首选剂型，丸、散、膏仍被广泛使用外，有些传统剂型和技术已经失传或正在被淘汰，其中不乏传统技术。因此，有必要对其进行保护，以实现继承和发展。

五、针灸

针灸是我国古代劳动人民创造的一种独特的医疗方法，有着悠久的历史。几千年来，人们利用金属针具或艾炷、艾卷，在人体特定的部位进针施灸，用以治疗疾病，解除病痛，并由此创立了独具特色的经络腧穴理论，成为中国医学的一枝奇葩，在世界上享有盛誉。

针灸由"针"和"灸"构成，其内容包括针灸理论、经络、腧穴、针刺、艾灸、刮痧、拔罐、导引等针灸技术以及相关器具。在形成、应用和发展的过程中，具有鲜明的中华民族文化与地域特征，是基于中华民族文化和科学传统产生的宝贵遗产。

早在新石器时代，人们就用"砭石"砭刺人体的某一部位治疗疾病。《山海经》说："有石如玉，可以为针。"是关于石针的早期记载。灸疗是在火的发现和应用后形成的，秦汉时期的《黄帝内经素问》说"脏寒生满病，其治宜灸焫"，便是指灸术。此外，《灵枢》详细描述了九针的形制，并大量记述了针灸的理论与技术。春秋战国时期，针灸疗法已经相当成熟，出现了不少精通针灸的医生，《史记》记载的扁鹊就是其中的代表人物之一。扁鹊被誉为"中华医祖"，他起死回生的神奇针术以及救死扶伤的动人事迹为后人世代传颂，至今在河北内丘等地还保留有纪念扁鹊的鹊王庙、鹊王祠以及各种民间传统祭祀活动。在湖南长沙马王堆汉墓出土的《足臂十一脉灸经》和《阴阳十一脉灸经》，湖北江陵张家山汉墓出土的《脉书》中，均记载有经脉的循行与主病。从四川绵阳双包山西汉墓出土的一具黑漆小型木质人形，其体表正背面标有纵横方向的经脉路径，是我国迄今发现的最早的人体经脉实物模型。

到了隋唐时期，针灸学发展成为专门学科，针灸著作倍增，内容丰富多彩，针灸被正式列入国家的医学教育课程，在太医署专设有针博士、针助教、针师、针工和针生等职衔。北宋时期，医官王惟一考订腧穴主治，统一腧穴定位，撰著《铜人腧穴针灸图经》一书颁行全国，并铸造了造型逼真、构造精巧的教学工具——铜人模型，对针灸学术发展起到极大的推动和促进作用。明清以降，针灸理论继往开来，技术和器具不断改进，流派纷争，名家辈出，佳作不断，针灸疗法取得了更大的发展。

针灸在长期的医疗实践中，形成了由十二经脉、奇经八脉、十五络脉、十二经别、十二经筋、十二皮部以及孙络、浮络等组成的经络理论，包含362个经穴以及经外奇穴等腧穴与腧穴主病的知识，发现了人体特定部位之间特定联系的规律，创造了经络学说，并由此产生了一套治疗疾病的方法体系。

中国针灸远在唐代就已传播到日本、朝鲜、印度、阿拉伯等国家和地区，并在各地开花结果，繁衍出一些具有异域特色的针灸医学。到目前为止，针灸已经传播到世界一百八十多个国家和地区，为保障全人类的生命健康发挥了巨大的作用。

针灸是在中国历代特定的自然与社会环境中生长起来的科学文化知识，蕴含着中华民族特有的精神、思维和文化精华，涵纳着大量的实践观察、知识体系和技术技艺，凝聚着中华民族强大的生命力与创造力，是中华民族智慧的结晶，也是全人类文明的瑰宝，应该受到更好的保护与利用。

六、中医正骨疗法

中医正骨疗法是通过拔伸、复位、对正等手法，采用小夹板外固定方式，治疗骨折、关节脱位等运动系统疾病的一种治疗方法。它是中国传统医学的重要组成部分，距今已有三千多年的历史。早在周代，医疗分工上已有专人掌管骨科疾病的治疗，秦汉时期形成基本理论和技术，世代传承，如《肘后备急方》《仙授理伤续断秘方》《千金要方》《医宗金鉴》中有大量记载。

中医正骨在长期的医疗实践中，形成了一套独特的理论体系和完整的治疗原则及方法，积累了非常丰富的经验。正骨术中的"小夹板固定"属于中国首创，其后被许多国家效仿。中医正骨术堪称中国传统医学对世界医学的伟大贡献之一。

中医这些简便廉验的疗法在长期的医疗实践活动中为中华人民的健康做出了巨大的贡献，长期流传并不断传承发展。其中有些有文献记载，有些只在民间口耳相传得以延续。然而，由于受经济利益的驱使，目前不少医院，甚至中医院已基本放弃了这一疗法，正宗的正骨术只在北派、南派的不到十家医院中传承着。中医正骨疗法的传承陷入困境，举步维艰。为继承中医正骨这一中华传统医术，应尽快采取有效措施加以保护。并积极开展相关学术研究与政策研究，以促进正骨术的继承和发展。

七、同仁堂中医药文化

北京同仁堂是中国传统医药中闻名遐迩的老字号，始建于1669年，至今已有337年历史。同仁堂从1723年开始"承办官药"直至1911年，在长达188年时间里，同仁堂遵照皇家挑选药材的标准、恪守皇宫秘方和制药方法，形成一套严格的质量监督制度，同仁堂与清宫太医院、御药房之间有机的融合和相互影响，形成了同仁堂中药的特殊风格和传统知识。

同仁堂中医药文化集中体现在"同修仁德，济世养生"的价值观，"炮炙虽繁必不敢省人工，品味虽贵必不敢减物力"的质量观，和"讲信义，重人和"的经营理念，"童叟无欺，一视同仁"的职业道德，以及同仁堂的品牌和特有标记《乐氏世代祖传丸散膏丹下料配方》和《同仁堂虔修诸门应症丸散膏丹总目》。同仁堂传统中药炮制技术，同仁堂的制药特色即传统中医药与宫廷制药的融合，概括为"处方独特、选料上乘、工艺精湛、疗效显著"。

但是，受现代化和科学化的影响，同仁堂原有的传统中药炮制技术和制药特色面临着生存发展的困境，传统的制药方法受到束缚，独特的技术面临流失的风险。同仁堂为保护这一优秀的传统文化做着不懈努力，并亟待得到全社会的尊重和保护。

八、胡庆余堂中药文化

"江南药王"胡庆余堂，是"红顶商人"胡雪岩在1874年（清同治十三年）创建的药铺，地处杭州清河坊。从南宋建都临安（今杭州）到明、清两代，清河坊一带形成了一条"药铺"长廊。其中如南宋的保和堂，明朝的朱养心膏药店，晚清的胡庆余堂、叶种德堂、方回春堂等。胡庆余堂全面继承了南宋官方制定的《太平惠民和剂局方》制药技艺和行业规范。从这一意义上讲，杭州是"古代中医药典"的发迹之地，而胡庆余堂则秉承了这一良好的传统。

胡庆余堂所保存下来的传统商贸习俗内容极其丰富。

"戒欺"文化。"戒欺"是胡庆余堂的店训，由胡雪岩亲笔写就。一百三十余年来，胡庆余堂始终恪守"戒欺"原则，秉承中国传统伦理道德和中医药文化，形成了以"戒欺"为内涵特色的经商理念和店规。这种理念具有超越企业层面，倡导社会公德的特征。

胡庆余堂保存了一批民间的古方、秘方。企业内身怀绝技、熟练掌握中药手工技艺的老药工至今仍然健在，这都是社会的巨大财富。

由于现代技术影响、气候变化、环境污染以及强势文化的冲击等因素，胡庆余堂的传统正在受到威胁，有的甚至到了濒危状态。为此，胡庆余堂投入了一定的人力物力，制订了一个切实可行的保护计划。

九、藏医药

1. 拉萨北派藏药水银洗炼法和"佐塔"工艺

拉萨北派藏医药是藏医药的主要流派之一，"水银洗炼法""仁青常觉配伍技艺"是独具特色的药物加工技法。

藏医"水银洗炼法"简称"水银加工"或"佐珠钦莫"。藏族人民把"佐珠钦莫"称为藏药的宝中宝，是把剧毒的水银经过复杂的特殊加工炮制后，炼制成无毒而具有奇特疗效的药中之王"佐塔"。作为藏药材重要的加工方法和藏药实践的唯一精华，千百年来历代藏医药学者都非常重视该技术的实践与传承，并代代相传，使此技术至今得以发扬光大。水银加工的实践方法始载于公元 8

世纪玉妥宁玛·云旦贡布编著的《四部医典》中，并在珍宝药"仁青常觉"丸的配方中有较详细的阐述。13世纪末，大圣邬坚巴·仁钦贝成功地进行了"水银洗炼"的冷热处理及祛毒等整个实践操作，并编著了《制水银论典》等著作，开创了藏药"水银加工"系统完整的实践操作，为"水银加工"的普及和弘扬做了无法估量的贡献。后经贤者噶玛巴·让琼多吉、苏喀·年尼多吉、贡珠·云丹嘉措等著名藏医药学家的不断实践和传承，使这一藏医药文化的精粹得以世世相传，继续为人类健康保驾护航。

水银洗炼加工后的"佐塔"是配制名贵藏成药不可或缺的重要原料，在藏医药的使用中有悠久的历史，经过了近两千年的临床实践验证，应用面广，使用量大，是藏药中的极品，并具有延年益寿、强身壮体、减毒增效等功效。

藏药"仁青常觉"成方于公元8世纪，始载于藏医经典巨著《四部医典》，是根据藏医学原理，选用生长在世界屋脊特殊生态环境下的天然、珍贵、稀有藏药材，并采用现代科学与传统技艺相结合的方法精制而成。经过多年的临床实践证明，本品对陈旧性胃炎、胃溃疡、慢性萎缩性胃炎、肝胆等疾病具有独特疗效。"仁青常觉"沿用至今，以它的独特功效驰名于中外，备受国内外医学专家和广大患者的高度评价。此方由一百二十多种西藏特有的天然动、矿、植物配伍而成，全国十多家藏药企业都在生产销售，其中多数药材资源受到了不同程度的破坏，有些药物出现种群衰退甚至面临灭绝。为此，从藏药"仁青常觉"配伍和技艺出发，尽快保护和再生利用仁青常觉配伍中濒临灭绝的一些药物是至关重要的。

2. 甘孜州南派藏医药

藏医药有两千三百余年的历史，是藏族人民通过长期的实践，不断积累完善而形成的具有完整理论体系、独特治疗方法和浓郁民族特色的医药学体系。在历史上藏医药形成南北两派，甘孜州是藏医药的发祥地之一，南派藏医药的故乡。

历史上把以康巴为中心的藏医药称为南派藏医药。康巴地区包括四川甘孜州、云南迪庆州、西藏昌都地区及青海玉树州，总面积 55 万平方公里。

藏医药学到公元 12 至 15 世纪，产生了以向巴·郎加扎桑为代表的北派藏医药和以宿喀·娘尼多吉为代表的南派藏医药。南派藏医药经过杰巴泽翁、释迦汪秋、五世达赖喇嘛、达姆·门然巴洛桑曲批等藏医药学家的继承和发展，一直到司都·确吉迥列，才与北派藏医药学逐渐合而为一，而南派藏医药一度成为藏医药中坚力量，领导了整个藏医药学的继承、发扬。以嘉央·青则江布等为杰出代表的 19 世纪初南派藏医药学家，使藏医药有了空前的发展。

"南派藏医药"学术思想、理论体系、诊疗手段、用药方式独具特色。突出之处是擅长治疗消化系统疾病、高原性风湿、心脑血管疾病，并有一套独有而完整的治疗方法，擅长使用清热药物治疗温热病，并使用"放血疗法"配合治疗，配方药物数多而属于大型方剂。藏医药学是藏族文化的重要组成部分，对研究藏族社会的发展具有极其重要的价值。同时，对保护人们的健康起着重要的作用。

随着环境恶化对人体健康带来的危害，化学药物的毒副作用及其在治疗疾病过程中面临的无奈，人类越来越认识到藏医药对健康的重要作用。现代科学更进一步证实了藏医药学对人类保健、疾病预防的科学价值。

图书在版编目（CIP）数据

文化养生 / 王莹莹，杨金生主编 . —北京：中国中医药出版社，2017.9
（中医针灸传承保护丛书）

ISBN 978 – 7 – 5132 – 3788 – 8

Ⅰ . ①文… Ⅱ . ①王…②杨… Ⅲ . ①养生（中医）– 基本知识
Ⅳ . ① R212

中国版本图书馆 CIP 数据核字（2016）第 273148 号

中国中医药出版社出版

北京市朝阳区北三环东路 28 号易亨大厦 16 层
邮政编码　100013
传真　010 – 64405750
河北省武强县画业有限责任公司印刷
各地新华书店经销

开本 710×1000　1/16　印张 20.75　字数 279 千字
2017 年 9 月第 1 版　2017 年 9 月第 1 次印刷
书号　ISBN 978 – 7 – 5132 – 3788 – 8

定价　108.00 元
网址　www.cptcm.com

社 长 热 线　010-64405720
购 书 热 线　010-89535836
维 权 打 假　010-64405753

微信服务号　zgzyycbs
微商城网址　https://kdt.im/LIdUGr
官 方 微 博　http://e.weibo.com/cptcm
天猫旗舰店网址　https://zgzyycbs.tmall.com

如有印装质量问题请与本社出版部联系（010 – 64405510）
版权专有　侵权必究